Surgical strategies and techniques for inguinal hernia

腹股沟疝
手术策略与技巧

江志鹏　邹湘才　李亮　主编

SPM 南方出版传媒
广东科技出版社｜全国优秀出版社
·广　州·

图书在版编目（CIP）数据

腹股沟疝手术策略与技巧 / 江志鹏，邹湘才，李亮主编. — 广州：广东科技出版社，2021.6
ISBN 978-7-5359-7631-4

Ⅰ. ①腹… Ⅱ. ①江… ②邹… ③李… Ⅲ. ①腹股沟疝—外科手术 Ⅳ. ①R656.2

中国版本图书馆CIP数据核字（2021）第066585号

腹股沟疝手术策略与技巧

Fugugou Shan Shoushu Celüe yu Jiqiao

出 版 人：朱文清
责任编辑：黎青青 马霄行
封面设计：林少娟
责任校对：陈 静
责任印制：彭海波
出版发行：广东科技出版社
（广州市环市东路水荫路11号 邮政编码：510075）
销售热线：020-37592148 / 37607413
http：//www.gdstp.com.cn
E-mail：gdkjcbszhb@nfcb.com.cn
经 销：广东新华发行集团股份有限公司
印 刷：广州市东盛彩印有限公司
（广州市增城区新塘镇太平洋工业区十路2号 邮政编码：510700）
规 格：787mm×1 092mm 1/16 印张14 字数280千
版 次：2021年6月第1版
2021年6月第1次印刷
定 价：198.00元

《腹股沟疝手术策略与技巧》

BIAN WEI HUI

编委会

主　　编　江志鹏　邹湘才　李　亮

副 主 编　谭进富　张庆峰　谢肖俊　郃沁文　李英儒

学术秘书　侯泽辉　李茂林

编　委（按姓氏笔画排列）

江志鹏　中山大学附属第六医院胃肠、腹壁及疝外科

江碧珠　汕头大学医学院第一附属医院疝与腹壁外科

李　亮　中山大学附属第七医院消化医学中心

李茂林　深圳市福田区第二人民医院疝和腹壁外科

李英儒　中山大学附属第六医院胃肠、腹壁及疝外科

李晓平　江门市中心医院胃肠外科

何焯成　珠海市人民医院普外科

邹湘才　广州医科大学附属第二医院胃肠外科

张庆峰　佛山市第一人民医院疝和腹壁外科

张建军　华中科技大学协和深圳医院胃肠外科

陈少逸　深圳市福田区第二人民医院

陈政波　广东省人民医院普外科

陈树标　汕头大学医学院第一附属医院疝与腹壁外科

陈惜遂　汕头大学医学院第一附属医院疝与腹壁外科

陈锐森　广州医科大学附属第二医院番禺院区普外科

邰沁文　南方医科大学深圳医院普外科
周太成　中山大学附属第六医院胃肠、腹壁及疝外科
郑燕生　广东省中医院胃肠外科
赵永灵　华中科技大学协和深圳医院胃肠外科
钟克力　深圳市人民医院胃肠外科
侯泽辉　中山大学附属第六医院胃肠、腹壁及疝外科
耿　岩　南方医科大学顺德医院胃肠外科
唐迎泉　深圳市中西医结合医院胃肠外科
黄恩民　汕头大学医学院第二附属医院普外科
梁伟潮　佛山市南海区人民医院普外科
曾学燚　深圳市龙华人民医院胃肠外科
谢肖俊　汕头大学医学院第一附属医院疝与腹壁外科
谢德金　汕头市中心医院普外科
蔡泽贤　揭阳市第三人民医院普外科
谭进富　中山大学附属第一医院胃肠外科中心

述评专家

陈　双　中山大学附属第六医院胃肠、腹壁及疝外科
谭　敏　中山大学附属第一医院胃肠外科中心
洪楚原　广州医科大学附属第二医院胃肠外科
姚　干　佛山市第一人民医院疝和腹壁外科
何　葵　深圳市福田区第二人民医院疝和腹壁外科
秦　有　广东省中医院芳村院区普外科
王　辉　中山大学附属第六医院胃肠外科
夏利刚　深圳市人民医院胃肠外科
胡世雄　广东省人民医院普外科
隋　梁　北京大学深圳医院胃肠外科

序

Xu

收到广东省疝和腹壁外科青年专家江志鹏、邹湘才、李亮等编写的《腹股沟疝手术策略与技巧》书稿，阅读后觉得很有新意。编者能提出腹股沟疝的临床实际问题，并结合自身的经验、学习心得提出解决问题的见解和建议，体现了年轻人的活力与创新精神，也体现了学术的传承和发展。提出问题本身是一个思考的过程，也是认知不断深入、不断进步的必经阶段，看到广东省青年疝外科医生的努力和进步，我深感欣慰。

本书的编写以腹股沟疝手术为主线，以临床问题为导向，着重探讨解决问题的理论基础、经验心得和技术技巧。解剖学部分，从手术解剖的角度进行阐述；手术学部分，除了对“七步法”进行深入细致的讲解外，还对腹股沟疝手术的相关问题、热点问题进行了深入的探讨；特殊病例部分，结合了病例分享和经验总结，可以开拓读者的视野，使读者从中借鉴到宝贵的经验，很有启发意义。本书融入了不少编者对手术的独特理解和术式的改良，体现了年轻人敢于探索的精神，也非常值得鼓励和参考。另外，本书邀请了广东省资深的疝外科专家进行指导，对各个专题进行述评，这对青年编者的写作可以起到引导和画龙点睛的作用，也体现了一种传承。

本书所关注的临床实际问题，也许也是广大疝外科医生在日常工作中所遇到的、所疑惑的、所思考的问题，存在一定的普遍性。因此，阅读本书，有助于提高疝外科医生的临床思维，提升疝外科医生发现问题、解决问题的能力，更有助于青年疝外科医生的成长。中青年医生是承担临床工作的主力军，每日临床业务繁忙，可以抽出时间著书立说，也体现了他们努力学习、追求进步的精神，值得鼓励。总之，我认为这是一本值得阅读的专著，因此特向广大同道推荐。

陈　双

2020年10月于广州

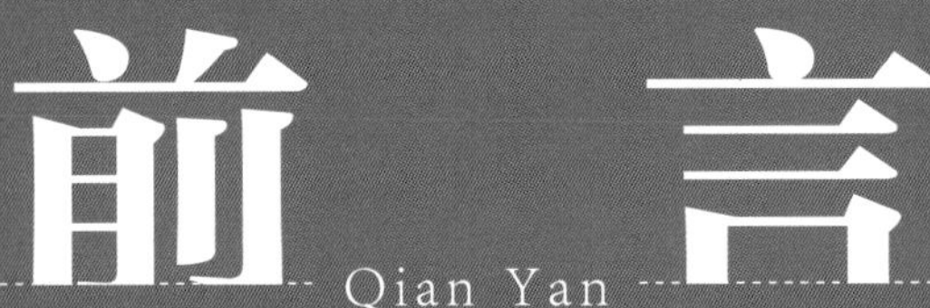

前言

Qian Yan

腹股沟疝的诊治在一部分非专科医生看来，貌似简单，但实际上腹股沟疝无论在病因学、解剖学、手术学等方面都有丰富的内涵。腹股沟疝从诊断到治疗，从理念革新到术式进展，从开放手术到腔镜手术，经历了数百年的发展，有学者说，腹股沟疝诊治的发展史俨然是外科发展史的缩影。

疝外科是我国近20年来发展最迅速的外科领域之一，随着疝外科医生队伍的不断壮大，腹股沟疝手术量的不断增加，观察和随访时间的不断延长，一系列相关问题也在不断涌现。对于这些问题的认识、归纳、总结与决策成为疝外科发展的重要抓手，也是腹股沟疝诊疗走向规范化、提高质量的重要依托。我国很多疝外科专家目前正致力于专科培训，推广腹股沟疝的规范化治疗与质量控制，目的也在于此。

陈双教授所创立的“南方疝论坛”及其公众号、中国疝学院、“疝医行・善医行”、腹股沟疝手术“七步法”系列等，对于我国的疝外科发展及腹股沟疝的规范化治疗起到了十分积极的推动作用，尤其对广东省中青年疝外科医生的成长起到了十分重要的促进作用。中青年医生在学习过程中、在日常工作中，也在不断总结成长中所遇到的关于腹股沟疝手术的问题，这些问题也许存在一定的普遍性，也许都是广大疝外科医生所遇到过、经历过或思考过的。因此，笔者萌生了组织广东省中青年疝外科医生撰写一本以总结腹股沟疝手术相关问题，并归纳解决策略与技巧为主的专著，以期与广大同道进行交流。

本书的撰写特点包括：①不采用传统专著的形式，而是以腹股沟疝的临床问题和解决策略为基础进行编写，内容非常贴近临床实际需求；②参编者都是广东省中青年疝外科医师，旨在结合自身的学习经验，探讨问题的解决

前言

Qian Yan

之道；③邀请广东省资深的疝外科专家对每个专题的内容进行点评，以起到画龙点睛的作用。

本书分为基础篇、手术篇、患者管理与医疗管理篇、并发症与特殊病例篇四个部分。每一部分都着眼于临床实际问题：基础篇主要就与手术密切相关的解剖和材料问题进行重点探讨；手术篇不仅对陈双教授的“七步法”进行了深入细致的讲解，还有一些独到的技术分享；患者管理与医疗管理篇对日间手术和护理的关键问题进行了探讨；并发症与特殊病例篇对常见的并发症进行了分析，并对一些特殊的、有启发意义的、罕见的病例进行讨论，具有较好的借鉴意义。希望以上这些内容能对疝外科的临床实践，尤其是青年医生的成长提供参考。

由于参与本书编写的主要是广东省内的中青年医师，虽然有研究较深入的专家，但也有涉足该领域不久的青年医师，因此编写水平难免参差不齐，瑕疵难以避免。不当之处，希望广大读者在阅读时指出并不吝赐教。

本书在编写过程中得到了广东省疝外科资深专家的指导和述评，他们分别是：陈双教授、谭敏教授、洪楚原教授、姚干教授、何葵教授、秦有教授、王辉教授、夏利刚教授、胡世雄教授、隋梁教授，在此对他们的耐心指导和支持表示感谢！参与本书编写的邹湘才教授、李亮教授、谭进富教授、郃沁文教授、谢肖俊教授、张庆峰教授、李英儒博士、侯泽辉医师、李茂林医师等专家做了大量的组织和校对工作，在此对他们及各位编者的辛苦付出表示感谢！

江志鹏

2020年10月于广州

主编介绍

ZHU BIAN JIE SHAO

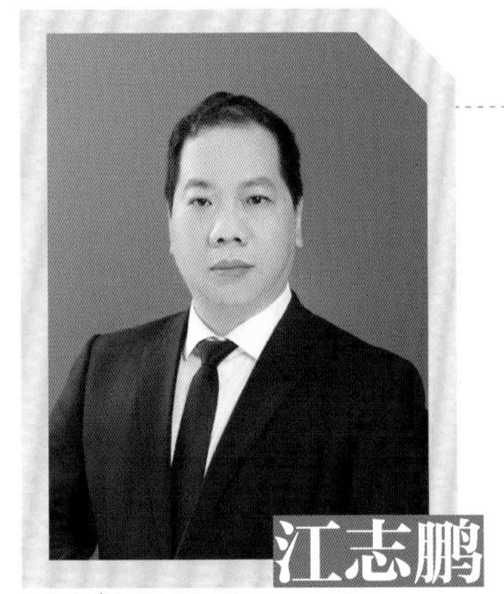

医学博士，副主任医师，硕士研究生导师，就职于中山大学附属第六医院胃肠、腹壁及疝外科。

学术任职：中国医师协会外科医师分会疝和腹壁外科医师专业委员会委员，中国医疗保健国际交流促进会健康科普分会疝学组常务委员，中华消化外科菁英荟疝和腹壁外科学组委员，大中华腔镜疝外科学院讲师，广东省医师协会疝和腹壁外科医师分会青年医师工作组组长，广东省医师协会疝和腹壁外科医师分会委员兼秘书。

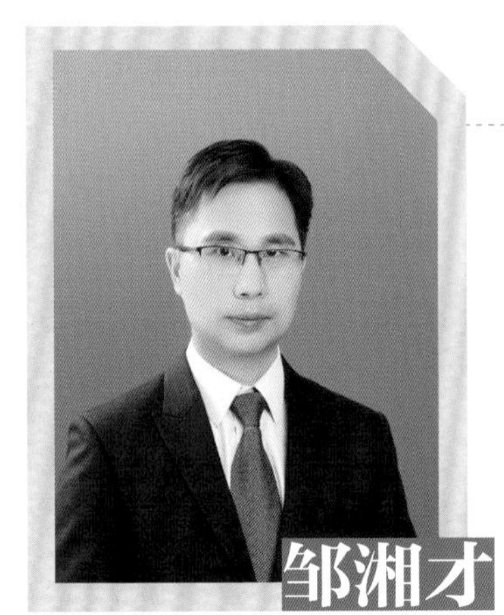

医学博士，副主任医师，就职于广州医科大学附属第二医院胃肠外科。

学术任职：广东省医师协会疝和腹壁外科分会青年学组副组长，广东省医疗行业协会微创外科管理委员会常委，广州市医师协会甲状（旁）腺专业委员会常委，广东省医师协会疝和腹壁外科分会委员，广东省医师协会胃肠外科医师分会委员，广东省医师协会甲状腺外科医师分会委员，广东省中西医结合学会普通外科分会常委，第一届粤港澳大湾区疝外科医师联盟委员，广东省医学教育协会甲状腺专业委员会委员，广州市医学会腔镜外科分会委员，广州市医学会甲状腺疾病分会委员。

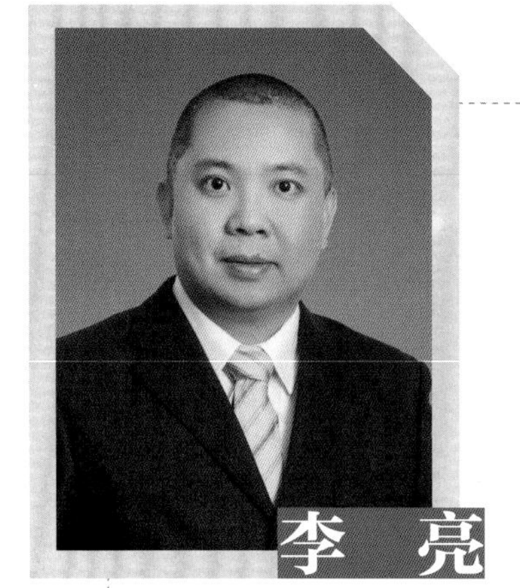

李　亮

副主任医师，就职于中山大学附属第七医院消化医学中心。

学术任职：国际内镜疝学会中国分会会员，中国医师协会外科医师分会疝和腹壁外科医师委员会青年委员，《中华疝和腹壁外科杂志（电子版）》通讯编委，世界内镜医师协会疝和腹壁外科协会理事、内镜临床诊疗质量评价专家委员会委员，全国卫生产业企业管理协会疝和腹壁外科产业及临床研究分会理事、日间手术与分级诊疗专业组委员、学科与基地（中心）建设专业委员会委员，广东省医师协会疝和腹壁外科医师分会委员兼青年医师专业组副组长，第一届粤港澳大湾区疝外科医师联盟委员，深圳市医师协会疝和腹壁外科医师分会副会长、胃食管反流病外科学组副组长，广东省抗癌协会遗传性肿瘤专业委员会常务委员，广东省健康管理学会胃肠病专业委员会常务委员，深圳市福田区人民法院医疗纠纷咨询专家委员会委员，深圳市抗癌协会肿瘤营养与代谢专业委员会副主任委员等。

副主编简介

FU ZHU BIAN JIAN JIE

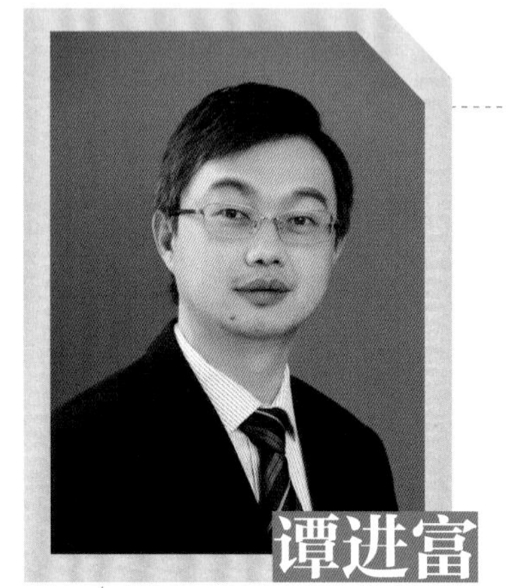

谭进富

医学博士，中山大学附属第一医院胃肠外科三科副主任医师，中山大学中山医学院解剖教研室临床副主任。

学术任职：英国爱丁堡皇家外科学院委员，香港外科学院委员，广东省医师协会疝和腹壁外科医师分会常务委员兼青年医师专业组副组长，广东省医师协会疝和腹壁外科医师分会食管裂孔疝学组组员，广东省医师协会减重与代谢病分会常务委员，粤港澳大湾区疝外科医师联盟委员，广东省临床医学会结直肠外科专业委员会常务委员兼秘书长，广东省医学会微创外科学分会常务委员兼普外学组副组长，广东省医学会结直肠肛门外科学分会委员。

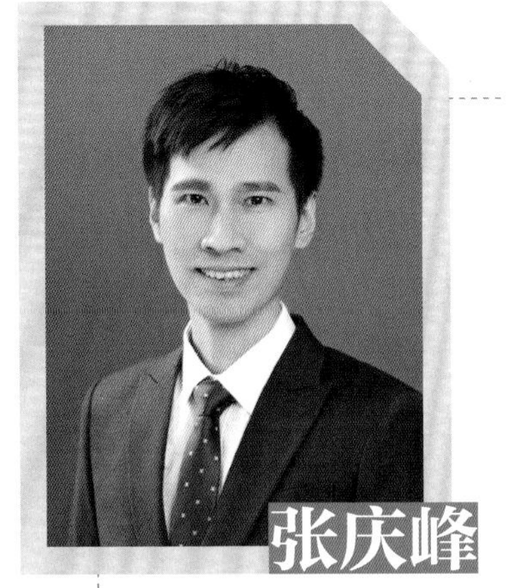

副主任医师，就职于佛山市第一人民医院疝和腹壁外科。

学术任职：广东省医师协会疝和腹壁外科分会青年委员、食管裂孔疝和胃食管反流疾病学组成员，佛山市医学会疝和腹壁外科分会副主任委员，粤港澳大湾区疝外科医师联盟委员，广东省医学会小儿外科分会腔镜外科学组第一届委员兼秘书、新生儿学组第六届委员，佛山市医学会小儿外科分会第二届、第三届委员兼秘书。

十多年来作为国家级腹腔镜手术培训基地讲师，带教来自全国各地的进修医生，开展了多种小儿外科和疝外科微创手术。“免操作钳辅助单孔法腹腔镜内环口结扎术”获中华医学会第三届全国小儿外科青年医师手术视频大赛优秀奖。2019年获大中华腔镜疝外科学院第三届腔镜疝手术视频大赛粤东赛区冠军。

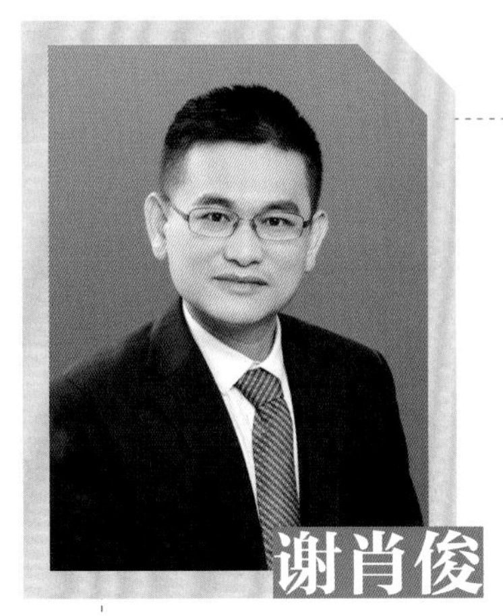

副主任医师，硕士研究生导师，博士后合作导师，汕头大学医学院第一附属医院疝与腹壁外科主任。

学术任职：《中华疝和腹壁外科杂志（电子版）》通讯编委，广东省医师协会疝和腹壁外科分会委员，广东省医师协会外科医师分会委员，广东省医师协会疝和腹壁外科分会青年工作组委员，广东省医师协会疝和腹壁外科分会胃食管反流学组委员，第一届粤港澳大湾区疝外科医师联盟委员，广东省医学教育协会普通外科学专业委员会委员。

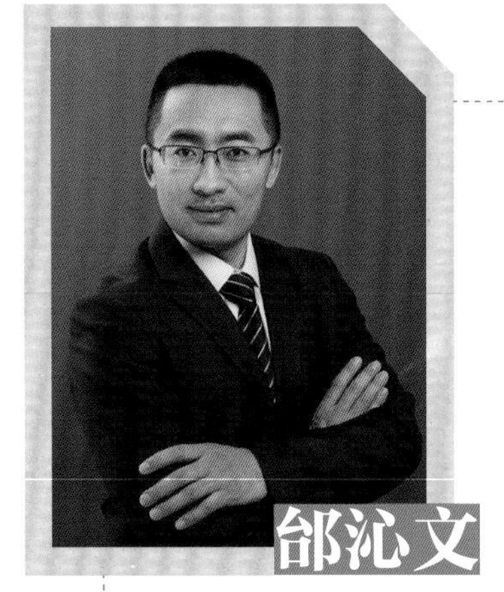

邰沁文

副主任医师，博士（PHD），南方医科大学深圳医院普外科行政副主任。

学术任职：深圳市医师协会疝和腹壁外科医师分会常务理事兼胃食管反流病外科学组组长，中国医师协会外科医师分会疝和腹壁外科医师委员会青年委员会委员，中国医疗保健国际交流促进会胃食管反流多学科分会青年委员会委员，全国卫生产业企业管理协会疝和腹壁外科产业及临床研究分会理事，广东省医师协会疝和腹壁外科医师分会食管裂孔疝和胃食管反流疾病专业组秘书，广东省医师协会疝和腹壁外科医师分会青年医师专业组成员，广东省医师协会疝和腹壁外科医师分会第一届委员会青年医师专业组成员，深圳市医学会第六届外科专业委员会疝与腹壁外科专业学组委员兼学术秘书，深圳市医师协会胃肠外科医师分会常务理事，《中国内镜杂志》《中华移植杂志》《中华疝和腹壁外科杂志》《中华胃食管反流病电子杂志》《中华肝脏外科手术学电子杂志》等多个杂志编委。

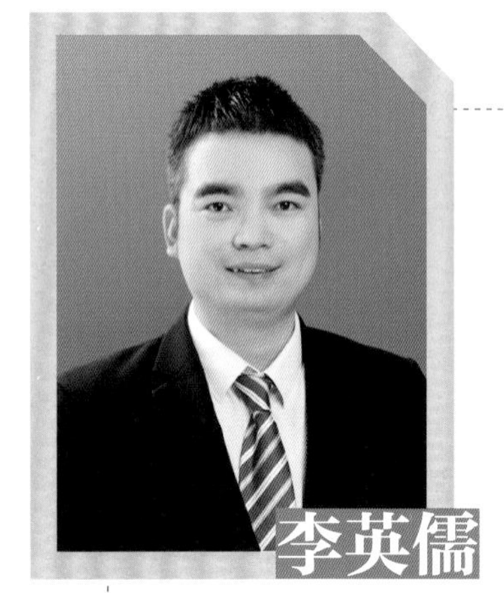

李英儒

医学博士，硕士研究生导师，就职于中山大学附属第六医院胃肠、腹壁及疝外科。

学术任职：中国医疗保健国际交流促进会科普分会疝外科健康促进学组青年组副组长，广东省医师协会疝和腹壁外科分会秘书，广东省医师协会疝和腹壁外科分会青年委员，广东省医学教育协会普通外科学会委员，广东省中西医结合学会整合肝肠病学专业委员会委员，广东省临床医学会肿瘤微创诊疗专业委员会青年委员，*Focus on Gastrointestinal Tumors*杂志编委。

2015年荣获首届大中华地区腔镜疝修补手术视频大赛大中华地区总决赛优胜奖，2018年荣获第二届“胰路前行”全国腹腔镜缝合打结擂台赛亚军，2018年荣获“菁英风云榜”结直肠手术视频大赛华南赛区冠军，2019年荣获“菁英风云榜”全国结直肠手术视频大赛精诚奖，2019年荣获第三届“疝耀大中华”腔镜疝手术视频大赛全国冠军。

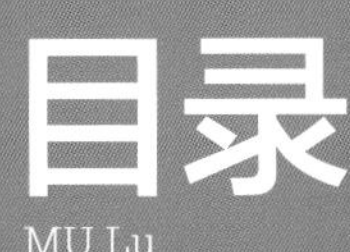

目录
MU Lu

1 第一部分 基础篇

2 第二部分 手术篇

3 第三部分 患者管理与医疗管理篇

4 第四部分 并发症与特殊病例篇

1

第一部分

基础篇

本部分的5章内容主要介绍腹股沟的解剖、疝修补网片的相关知识，但并不是对这些问题进行全面论述，而是以临床问题为导向，就与手术及临床治疗有关的关键问题进行重点和深入的讲解，例如：如何提高腹股沟疝组织修补术的效果，腹股沟疝无张力修补术中髂腹下神经的处理方式是怎样的，如何进入腹膜前间隙，腹股沟疝分型评估系统有哪些相关问题，如何选择疝修补网片，等等。

第一章 腹股沟疝组织修补的关键解剖学问题

当代腹股沟疝手术学进展迅速。网片修补技术，即腹股沟疝无张力（tension free）修补术在临床上的大量应用，降低了疝复发率，改善了患者的临床体验，缩短了术后恢复时间，因此传统的组织修补术在临床上的使用越来越少。但是腹股沟疝无张力修补术也带来了其他相关的问题，如术后慢性疼痛、网片感染、价格昂贵等。腹股沟疝无张力修补术并不能取代组织修补术，两者各有自己的适应证，以下情形可考虑使用组织修补术处理：腹股沟疝合并嵌顿或绞窄，局部污染，放置网片感染风险高；部分地区经济比较落后，无法承担网片的费用；患者对长期体内存在网片有比较严重的顾虑。腹股沟疝的组织修补术最关键之处就是掌握腹股沟区的解剖结构，理解腹股沟管的关闭机制，恢复腹股沟管薄弱区域的强度。理解腹股沟管的解剖层面是深入理解手术的基础。历史上腹股沟疝手术方式多样，但多数在历史的长河中逐渐被淘汰。本章主要讨论历史上最成功的两种腹股沟疝组织修补术，即Bassini手术和Shouldice手术相关的关键性解剖问题，不做全面的解剖学论述。

一、腹股沟管的解剖和功能

1. 腹股沟区腹壁的解剖层面

腹股沟管是腹壁的一部分，传统上认为腹股沟区或髂腹股沟区的解剖结构从皮肤开始到腹膜分为10个层面，分别是：①皮肤；②Camper筋膜；③Scarpa筋膜；④腹外斜肌筋膜（oblique externus abdominis fascia）；⑤腹外斜肌（oblique externus abdominis）及腹外斜肌腱膜（aponeurosis of oblique abdominis）；⑥腹内斜肌（pblique internus abdominis）；⑦腹横肌（transversus abdominis）；⑧腹横筋膜（transverse fascia）；⑨腹膜外脂肪或腹膜外筋膜（extraperitoneal fascia）；⑩腹膜（parietal peritoneum）。见图1–1。

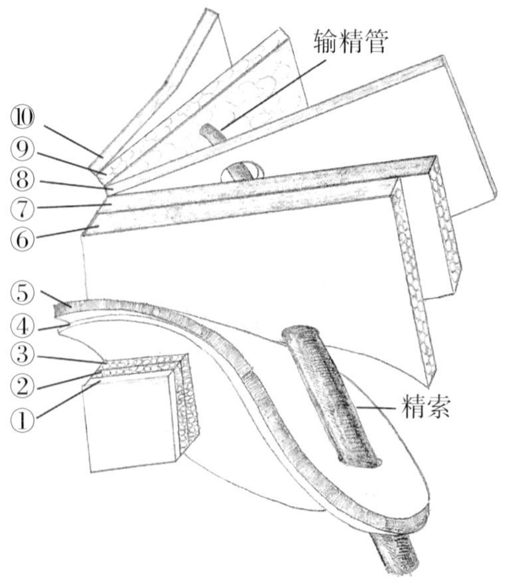

图1–1 腹股沟管的解剖层面

这10个层面是基础解剖学上的概念，体现在将腹横筋膜和腹膜外筋膜区分开来。在组织修补术中，重要的层面是腹外斜肌腱膜（及其下缘卷折增厚形成的腹股沟韧带）、腹内斜肌、腹横肌（及其形成的联合腱，即腹股沟镰）、腹横筋膜，此外还包括内环口和外环口，这些解剖结构共同形成腹股沟管关闭的基础。

2. 腹股沟管的空间构造及其在人体站立时的形态

腹股沟管是一个有功能的器官，在活体状态下，腹股沟管相对于前腹壁的夹角右侧为[1] 41.3° ± 14.1°，左侧为37.0° ± 7.9°；腹股沟管与腹股沟韧带的夹角右侧为31.5° ± 5.4°，左侧为31.3° ± 5.9°。这个空间构造形成腹股沟管“斜穿”腹壁的结构，加上肌肉筋膜之间的相互作用，共同形成腹股沟管的关闭机制。要理解腹股沟管的关闭机制，需要理解腹股沟管在人体站立状态下的空间构造是怎样的，见图1–2。

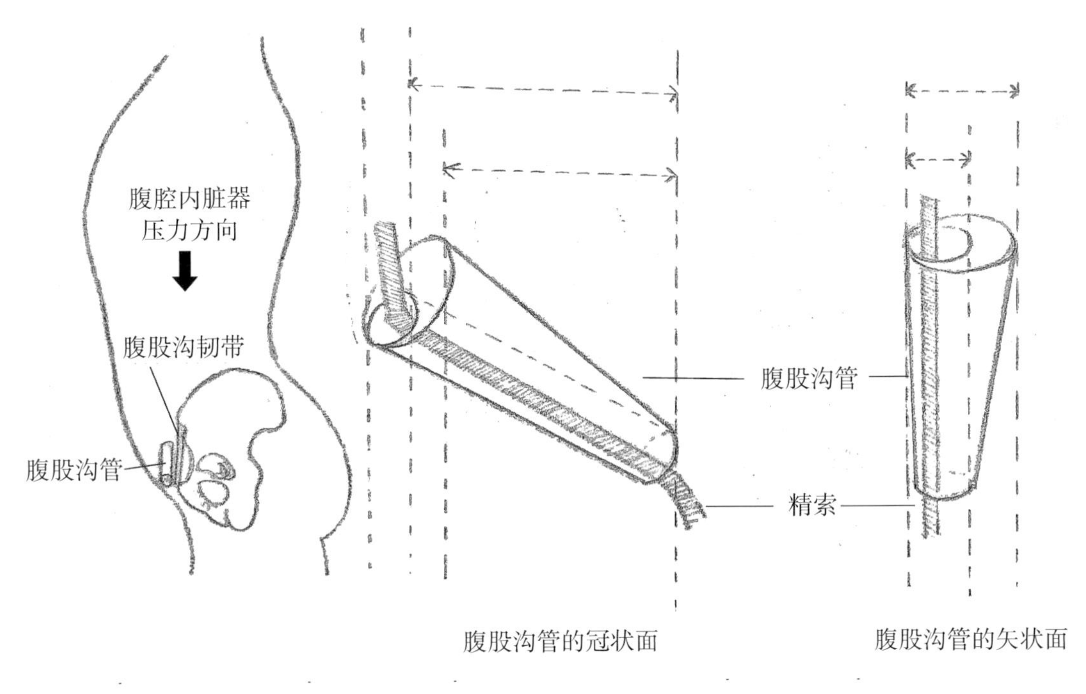

图1–2 人体腹股沟管的空间关系

由图1–2可知，腹股沟管在矢状面上几乎呈垂直状态，在冠状面上呈斜卧的状态，内环口的扩张可以使腹股沟管形成漏斗样的结构。这个漏斗状结构的改变可导致腹股沟管变宽变短，相对于冠状面的腹壁，其斜度变小，因此要发挥腹股沟管良好的关闭作用，在空间上，相对腹壁而言，其长度越长、斜度越大、内环口越小，关闭效果越好。

3. 各解剖成分在腹股沟管关闭机制中的作用

（1）腹横筋膜。本书所指的腹横筋膜是指基础解剖学中的腹横肌的内层深筋膜，这层筋膜是半透明的，其强度显然不足以抵抗腹腔内的压力，一般认为由腹横筋膜衍生而成的凹间韧带，对内环口可以起到支持和加强的作用[2]。在腹横肌收缩时，凹间韧带可以牵拉内环口，有利于内环口的关闭。

（2）腹内斜肌和腹横肌。在腹腔内的压力下，腹内斜肌和腹横肌收缩，压向腹股沟韧带方向，因此腹股沟管后壁得以加强，同时覆盖于内环口的腹内斜肌对内环口的遮盖和联合腱对外环口的遮盖，也起着关键的关闭作用。

（3）腹外斜肌和腹外斜肌腱膜。腹外斜肌腱膜其实是腹股沟管完整保护机制的重要组成部分，在腹腔内的压力下腹外斜肌紧张，腹外斜肌腱膜也随之紧张，使压向腹壁的其他结构有一个坚固的基座，同时外环口缩小。在实际的临床工作中女性的腹股沟直疝是罕见的，这是由于女性腹股沟没有精索通过，腹外斜肌腱膜与腹横肌及腹内斜肌可以更完美地配合，发挥其保护作用，并且女性骨盆更宽，腹股沟更长，内环口更窄，因此女性的腹股沟区被完美地保护了起来。

（4）精索。由于男性精索的肌肉来源于腹内斜肌和腹横肌，因此在手术中可以见到精索并不是游离的条索，而是与腹内斜肌和腹横肌疏松的结缔组织相连，需要锐性或钝性分离，才能游离精索。精索的存在，对腹内斜肌和腹横肌的作用发挥有一定程度的影响，对腹股沟管的保护机制也有一定的破坏作用。但是精索也有一定的保护作用，精索的提睾肌是腹内斜肌及腹横肌的一部分，在压力下，提睾肌也随腹内斜肌及腹横肌一起收缩，使精索更加接近腹壁，并使内环口缩小。因此，精索的具体作用很难量化，存在争议。

4. 腹股沟管关闭机制的实现

通过上面的分析，可以得出腹股沟管关闭机制的两个关键因素：一是腹股沟管的空间构造，即腹股沟管的宽度和长度，更窄更长的腹股沟管更有利于关闭机制发挥作用；二是各解剖成分的意义，其中腹内斜肌和腹横肌发挥了关键的作用，腹外斜肌腱膜的作用也不能忽视。

5. 腹股沟疝组织修补术的核心问题

腹股沟疝组织修补术核心的意义就是恢复腹股沟管的保护机制，因此核心的问题就是恢复腹股沟管的宽度和长度，加强腹股沟管后壁的强度。

二、细节决定成败

对腹股沟疝组织修补术的解剖细节有深刻的认识才能理解加强腹股沟管后壁的原理。

传统上认为直疝三角（即腹股沟三角，也叫海氏三角）缺乏肌肉的保护，也有人研究认为活体状态下腹壁的肌肉是覆盖直疝三角的。不管这些观点是否正确，直疝三角都是腹股沟管后壁的主要部分，而加强腹股沟管后壁需要利用坚韧的组织。因此在组织修补术中，需要将联合腱与腹股沟韧带缝合。这个不起眼的步骤，是重建腹股沟管后壁的关键。习惯上，腹内斜肌、腹横肌下缘、联合腱或联合肌的概念容易混淆。腹内斜肌和腹横肌下缘容易理解，联合腱即腹内斜肌与腹横肌在腹直肌外缘形成的腱性结构（图1–3），又称腹股沟镰。腹股沟镰是从形态的角度来命名的，而联合腱是从解剖成分的性质角度来命名的，虽然两者指的是相同的解剖成分，但其含义还是有差异的，联合肌即腱性结构以外的肌性结构。解剖观察显示[3]：正常人群中，在腹直肌外缘形成腱性结构的占54.39%，在腹直肌外缘以外形成腱性结构的占29.82%，在腹直肌外缘以内形成腱性结构的占15.8%。董博[4]的解剖学观察指出：腹股沟管的长度男性约为4.9cm，女性约为4.5cm；腹股沟镰的长度男性约为2.5cm，女性约为2.0cm。可见缝合腹股沟镰与腹股沟韧带，可以修补直疝三角的大部分区域，这是加强腹股沟管后壁的解剖学基础。需要指出的是肌肉质地脆，缝合后容易断裂，导致修补失败，因此缝合腱性结构才能稳固加强腹股沟管后壁。陈海芳等[5]研究认为：未见腹内斜肌与腹横肌共同形成的联合腱，腹内斜肌下部的绝大部分纤维抵达腹直肌外缘形成腱膜参与构成腹直肌鞘的一部分，仅少部分腱膜止于耻骨结节，腹横肌的腱膜在耻骨结节处易与腹内斜肌腱膜分开，有部分腱膜呈弓形继续向下向外止于耻骨梳韧带，腹股沟管后壁重建时可用于修复的应是腹横肌腱弓、腹内斜肌腱膜、腹直肌鞘外侧部（包括Henle韧带）及腹股沟韧带等结构。这些解剖学研究的一个共同结论是：要正确使用腱性结构，利用坚韧的腱性组织进行腹股沟管后壁的重建。

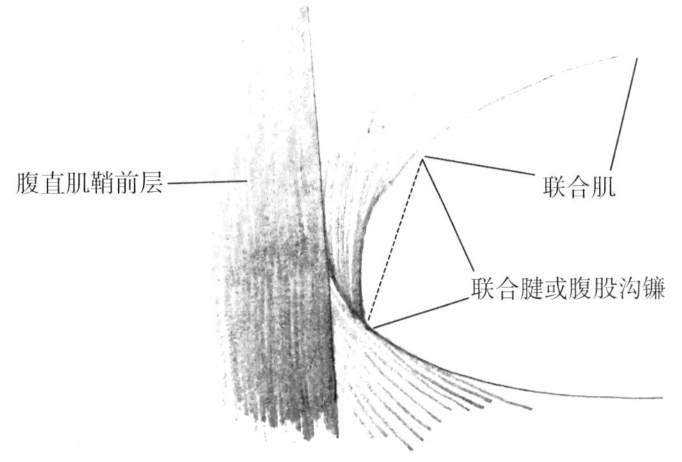

图1-3　联合腱（腹股沟镰）与联合肌的关系

单纯依靠肌性结构来加强腹股沟管是不足以抵抗腹内压力的，就像腹部正中切口一样，单纯缝合腹直肌的肌肉，很快就会因为肌肉的撕裂导致切口裂开。腹内斜肌和腹横肌外侧的肌性下缘与腹股沟韧带的缝合，在内环口部位可以包绕输精管，形成肌性的内环口，这样更利于肌肉主动关闭内环口，减少疝的复发，也就是说，腹内斜肌与腹横肌的肌性下缘在手术中的意义主要是关闭内环口，发挥肌肉的主动关闭作用。

标准的Bassini手术要求至少缝合至腹股沟韧带中点，为此有时需要做腹直肌鞘前层的减张切开，以使联合腱与腹股沟韧带对合，达到缝合要求。外侧的腹内斜肌、腹横肌、腹横筋膜下缘与腹股沟韧带的缝合，也可起到一定程度的加强腹股沟管后壁的作用，但是其更重要的意义是重建内环口的关闭机制。Shouldice手术与Bassini手术相比，多层的缝合有更强的加强作用，也可以形成更坚固的内环口和更有效的关闭机制。这个手术的技巧可以解释为何腹股沟直疝的组织修补术效果比腹股沟斜疝的要好，其原因就是腹股沟管后壁的加强在腹股沟直疝中有更重要的意义，用于修补的组织的强度更加重要。

三、组织修补术中腹股沟管的长度和斜度问题

腹股沟管在男性一般长4～5cm，内含精索。女性骨盆较宽，耻骨联合较高，故女性的腹股沟管稍狭长，管内有子宫圆韧带通过。有研究通过测量尸体腹股沟管的长度和斜度发现[6]：成人腹股沟管左右侧的解剖并不完全一致，右侧内环位置较高，但斜度较小，右侧斜疝发病率比左侧高可能与此有关。骨盆解剖结构的缺陷可能是导致腹股沟疝发生的另一原因，其中一个重要指标就是耻骨弓高度。耻骨弓高度是指耻骨结节至两侧髂前上棘最低点连线的垂直距离。有研究显示[7]：在西非和东非，65%的男性耻骨弓高度在7.5cm以上；在欧洲和阿拉伯地区，65%的男性耻骨弓高度为5.5～7.5cm；80%的欧洲女性的耻骨弓高度为5～7.5cm，其腹股沟疝发生率最低。因此，可以推论，女性腹股沟疝的发病率较低，可能与女性骨盆较宽、腹股沟管较长、斜度较大且耻骨弓高度较小有关。

在腹股沟疝组织修补术中恢复腹股沟管的长度和斜度是应该重视的解剖问题。Bassini手术通过解剖腹股沟管，将腹内斜肌、腹横肌和腹横筋膜三层结构间断缝合在腹股沟韧带上，加强了腹股沟管后壁，恢复了腹股沟管的长度和斜度，达到了疝修补的效果。国内有不少文献报道的所谓改良Bassini手术的修补方法为：将腹内斜肌和腹横肌间断缝合于腹股沟韧带，但没有切开腹横筋膜，也就没有将腹横筋膜缝合在腹股沟韧带上，其治疗效果较正规的Bassini手术差。Shouldice手术（笔者曾于2019年4月现场观摩Souldice医院德根·李医师的手术演示）要求常规切开腹股沟管，游离精索，切断提睾肌，切开腹横筋膜，完全解剖暴露腹股沟管，充分探查肌耻骨孔，将腹横筋膜下游离缘重叠连续缝合（缝合第一层）。Shouldice手术在缝合了第一层腹横筋膜后，缝合第二层（自内环口缝至耻骨结节外上方）的起始第一针就将腹横筋膜和腹内斜肌、腹横肌一起缝合于缩窄的内环口，以确保缩窄的内环口组织坚实可靠。再把腹内斜肌、腹横肌、联合腱连续缝合至腹股沟韧带上（缝合第三层），缝合过程缩窄了内环口，又加强了腹股沟管后壁，恢复了腹股沟管的长度和斜度。Shouldice手术在国内也有不少误传，最常见的错误就是认为第二层缝合是单纯重叠缝合腹横筋膜。

这就引出一个问题：标准的Bassini手术和Shouldice手术都强调剪开腹横筋膜，将腹内斜肌、腹横肌、腹横筋膜与腹股沟韧带缝合，而且改良的Bassini手术疗效比标准的Bassini手术差，其原因是什么呢?

还是回到腹股沟管关闭机制的问题上来，腹股沟斜疝的内环口是决定腹股沟管长度的主要因素，内环口还可以像百叶窗一样关闭内环对抗腹压。腹横肌的收缩、紧张可使内环起到括约肌一样的作用，造成腹横筋膜上的卵圆形裂隙缩小，而凹间韧带的作用是适度包绕精索保护内环[8]。缩小内环口，并重建内环口保护因素的关键技术是恢复内环口凹间韧带的悬吊机制、发挥腹内斜肌和腹横肌肌性隧道的作用等。内环口属于腹横筋膜的解剖结构，不切开腹横筋膜无法达到以上目的。此外切开腹横筋膜的意义还在于可探查有无隐匿性股疝，以免手术后出现遗漏的股疝。

腹外斜肌腱膜上有一个三角形裂隙，位于耻骨结节上方约1.25cm。有的裂隙呈“n”形，其底边为耻骨棘，斜向内、下的方向。腹股沟管浅环的两个边缘，有人也称为脚（角），分别是：内侧脚，由腹外斜肌腱膜构成，并与腹直肌鞘外侧缘相连；外侧脚，由腹股沟韧带构成，与耻骨棘相连，较为坚韧。腹股沟管外口（又称浅环或皮下环）的扩大，可使腹股沟管的长度缩短，使外侧脚更结实。重建和缩小外环口，也可以增加腹股沟管的长度，减少腹股沟疝的发生。根据以上解剖，内环口是腹横筋膜上的裂隙，也就是说腹横筋膜是斜疝突出腹壁的第一道屏障，缩窄内环口其实就是缩窄腹横筋膜的裂口。在组织修补术中，修补好第一道屏障对减少术后疝复发非常重要，外环口的重建相对而言重要性稍低，但是也不容忽视。

四、疝囊的高位结扎

疝囊的高位结扎到底应该在哪里结扎？疝囊属于腹膜的结构，内环口属于腹横筋膜的结构，在内环口以上结扎疝囊即属于高位结扎，腹膜外脂肪可以作为位置确认的解剖标志。

五、耻骨梳韧带（Cooper韧带）与组织修补术

耻骨分为体部和上、下支。耻骨上支的上面有一条隆起的锐嵴称为耻骨梳，耻骨梳韧带附着在耻骨梳上，它是腔隙韧带（又称陷窝韧带、Gimbernat韧带）向外侧的延续。腔隙韧带是腹股沟韧带在耻骨结节处向下后转折而成，因此耻骨梳韧带亦可看作是腹股沟韧带向外后方的延伸。组织修补术中McVay手术（Cooper韧带修补术）使用Cooper韧带作为自体修补材料，具体做法如下：在游离精索显露腹横筋膜后，切开腹横筋膜进入腹膜前间隙，再往深部解剖，显露Cooper韧带，将腹横筋膜、腹横肌腱膜、腹内斜肌腱膜间断缝合到Cooper韧带上，然后把Cooper韧带和股管前筋膜缝合，缩窄股管，如果张力较大可在腹内斜肌腱膜上切开减张。此术式的特点是：解剖到腹膜前，可充分探查腹股沟区缺损，可同时处理直疝、斜疝和股疝，还可以处理巨大直疝和腹横筋膜下缘缺损。

六、腹股沟疝组织修补术中对提睾肌的处理

提睾肌来源于腹横肌和腹内斜肌，在腹股沟韧带中点处腹横肌和腹内斜肌有少量肌纤维延续为提睾肌，此肌有包裹精索和睾丸、悬提睾丸的作用。提睾肌在腹股沟疝的保护机制和病因中的意义存在争议，但在斜疝修补术中，需切开提睾肌和精索内筋膜才能找到疝囊。Bassini手术和Shouldice手术强调切断提睾肌，其主要原因是切断提睾肌除了可更好地探查腹股沟区，避免遗漏小的斜疝疝囊以外，还可以更确实地缩窄内环口。Bassini手术是切除一段提睾肌后旷置，Shouldice手术则是在切除了部分提睾肌后，将近断端缝合固定在重建好的内环口水平，远断端缝合固定在重建的外环口水平。笔者认为，如果提睾肌的切开是为了更好地探查腹股沟区、避免遗漏疝的话，事实上在原位将切开的提睾肌修补即可，无须切除。

七、小结

腹股沟疝组织修补术归根到底有两个问题：其一，重建腹股沟管的长度和斜度；其二，重建和加强腹股沟管后壁。腹股沟疝组织修补术的有效实施，首先需要熟悉腹股区或髂腹股沟区的解剖，然后理解其在人体站立位的空间关系，最后在此基础上理解腹股沟管的关闭机制。此外，由于解剖学发展历史中对同一解剖结构有不同的命名，容易造成概念的混淆，因此还要对解剖的细致概念有深入的理解，避免概念理解错误导致一系列的问题。

（邹湘才　李亮）

参考文献

[1] 徐列印，何敏丽，陈乾. 成人腹股沟区多排螺旋CT解剖[J]. 华夏医学，2012，25（1）：42-45.

[2] MAINIK F，QUAST G，FLADE-KUTHE R，et al. The preperitoneal loop in inguinal hernia repair following the totally extraperitoneal technique[J]. Hernia，2010，14（4）：361-367.

[3] 李捷，马兆龙，王万利. 腹股沟区应用解剖及临床意义[J]. 中国局解手术学杂志，2001，10（1）：8-10.

[4] 董博. 腹股沟疝修补术的解剖学基础[J]. 解剖学研究，2008，30（6）：461-463.

[5] 陈海芳，张剑凯，李雪鹏，等. 腹股沟斜疝层次结构显示及其应用解剖学研究[J]. 局解手术学杂志，2010，19（1）：10-12.

[6] 周太成，杨斌，张玉超，等. 腹股沟内环位置及腹股沟管倾斜度的解剖学研究[J]. 中华疝和腹壁外科杂志（电子版），2007，1（1）：10-12.

[7] 唐健雄，黄磊. 腹壁疝外科治疗学[M]. 上海：上海科学技术出版社，2014：55.

[8] 陈双. 腹股沟疝的成因和腹壁的防御机制[J]. 中华疝和腹壁外科杂志（电子版），2007，1（2）：68-70.

专家述评

腹股沟疝外科和腹股沟区的解剖一样，经历了悠久的发展历史，也成为医学史上被人津津乐道的话题。腹股沟疝外科就是腹股沟区解剖学发展的体现，很多手术治疗方式在历史的发展中出现又被淘汰，最终公认的有生命力的组织修补术式是Bassini手术和Shouldice手术。本章阐述了腹股沟疝组织修补术相关的解剖结构，从多个角度，深入浅出地阐述了腹股沟管的保护机制，并在此基础上说明了手术的核心解剖问题，条理清晰，论述深入。

本章虽未全面论述组织修补术的解剖学理论，但是论述重点突出，细节的论述也非常到位，具有很大的参考意义。

（洪楚原）

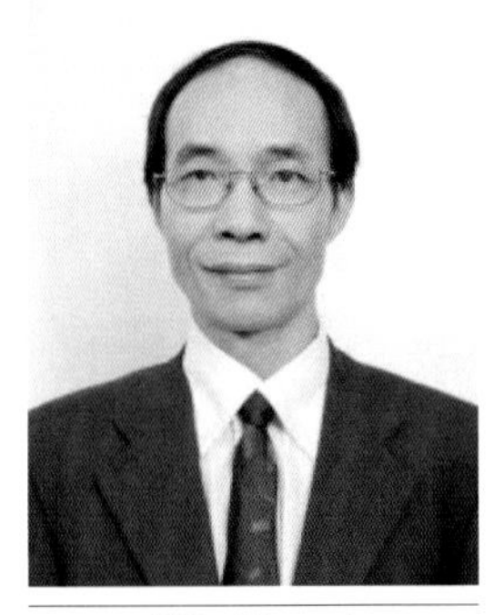

洪楚原

主任医师，硕士研究生导师，广州医科大学附属第二医院普通外科、胃肠外科主任。

学术任职：中华医学会外科分会疝与腹壁外科学组委员，中国医师协会外科医师分会疝与腹壁外科医师专业委员会委员，广东省医师协会疝与腹壁外科分会副主任委员，广东省医学会微创外科分会副主任委员，广东省医师协会微创外科分会副主任委员，广东省行业协会微创外科分会副主任委员，广东省医学会结直肠肛门外科分会常务委员，广东省抗癌协会热疗专业委员会常委，粤港澳大湾区疝外科医师联盟副主任委员，广东省中西医结合普通外科专业委员会副主任委员，广东省中西医结合肛肠科专业委员会副主任委员。

第二章 腹股沟疝无张力修补术的关键解剖学问题

腹股沟疝外科的进展在很大程度上与腹股沟区解剖研究的进展有关，腹股沟疝组织修补术的手术效果取决于医学界对腹股沟解剖和功能的认识。当疝修补网片发明以后，使用网片的腹股沟疝手术，即无张力修补术，以其极低的复发率、简洁的手术操作令外科医生对解剖的关注点出现了变化。腹股沟疝无张力修补术的基础是使用合成网片加强或替代薄弱的腹横筋膜，本质是筋膜替代理论，疗效取决于植入的网片，而非自身的组织，从而使外科医生对腹股沟解剖和功能的认识有一定的忽略。腹股沟疝无张力修补术也有其特有的解剖学问题，这些问题对指导手术有重要的意义。

一、腹股沟疝无张力修补术中髂腹下神经的处理

髂腹下神经从内环上方穿过腹内斜肌，走行于腹股沟管后壁，并从外环口上方穿过腹外斜肌腱膜。在腹股沟区髂腹下神经在精索的头侧，与精索成平行走行的关系。在开放的腹股沟疝无张力修补术中，由于髂腹下神经在腹股沟管段影响到疝修补网片的放置，因此无论是Lichtenstein手术、网塞+平片手术，还是使用双层疝修补装置（UHS）的手术，都涉及髂腹下神经的处理问题。目前的处理方式主要有两种：①切除髂腹下神经；②在网片上剪出缺口，使髂腹下神经通过。到底哪种处理方式合理，临床上存在很大的争议，但从解剖学的角度仔细辨析，理清髂腹下神经的性质就可以做出明确的回答。

1. 髂腹下神经的性质

周围躯体神经分为运动神经、感觉神经、运动神经与感觉神经的混合神经。髂腹下神经属于运动神经与感觉神经的混合神经，但是走行部位不同神经的成分也有差异。髂腹下神经在穿出腹内斜肌前，发出分支支配腹横肌和腹内斜肌，含有运动神经和感觉神经的成分，属于混合神经，但是穿出腹内斜肌后走行于腹股沟管直至穿出腹外斜肌腱膜的分支支配腹壁皮肤，并无分支支配腹壁肌肉，因此腹股沟管段的髂腹下神经是感觉神经，在本质上是髂腹下神经的皮支，权威的解剖学专著《格氏解剖学》（第39版）称这段髂腹下神经为前皮支[1]，因此传统上对切除髂腹下神经的腹股沟管段会引起肌肉萎缩的担心是不必要的。

2. 髂腹下神经的处理问题

从神经学的角度看，切断髂腹下神经，其断端必然继续生长，可能形成神经瘤，因此在疝外

科主张切除整段的髂腹下神经，让神经的断端埋于肌肉之下，以减少神经瘤的形成。游离髂腹下神经并在网片上剪出缺损让其通过的处理方式，在解剖上不太合理。原因是：①网片的皱缩可能导致神经的受压，产生慢性疼痛；②网片与神经粘连，有时也是慢性疼痛的病因之一。但是实际的临床研究，没有观察到切除髂腹下神经与在网片上剪出缺损让髂腹下神经通过这两种方法孰优孰劣的证据，具体的做法可以根据实际的临床情况及术者个人的经验灵活掌握，只是不必担心切除髂腹下神经会引起不良后果。

二、开放腹股沟疝腹膜前手术进入腹膜前间隙的方法

腹膜前间隙放置疝修补网片是腹股沟疝无张力修补术的术式之一，该术式的关键技术因素是建立一个足够大的腹膜前间隙。一般而言，腹股沟斜疝的腹膜前间隙手术入路为内环口，而腹股沟直疝和股疝的入路为切开直疝三角的腹横筋膜进入腹膜前间隙。因此进入腹膜前间隙涉及腹横筋膜的层面判断问题，换言之，理解腹横筋膜的层面是进入腹膜前间隙的关键因素之一。

1. 混乱的腹横筋膜与腹膜前间隙定义

习惯上认为腹横筋膜分为两层：靠近腹腔的一层，脂肪成分多，质地松软；靠近体表的一层纤维成分多，质地坚韧。这种对腹横筋膜解剖的认知混淆了筋膜解剖的基本概念，导致对腹横筋膜的解剖众说纷纭，难以形成统一的认识。对于腹膜前间隙，也有不同的定义，有的将腹膜前间隙定义为腹膜与腹横筋膜共同组成的空间[2]，也有的将腹膜前间隙等同于Bogros间隙[3]。腹膜前间隙概念的混乱，与腹横筋膜概念的混乱有直接的关系。从这些解剖结构的本质来看，腹膜、腹膜外筋膜和腹横筋膜是不同性质的解剖结构，笔者认为应从筋膜解剖的角度定义，即腹膜前间隙是腹膜与腹膜外筋膜之间的间隙[4]。

2. 回归解剖学的基本概念，认识腹横筋膜与腹膜前间隙的本质

要理解腹横筋膜的解剖，首先要回顾筋膜的基本概念。在解剖学的定义上，筋膜是一种结缔组织，是一种无须借助显微镜等器械就可以观察到的组织，人体的皮下脂肪就属于浅筋膜——一种疏松的结缔组织。深筋膜由致密的结缔组织构成，包裹于肌肉的各个面上，对于腹壁的扁肌，每层肌肉都有深筋膜包裹，也就是每层肌肉都有两层深筋膜。腹横肌的深层（解剖学定义上靠近体表的为浅层）深筋膜在解剖学上被称为腹横筋膜，因此腹横筋膜属于深筋膜，与以脂肪为主要成分的浅筋膜有本质的不同[4]。疝和腹壁外科所指的腹横筋膜包括腹横筋膜和类似于浅筋膜的腹膜前脂肪，这一解剖结构又称为腹膜外筋膜，其分为两层，包裹在两层间走行的器官有输精管和膀胱。综合上面的论述，从手术解剖的角度，可以将疝和腹壁外科所指的腹横筋膜分为3层，分别是深筋膜性质的致密结缔组织即腹横筋膜及腹膜前以脂肪为主要成分的两层腹膜外筋膜。从手术解剖思维的角度出发，从腹横筋膜到腹膜，分为4个层面，分别是腹横筋膜、腹膜外筋膜浅层、腹膜外筋膜深层、腹膜。腹壁下动脉和腹壁下静脉是腹壁肌肉的营养血管，位于腹横筋膜的浅面。由于前入路的手术常以腹壁下动脉为解剖标志，因此前面提到的解剖结构从浅到深分别是

腹壁下动脉、腹横筋膜、腹膜外筋膜浅层、输精管或膀胱、腹膜外筋膜深层、腹膜（图2-1）。手术需要进入的层面是腹膜与腹膜外筋膜深层之间的腹膜前间隙，在腹股沟区，腹膜外筋膜两层之间常难以分开，因此手术进入腹膜前间隙需要经过腹横筋膜、腹膜外脂肪这两个层次。

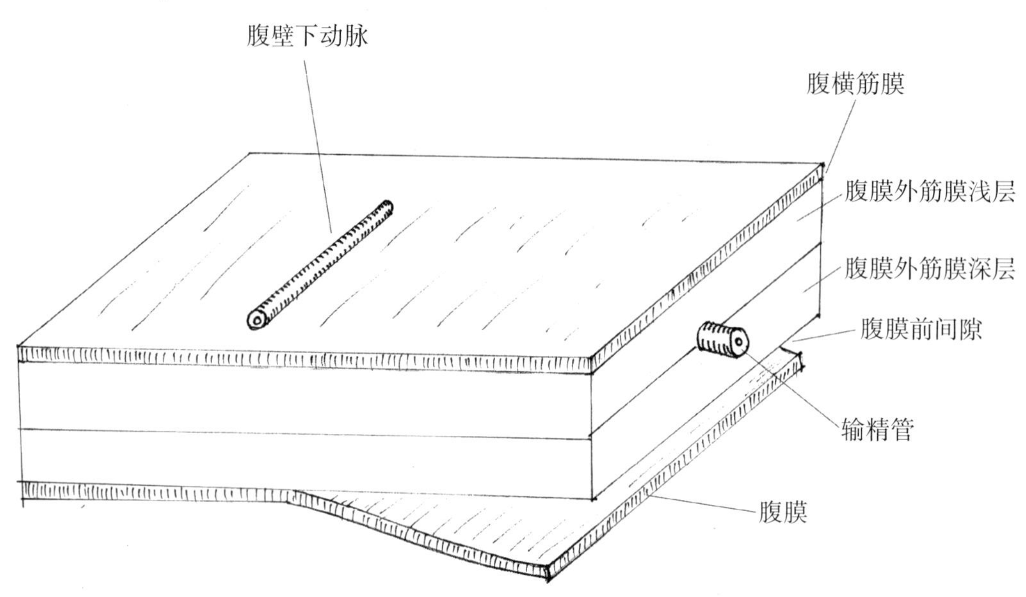

图2-1　腹壁下动脉、腹横筋膜、腹膜外筋膜浅层、输精管、腹膜外筋膜深层、腹膜结构关系模式

3. 颈-肩技术

对于腹股沟斜疝，进入腹膜前间隙的技术被称为颈-肩技术。由于内环口被腹内斜肌和腹横肌覆盖，还有提睾肌的包裹，因此在游离疝的过程中，容易将疝囊与肌肉表面交界的部位误认为是疝囊颈部，而实际的疝囊颈部是疝囊与腹横筋膜平面交界的部位。真疝囊颈部与假疝囊颈部所在部位相对狭窄，如果说疝囊是头部，那么相对狭窄的部位就类似于人类的颈部，颈部以下的区域即为肩部。由于颈部狭窄，腹膜与腹横筋膜之间缺乏腹膜外筋膜的脂肪组织，有时难以分出层次，而肩部具有较为完整的腹横筋膜和腹膜外筋膜，腹膜容易分开而进入腹膜前间隙，在肩颈交界处切开腹横筋膜和腹膜外筋膜[5]，即可进入腹膜前间隙。对于腹股沟直疝，要从直疝三角进入腹膜前间隙，常常是沿直疝的疝囊颈部环形切开，然后进入，从本质上讲，这也属于颈-肩技术（图2-2）。

三、在耻骨结节部位固定网片的方法

在腹股沟疝无张力修补术的各种术式中，一般都提倡将网片与耻骨结节部位固定，但是在缝合固定时，需要注意缝合的深度，避免缝合到骨膜上，引起术后的慢性疼痛，因此耻骨结节部位的缝合也是学者关注的解剖焦点之一。腹外斜肌腱膜形成的外环口，内侧脚附着于耻骨联合，外侧脚附着于耻骨结节；腹股沟韧带的内侧段、腹直肌鞘前层也分出纤维，附着于耻骨结节；腹

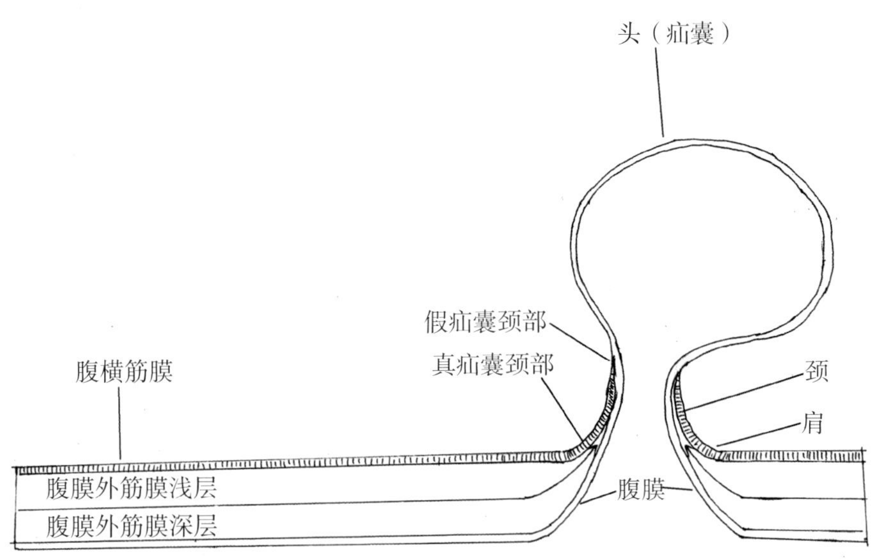

图2-2　颈-肩技术示意

内斜肌和腹横肌形成的联合腱也止于耻骨结节。因此，耻骨结节部位有各种来源的纤维形成的筋膜，这些筋膜与耻骨结节的骨膜是不同性质的解剖结构。从耻骨结节浅面向深面的解剖结构分别为耻骨结节筋膜、耻骨结节骨膜和耻骨结节，手术缝合固定的结构为耻骨结节筋膜。

四、腹股沟管的长度与网片的大小

在腹股沟的解剖概念中，为了描述腹股沟管的形态，有腹股沟管和腹股沟盒等概念出现。腹股沟管本质上是肌肉筋膜形成的间隙，并非一个管道结构。腹外斜肌和腹内斜肌之间的间隙向头侧延伸了很长的距离。腹股沟管的概念的意义主要是利于对腹股沟区各解剖成分关系的理解。对临床有实用意义的是腹股沟管的长度，一般认为腹股沟管的长度为4～5cm[6]。在腹股沟疝无张力修补术中，网片的大小对减少疝复发有重要的意义，其中腹股沟管的长度是网片大小的重要参考因素。

五、警惕低位半月线疝的陷阱

腹股沟疝无张力修补术的重要原则是网片的覆盖面积一般要超出腹壁缺损一定的距离。当手术中发现疝囊位于腹直肌外缘时，需要鉴别其是否属于腹股沟直疝，如果不是腹股沟直疝而按腹股沟直疝处理，将导致手术后较高的复发风险。半月线是腹壁3层扁肌的腱膜在腹直肌外侧缘的融合处，自第九肋骨的前端，呈突向外侧的弧形，下达耻骨结节，目前没有文献详细论述腹内斜肌、腹横肌的联合腱（或腹股沟镰）与低位半月线的区别，但是从各自的定义看，应该是同一结构。从半月线突出的疝称为半月线疝，常见于脐部以下。有时半月线疝很靠近耻骨结节而从外环口疝出，称为低位半月线疝（图2-3），在外观上类似于直疝，与直疝难以鉴别，往往需要在手术中确诊[7]。疝囊颈部位于腹壁下动脉、腹直肌外侧缘与腹股沟韧带之间的为直疝，疝囊颈部位于腹直肌外侧缘的内侧，即半月线内的为低位半月线疝。鉴别的意义在于手术细节的问题，如果是低位半月线疝而按照直疝来进行无张力手术，则网片在内侧的覆盖范围可能不够，这是手术后疝复发的可能因素，应注意用足够大的网片覆盖该区域。

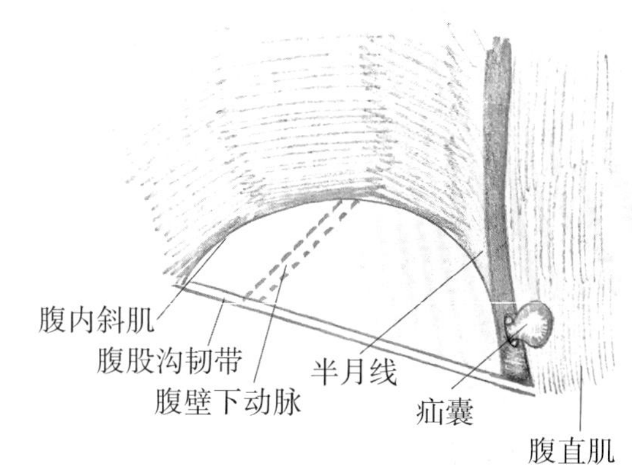

图2-3 低位半月线疝

六、小结

开放的腹股沟疝无张力修补术的解剖入路与组织修补术相同，游离疝囊的步骤也没有差异，其主要的问题是：用于加强腹股沟管后壁的网片的放置所带来的髂腹下神经如何处理的问题，开放腹膜前手术如何进入腹膜前间隙的入路问题，以及一些手术细节相关的解剖问题。通过本章的分析，可以得出结论：腹股沟管段的髂腹下神经属于皮神经，为单纯的感觉神经，将其切除对手术不产生负面影响，可以安全切除。在开放腹膜前手术进入腹膜前间隙的入路问题上，关键是正确理解腹横筋膜和腹膜外筋膜的解剖关系。

（李亮　陈少逸）

参考文献

[1] 徐群渊，章静波，段德义，等. 格氏解剖学[M]. 39版. 北京：北京大学医学出版社，2008：1219.

[2] ASAKAGE N. Paradigm shift regarding the transversalis fascia，preperitoneal space，and Retzius' space [J]. Hernia，2018，22（3）：499–506.

[3] MIRILAS P，COLBORN G L，MCCLUSKY D A 3RD，et al. The history of anatomy and surgery of the preperitoneal space [J]. Arch Surg，2005，140（1）：90–94.

[4] 李亮，洪楚原，隋梁. 基础解剖学与胚胎学角度的腹横筋膜解剖辨析[J]. 中华疝和腹壁外科杂志（电子版），2017，11（1）：36–38.

[5] 张彬. 颈肩技术在前入路腹股沟疝修补术中应用的解剖学探讨[J]. 中华解剖与临床杂志，2017，22（5）：423–425.

[6] 李亮，孙卫江，隋梁，等. 实用腹股沟疝外科学[M]. 西安：世界图书出版西安有限公司，2014：98–102.

[7] 王平，张方捷，高国栋，等. 12例低位半月线疝临床诊治经验[J]. 中华疝和腹壁外科杂志（电子版），2017，11（4）：259–261.

专家述评

本章提到的几个解剖学问题，在腹股沟疝的开放无张力修补术中都是重要的手术解剖关键点，事关手术做得是否精致和手术后是否会有慢性疼痛的问题。首先是髂腹下神经的问题，髂腹下神经本身属于混合性的神经，但是在腹股沟段的髂腹下神经属于感觉神经，没有运动神经的成分，这一点是没有争议的。以往由于对疝和腹壁外科的研究不够重视，对一些解剖结构没有精确的理解，没有理清髂腹下神经在不同部位的神经成分，导致对髂腹下神经的认识混乱。笔者曾经在内环口稍外侧切断髂腹下神经，以电刀刺激远端髂腹下神经，没有肌肉收缩现象，而刺激近端，则腹内斜肌和腹横肌明显收缩，这就证明髂腹下神经的腹股沟段是没有神经分支支配肌肉的。其次，对腹横筋膜解剖的正确认识是腹膜前手术的重要因素，按正确的层次进入腹膜前间隙可以使手术更加顺利和精细，所谓的“颈-肩技术”的基础就是对腹横筋膜的正确认识，其技术本质是在存在明确的腹膜外筋膜的层次进入腹膜前间隙。最后，在缝合固定网片与耻骨结节时，需要注意避免缝合到耻骨结节的骨膜上，因此对耻骨结节筋膜解剖的理解，就显得比较有意义。在疝和腹壁外科领域，对精细解剖的理解是很重要的基础，是手术技巧提升的基础。

（隋梁）

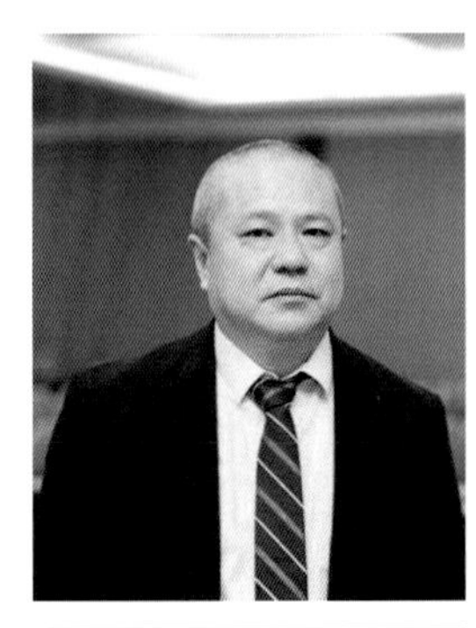

隋　梁

医学博士，主任医师，硕士研究生导师，就职于北京大学深圳医院胃肠外科。

学术任职：广东省医师协会疝和腹壁外科分会副主任委员，粤港澳大湾区疝外科联盟常务委员，深圳市医师协会疝和腹壁外科医师分会会长，深圳市医学会胃肠外科专业委员会常务委员，深圳市医师协会胃肠外科医师分会常务理事。

第三章 腹腔镜腹股沟疝修补术的关键解剖学问题

随着腹腔镜技术和腹膜前疝修补理论的发展，腹腔镜腹股沟疝修补术（laparoscopic inguinal hernia repair，LIHR）在临床上的应用越来越广泛，其已成为腹股沟疝修补的常规术式。从技术角度看，相对于常规的开放手术来说，腹腔镜腹股沟疝修补术在解剖上的视角对解剖的理解需要一定的时间和实践。腹腔镜手术并不产生新的解剖问题，而是在腹腔镜的视角下，需要新的手术入路解剖认识，需要重视一些原来被忽略的概念，重新审视手术层面的解剖学问题。此外在腹腔镜的视角下，也会发现一些不同的解剖问题。成人的腹腔镜下腹股沟疝手术主要有两种术式，分别是腹腔镜完全腹膜外疝修补术（totally extraperitoneal hernioplasty，TEP）和腹腔镜经腹腹膜前疝修补术（transabdominal preperitoneal hernioplasty，TAPP）。这两种术式的原理相同，但是手术入路存在差异。相关的解剖学问题就是手术入路的层面和手术间隙的层面问题，这两个问题都涉及腹横筋膜和相关筋膜的解剖问题。

一、理解腹横筋膜的关键问题

腹横筋膜的概念非常紊乱，不同时代不同的学者对腹横筋膜有不同的命名，然而只有统一的概念和命名，才有讨论问题的基础，本章也采用第二章对腹横筋膜的定义（详细论述见第二章），严格区分腹横筋膜、腹膜外筋膜、腹膜之间的概念。

二、TEP手术和TAPP手术的层面问题

腹股沟疝的TEP手术与TAPP手术的原理都是在腹壁正确的层面上游离出一个空间，然后将疝修补网片置入，达到修补的目的。这个空间的构建是手术的核心问题之一，主要的问题是在哪个层面构建这个空间。在第二章中，已经有详细的论述，从腹膜到腹横筋膜有3个间隙，分别是腹膜前间隙、耻骨后间隙（Retzius间隙）和Bogros间隙[1]。Bogros间隙是大血管、输精管和膀胱所在的间隙，与直肠癌全系膜切除术中的脏层筋膜属于同一结构，直肠癌全系膜切除术中两层脏层筋膜之间包括神经、血管、膀胱和前列腺等重要脏器，膀胱边界是两侧闭锁的脐动脉，前方是腹横筋膜及耻骨梳韧带。包绕膀胱的筋膜无论是脐膀胱前筋膜还是脐膀胱筋膜，都应该是腹膜外筋膜的一部分或者是其延续，属于不能损伤的结构，因此Bogros间隙是不能损伤的层面。理想的网片放置层面是腹膜前间隙，但是在腹部中线位置有膀胱的存在，放在这个层面将影响膀胱的扩

张，因此在腹部中线的位置，网片的放置层面应该是无器官的另一个层面，即Retzius间隙。腹腔镜腹股沟疝手术过程中，要将两个间隙贯通[2]，需要切开一部分的腹膜外筋膜[3]，但是应注意保护输精管和膀胱的腹膜外筋膜，在手术过程中，要确保在脐膀胱筋膜与耻骨联合、耻骨梳韧带之间游离间隙[4]。

三、TEP手术的相关解剖学问题

TEP手术与TAPP手术具有相同的原理，不同的是手术入路。TAPP手术直接切开腹膜，进入腹膜前间隙，各个解剖层面容易辨认。TEP手术的特殊手术入路涉及如何进入正确层面的问题。正确的手术层面对手术的精细化意义重大，但采用组织修补术的解剖学观点不能完全解决其理论问题，需要加入筋膜解剖的理论，才能全面理解TEP手术入路的解剖学问题。加入筋膜解剖的理论后，从脐部进入腹膜前间隙的入路包括以下层面：①皮肤；②Camper筋膜；③Scarpa筋膜；④腹直肌鞘前层；⑤腹直肌；⑥腹膜外筋膜浅层；⑦腹膜外筋膜浅层与腹膜外筋膜深层之间的融合筋膜；⑧腹膜外筋膜深层。

在脐下偏离腹部正中线一定距离建立第一个套管（trocar），进入的层面是腹直肌与腹直肌后鞘之间，然后往耻骨结节方向扩展，在弓状线水平，可见白色蜘蛛网状的结构，这是腹膜外筋膜浅层与深层之间的融合筋膜，或者是腹横筋膜与腹膜外筋膜之间的间隙，类似于结肠癌手术中的Toldts筋膜（图3-1），继续沿这个层次向耻骨方向游离，可以进入Retzius间隙，如剪开其下层筋膜（图3-2）、腹膜外筋膜或其深层，进入的间隙就是腹膜与腹膜外筋膜的间隙，即腹膜前间隙，这是手术操作的主要间隙。

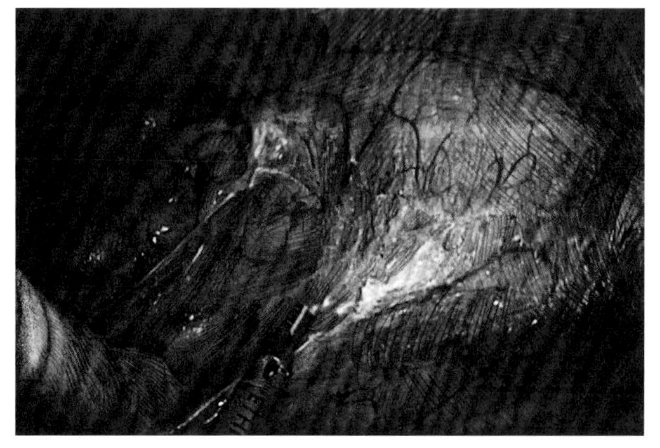

图3-1 结肠癌手术中的结肠系膜与肾筋膜（Gerota筋膜）间的融合筋膜，类似白色蜘蛛网样的结构

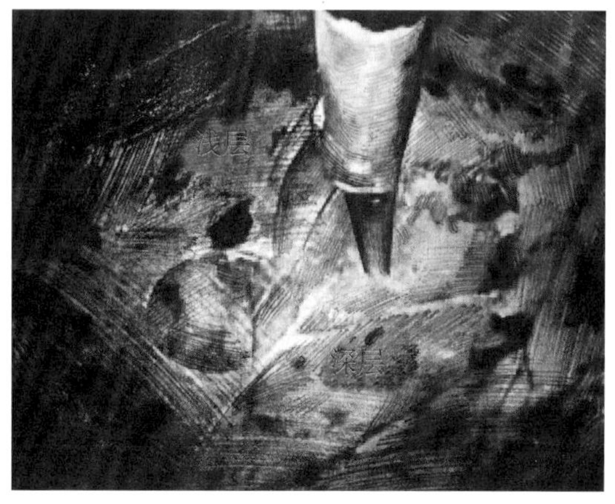

图3-2 剪开腹膜外筋膜深层，进入腹膜前间隙

在腹直肌后鞘与腹直肌之间，或者腹横肌、腹直肌与腹膜外筋膜之间，如果看到明显的血管分支，甚至看到腹壁下血管，说明层面过浅，这个层面处于腹膜外筋膜浅层与腹壁肌层之间，应

该修正入路向腹膜方向剪开腹膜外筋膜，进入腹膜与腹膜外筋膜深层之间的间隙。

四、TEP手术入路和游离手术层面的分离方法

在TEP手术中（图3-3），多数操作方式是采用镜推法，笔者建议避免用镜推法拓展过大的空间，因为镜推法拓展空间属于钝性分离，容易破坏腹膜外筋膜，导致层面不清。拓展过浅容易损伤腹壁血管，引起小血管出血；拓展过深甚至会捅破腹膜。放置第一个trocar后，采用镜推法拓展空间至腹直肌后鞘的下缘，然后再通过电钩或电剪在直视下锐性游离空间，可以准确确认筋膜的层面，更有利于准确游离腹膜前间隙。

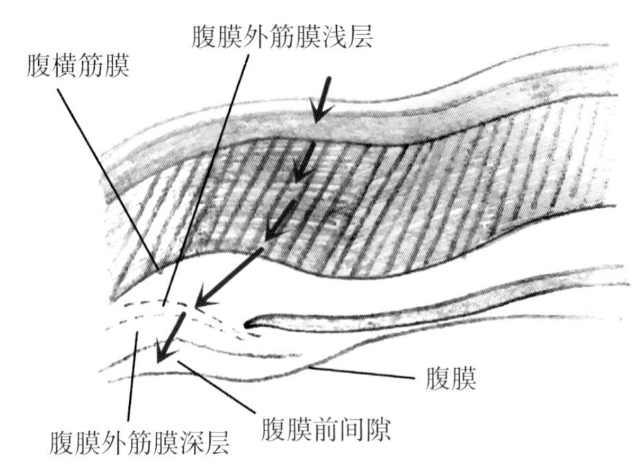

图3-3 TEP手术入路示意

五、理想解剖与现实手术解剖之间的差距问题

腹膜和腹横筋膜都是容易辨认的解剖结构，腹膜外筋膜就是外科习惯称为腹膜外脂肪的结构，腹膜外筋膜与腹膜之间的腹膜外间隙也容易分离，主要的问题是腹膜外筋膜深层和浅层之间的层面有时不容易分离，也不容易辨认，导致Retzius间隙和Bogros间隙在实际的手术操作中不易区分，因此尸体解剖研究也认为Retzius间隙和Bogros间隙是同一间隙[5]。在实际的手术中，可通过细致的操作和在脑海中不断构建解剖的思维，尽可能做到按筋膜层次进行手术解剖的要求。由于个体的差异，如无法做到准确分离筋膜层次，可以尽量靠近腹膜进行游离。

六、精索腹壁化或去腹膜化是个错误的概念

在目前的文献中或LIHR手术过程中，精索腹壁化（parietalization）或去腹膜化这一概念是必然会被提及的，它是腹腔镜疝修补手术特有的名词，是指将疝囊或腹膜从内环口水平与精索血管及输精管进行分离达6cm以上，最终的目的就是拓展出足够的空间以更好地放置补片，特别是避免补片下方发生卷曲，从而减少因补片移位或变形而造成术后疝复发。但是，通过从解剖学上细究，笔者发现精索腹壁化或去腹膜化这个概念是不符合解剖学定义的。输精管和精索血管在内环口汇合，在腹股沟管和阴囊内形成的索状结构称为精索；只有在内环口以下才有精索的概念，在腹腔镜手术的层面即腹膜前间隙不存在精索的结构，手术中进行去腹膜化的应该是输精管及精索血管，此过程同时也是“危险三角”的腹壁化过程，因此这个操作称为生殖管道腹壁化或去腹膜化更加合理。

七、腹膜前环的来源及性质

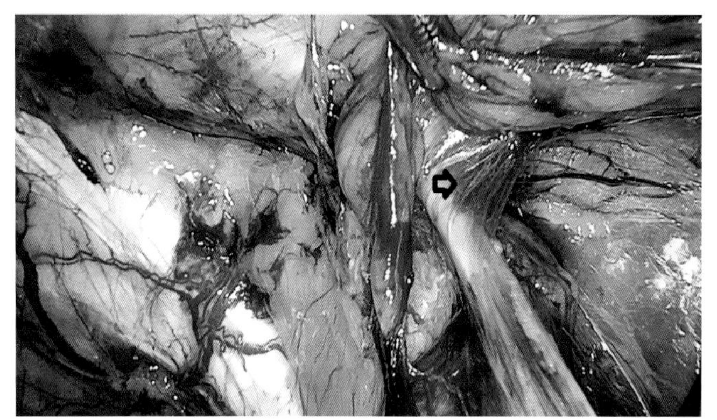

图3-4 黑色箭头所指为腹膜前环

在进行生殖管道腹壁化或去腹膜化的过程中，有时候会发现腹膜与输精管及精索血管之间存在着类环状的纤维索，其位置一般是在距离内环口约3cm以内，须将其切断才能很好地进行去腹膜化，这个结构就是所谓的腹膜前环（preperitoneal loop）[6]（图3-4）。目前腹膜前环的结构、来源尚存在争议，有人认为来源于腹横筋膜，有人认为来源于闭锁的脐血管或者脐内侧皱襞，尚无定论，而《腹腔镜腹股沟疝手术操作指南（2017版）》中也未再提及腹膜前环。笔者观察发现并非所有患者都存在这一结构，考虑其位置位于腹膜前间隙、非恒定的特点，笔者认为腹膜前环可能是腹膜外筋膜局部增厚形成的一种非特异性结构。关于腹膜前环的争议有待进一步研究，而其对手术的指导意义在于：了解这一结构的存在和特点，在手术过程做到心中有数，可以将其作为一个解剖标志，在去腹膜化的过程中正确处理腹膜前环，对手术操作有很大的帮助。

八、容易引起并发症的特殊解剖结构

1. 死亡冠与耻骨后静脉丛

死亡冠（corona mortis）是髂内血管与髂外血管之间的异常交通支，一般是指闭孔血管与髂外血管或腹壁下血管之间的吻合支，位于耻骨上支的后方，与耻骨联合的距离平均约50mm[7]。死亡冠一开始是指动脉血管，后来发现也可以是来源于静脉的交通支，或者两者的混合，其管径不恒定，变异也较多。耻骨后静脉丛（retropubic venous plexus）位于Retzius间隙，在分离Retzius间隙时耻骨后方有时可见粗大的静脉丛，在开放手术的时候分离范围小，很少可深入Retzius间隙，但在腹腔镜手术分离范围大的时候就显露得比较清楚。这些血管均位于耻骨后方，紧贴耻骨表面，在分离Retzius间隙的过程中，应注意避免损伤同时避免过于深入分离，以免引起大出血。

2. 疼痛三角与危险三角

疼痛三角与危险三角是腹腔镜下特有的解剖概念，两者以精索血管为界，前者在外侧，后者在内侧，两者形成一个斜方形。疼痛三角是指位于精索血管外侧、髂耻束下方的区域，有腰丛的神经分支穿插经过（图3-5），包括股神经、股外侧皮神经及生殖股神经，其中最容易损伤的是股外侧皮神经和生殖股神经的股支。股外侧皮神经来源于第2、3腰神经，穿过腰大肌在髂肌表面下行，在髂耻束下方通过并在髂前上棘下方5～6cm穿出深筋膜，向大腿的前外侧及臀区外侧分布。生殖股神经来自第1、2腰神经，沿腰大肌前方下行，在髂总血管外侧分为股支及生殖支，股支在疼痛三角深面走行并于腹股沟韧带中点下方穿出深筋膜进入股鞘，分布于股三角区的皮肤。在分离Bogros间隙时，注意贴近腹膜，尽量保护腹膜外筋膜[8]，避免过多、过浅的分离，避免损伤疼痛三角里走行的神经，同时禁止在此区域内固定补片。

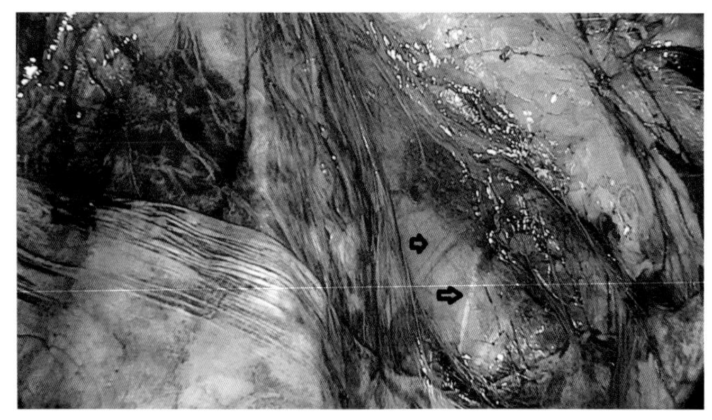

图3-5　黑色箭头所指为神经

危险三角又称DOOM三角，内侧以输精管为界，外侧以精索血管为界，两者在内环口处汇合成精索，三角的下界是髂外血管。髂外血管经危险三角走行，在腹股沟韧带下方移行为股血管，另外旋髂深静脉也在此汇入髂外静脉，故损伤三角内的血管会引起大出血，有致命的危险。生殖股神经的生殖支及股神经也穿行此区域，故危险三角也严禁钉合补片。

九、髂耻束的性质及意义

腹腔镜腹股沟疝修补术中另一特殊的解剖结构就是髂耻束。在开放手术中腹股沟韧带是很重要的解剖结构，而在腹腔镜手术中与其相对应的就是髂耻束，两者在位置上是紧贴在一起的，走向也是一致的，以致有人将两者混为一谈。不同于腹股沟韧带，髂耻束是腹横筋膜增厚形成的，位于腹股沟韧带深面，也是起于髂前上棘，止于耻骨上支，而在腹腔镜视野下是看不到腹股沟韧带的。髂耻束最重要的意义在于它是所有腹股沟疝疝环的一部分。髂耻束横跨肌耻骨孔并将其分成上下两部分，直疝与斜疝位于髂耻束上方，而髂耻束就成了直疝与斜疝疝环的下缘；股疝则位于髂耻束下方，而髂耻束就构成其疝环的内上缘。另外，髂耻束的另一个重要意义是：它是疼痛三角的上界，其外侧下方有生殖股神经及股外侧皮神经通过。

十、小结

腹腔镜腹股沟疝无张力修补术主要是指TEP手术和TAPP手术，其主要的解剖问题也就是筋膜解剖问题。对于TAPP手术，因为它是从腹膜切开游离手术空间，所以对筋膜解剖认识的要求相对不高，而TEP手术的手术入路和手术层面都涉及筋膜解剖的问题，对腹股沟区筋膜解剖的深刻理解是完美手术细节的基础。

（谢德金　李亮）

参考文献

[1] 李亮，洪楚原，隋梁. 基础解剖学与胚胎学角度的腹横筋膜解剖辨析[J]. 中华疝和腹壁外科杂志（电子版），2017，11（1）：36–38.

[2] 周学鲁，黄海，骆剑华，等. 基于膜解剖的腹腔镜全腹膜外腹股沟疝修补术：附视频[J]. 中华普通外科学文献（电子版），2019，13（4）：296–299.

[3] 张剑. 膜解剖视角再认识腹股沟区解剖[J]. 中华疝和腹壁外科杂志（电子版），2017，11（5）：324–328.

[4] ANSARI M M. Retzius space：not a single anatomical entity：new insights simplifed and illustrated in a laparoscopic study during TEPP hernioplasty for inguinal hernia[J]. Ann Int Med Den Res，2017，4（1）：SG63–SG73.

[5] 阎立坤，李毅，邱健，等. 泌尿生殖筋膜与盆壁内脏间隙的应用解剖研究[J]. 中华疝和腹壁外科杂志（电子版），2017，11（6）：417–422.

[6] MAINIK F，QUAST G，FLADE–KUTHE R，et al. The preperitoneal loop in inguinal hernia repair following the totally extraperitoneal technique[J]. Hernia，2010，14（4）：361–367.

[7] 孙善平，崔姚清，章阳. Corona Mortis 血管的解剖学特征及在腹股沟疝修补术中的研究[J]. 中华疝和腹壁外科杂志（电子版），2013，7（6）：526–528.

[8] 周学鲁. 腹腔镜下腹股沟区的外科应用解剖[J]. 中华疝和腹壁外科杂志（电子版），2009，3（4）：430–434.

专家述评

本章从筋膜解剖学的角度来论述腹腔镜下的两种术式，即TAPP手术和TEP手术的解剖问题，清晰论述了正确的手术层面。特别是对于TEP手术入路的问题，与国内采用镜推法的习惯做法不同，作者从解剖学的观点出发，提倡锐性分离、精细化手术的理念，具有重要的指导意义。而生殖管道腹壁化这一小节，理清了生殖管道腹壁化与精索腹壁化的概念问题，同时也从手术解剖学的角度论述了腹膜前环的解剖问题。最后是对易引起手术并发症的特殊解剖问题进行论述，其观点对避免手术中、手术后的并发症有重要的意义。局部解剖学是从基础医学的角度看待人体结构，手术解剖学是从临床手术的角度看待人体结构，胚胎学是从组织器官来源的角度看待解剖结构本质，本章在这三个角度的结合上综合论述了腹股沟疝腹腔镜手术相关的解剖学问题，有利于初学者的理解，又有利于精细化手术理念的推广。

（隋梁）

第四章 腹股沟疝评估系统存在的问题及其对策

长期以来，对腹股沟疝病情的精确表述缺乏有效的工具，一般的病情评述都是相对主观的。为了精确评述病情，各种分型工具相继被开发出来。

一、目前国内文献出现频率较高的分型系统

1. Nyhus腹股沟疝分型系统

该系统是美国的Nyhus于1993年提出的，主要分为4型，以罗马数字表示，分型方法如表4-1。

表4-1　Nyhus腹股沟疝分型系统

分型	特征
Ⅰ型	内环口正常的腹股沟斜疝
Ⅱ型	内环口扩张、腹股沟管后壁完整的腹股沟斜疝
Ⅲ型	腹股沟管后壁有缺陷的腹股沟疝（ⅢA型，腹股沟直疝；ⅢB型，腹股沟斜疝；ⅢC型，股疝）
Ⅳ型	复发性疝（ⅣA型，腹股沟直疝；ⅣB型，腹股沟斜疝；ⅣC型，股疝；ⅣD型，复合疝复发）

该分型的特点是简单易记，它是基于有无筋膜缺损及腹股沟管后壁的强度不同而制定的。该分型可以区分病情的轻重，如从Ⅰ型到Ⅳ型，病情逐渐加重。而且该分型也清晰体现了腹股沟疝的传统分型，如A代表直疝。直疝和斜疝虽然有共同的发病因素，但也不是完全等同的，因此区分是有意义的。Ⅰ型和Ⅱ型的病因以先天性因素为主，而Ⅲ型和Ⅳ型的病因以后天性因素为主。但是腹股沟管后壁有无缺陷很难量化，存在一定的主观性。

2. Gilbert腹股沟疝分型系统

该系统是Gibert于1980年设计的一套分型系统，在北美使用较为普遍。在国内的文献中，该分型系统使用的频率也很高，其主要将腹股沟疝分为7型（表4-2）。

表4-2　Gilbert腹股沟疝分型系统

分型	类型	特征
Ⅰ型	斜疝	内环口基本正常
Ⅱ型	斜疝	内环口小于2指尖
Ⅲ型	斜疝	内环口大于2指尖
Ⅳ型	直疝	全底型疝，疝环大于1指宽
Ⅴ型	直疝	憩室型疝，疝环小于1指宽
Ⅵ型	斜疝+直疝	复合疝
Ⅶ型	股疝	单纯指股疝，没有细分

该腹股沟疝分型系统能够得到广泛的应用，说明其有内在的优点。该分型的前5型主要根据内环口和疝环的大小进行分类，如斜疝根据内环口的大小、直疝根据疝环的大小进行分类，虽然没有提到腹股沟管后壁的情况，但是疝的内环口或疝环的大小可以在一定程度上反映腹横筋膜的缺陷程度。Ⅵ型和Ⅶ型是为了该系统的完整而增加的分型，该分型的特点是可以对腹股沟疝的病情进行一定程度的量化。

3. 中华医学会外科学分会疝和腹壁外科学组腹股沟疝分型

该分型于2001年制定并公布，其根据疝环缺损的大小、疝环周围组织的完整性、腹股沟管后壁的坚实程度分型，诊断的记录格式为：腹股沟斜疝（左侧或右侧）Ⅰ型。中华医学会的分型是根据我国的国情制定的，也是基于腹横筋膜的情况来进行分型的（表4-3）。

表4-3　中华医学会外科学分会疝和腹壁外科学组腹股沟疝分型

分型	疝环缺损直径	疝环周围腹横筋膜情况	腹股沟管后壁情况
Ⅰ型	不大于1.5cm	有张力	完整
Ⅱ型	介于1.5～3.0cm	薄且张力降低	不完整
Ⅲ型	不小于3.0cm	薄而无张力或已萎缩	缺损
Ⅳ型	指复发疝、滑疝	—	—

注：腹横肌弓状下缘和腹股沟韧带上缘的间隙，即肌耻骨孔的上半部内无腱膜及肌肉组织时，视为腹股沟管后壁结构缺损。

这3个分型系统是目前主流的腹股沟疝分型系统，使用者较多，一般在国内发表文章也主张以这3个分型系统为主。其他分型系统使用者少，不再逐一介绍。

二、各种分型系统的意义及存在问题

腹股沟疝的分型意义类似于肿瘤的TNM分期，其对治疗方式的选择具有指导意义。但是目前的分型系统基本都是基于腹横筋膜的薄弱情况和疝环的大小进行分类。胶原代谢异常或胶原蛋白的分布异常引起的腹横筋膜强度退化[1]，被认为是成人腹股沟疝发生的主要因素，目前的分型系统也是基于腹横筋膜的改变进行分型的，可以认为这些分型系统的理论基础是筋膜理论。

筋膜理论认为：腹股沟区的腹横筋膜薄弱是腹股沟疝的重要病因之一，使用疝修补网片的腹股沟疝无张力修补术本质上就是疝修补网片替代腹横筋膜的疝成形术。从这些分型系统出现的时间与腹股沟疝无张力修补术出现的时间关系看，腹股沟疝分型系统出现在无张力修补术之后，基于筋膜和疝囊大小的分型也与当时的两种主流术式——网塞修补术和Lichtenstein手术具有时间上的吻合关系，因此以筋膜理论指导的腹股沟疝分型，最大的意义是指导在使用疝修补网片进行无张力修补术和不使用网片进行组织修补术之间做出选择，具有学科发展的时代局限性特点。

随着学科的发展，活体解剖的研究发现了一个全新的人体结构视角。腹股沟管的关闭机制涉及腹股沟管的各个解剖因素的动态关系，也与腹股沟管的形态有密切的关系。新鲜尸体解剖学研究表明，收缩腹壁的肌肉反而会引起直疝三角腹横筋膜的松弛[2]。虽然单纯的腹横筋膜评估并不能完全反映实际的病情，在目前的学科发展阶段，虽然也无法对腹股沟管的关闭机制进行准确的评估，但是在目前的解剖学知识的基础上，进行全面的评估仍然有重要的参考价值。

三、全面的腹股沟疝评估

单纯的腹横筋膜评估不足以反映腹股沟疝（包括股疝）的病情，还应该进行全肌耻骨孔和腹股沟管关闭功能的评估。

1. 全肌耻骨孔的评估

全肌耻骨孔的直接测量在人体上很难进行，但是一些间接的评估方法可以反映全肌耻骨孔的情况，有利于手术方式的选择。

（1）骨盆形态。以腹股沟韧带为界，肌耻骨孔被分为两部分，腹股沟韧带以上为腹股沟管，腹股沟韧带以下为股疝疝出部位，女性的腹股沟韧带以下部位相对于男性而言较宽，这种情况同样也出现于男性骨盆女性化的患者中。成人骨盆形态是腹股沟疝重要的发病因素[3]，对于女性化骨盆的男性患者的腹股沟疝手术，如果单纯采用加强腹股沟管后壁的无张力修补术，术后容易继发股疝，应该采用女性腹股沟斜疝和腹股沟直疝的手术原则，进行“全肌耻骨孔修补”。

（2）耻骨弓高度。两侧髂前上棘连线与耻骨结节之间的距离为耻骨弓高度（图4-1），不同种族的男性患者耻骨弓高度存在差异，这种差异会影响腹横肌和腹内斜肌弓状下缘与腹股沟韧带的关系，影响对直疝三角的关闭。腹股沟管的宽度和斜度是腹股沟管的关闭机制之一，耻骨弓高度高的患者，内环口位置也高，从而影响腹股沟管的斜度和宽度。以上两个因素，导致耻骨弓高度可以影响腹股沟管的关闭机制。非洲黑人男性体型瘦高，耻骨弓高度高，超过7.5cm，因此腹股沟疝的发病率较欧洲白人男性高。目前没有检索到中国人耻骨弓高度的数据。耻骨弓高度可以反映腹股沟管的结构特征，对选择经典的腹股沟疝手术（组织修补术）还是选择使用合成网片的手术有参考意义[4]。对于耻骨弓高度高的成年患者，即使腹横筋膜评估和腹股沟管关闭机制正常，也应适当放宽网片的使用。

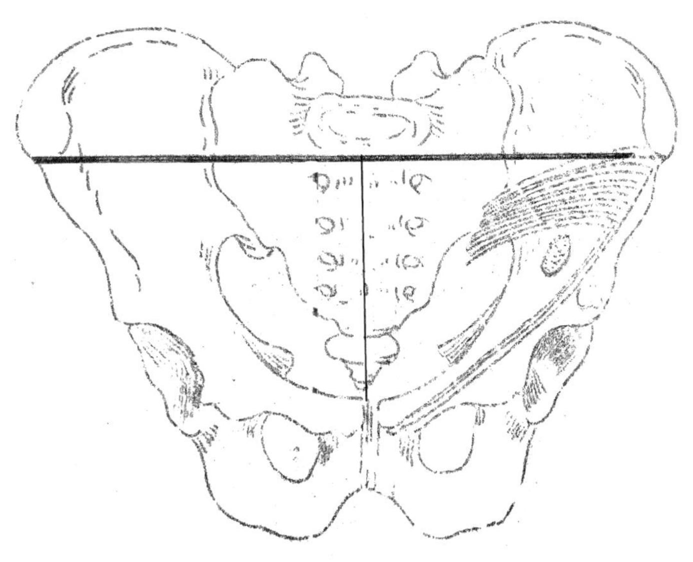

图4-1 耻骨弓高度（黑色垂线）

2. 腹股沟管的关闭机制

耻骨弓高度影响到腹股沟管的高度和宽度，因此也就影响到腹股沟管的关闭机制。腹股沟管的关闭机制还跟腹内斜肌、腹横肌形成的弓状下缘，即联合腱或联合肌有关，研究表明肌肉纤维的慢性抗压导致的退行性改变是腹股沟疝的病因之一[5]，但是单纯依靠手术中的肉眼评估所能获得的此种病因的依据有限，且带有很大的主观性。一种特殊的情况是阑尾切除手术损伤髂腹下神经，导致腹内斜肌下缘萎缩而产生腹股沟斜疝。从有限的病例观察可见这种斜疝通常在精索的外侧疝出，与一般斜疝从精索的内上方疝出不同。

3. 腹横筋膜的评估

腹股沟疝无张力修补术的出现，导致对腹横筋膜的探讨不断深入，目前的各种腹股沟疝评估系统均是以腹横筋膜的评估为基础的。

四、全面评估下的手术方式选择

就目前的腹股沟疝外科而言，单纯的腹横筋膜评估已经无法全面反映病情。根据相应的高危因素，全面评估的内容包括骨盆形态、耻骨弓高度、腹股沟管关闭机制相关的因素和腹横筋膜等。此外年龄和性别也是重要的因素之一，例如在青年人的腹股沟疝中，青年时期新发病的腹股沟疝与儿童时期腹股沟疝未治疗延续到青年时期的情况，两者的病情存在较大的差异。前者后天获得性因素更大，而后者先天发育异常的因素更大；前者可选择使用网片的无张力修补术，而后者可选择组织修补术。研究表明，腹股沟疝的疝环口周围存在炎症反应、血管损伤、神经退行性改变、纤维蛋白降解、肌肉脂肪性变等多种病理因素[6]，目前的分型系统需要结合更多的其他因素来考虑，才具有更好地指导选择适当手术方式的意义，特别是在个体化治疗上，但是目前仍然缺乏这方面的系统性研究。

（李亮）

参考文献

[1] KORUTH S，CHETTY Y V N. Hernias–Is it a primary defect or a systemic disorder? Role of collagen Ⅲ in all hernias–A case control study[J]. Ann Med Surg（Lond），2017，19：37–40.

[2] PEIPER C，JUNGE K，PRESCHER A，et al. Abdominal musculature and the transversalis fascia：an anatomical viewpoint [J]. Hernia，2004，8（4）：376–380.

[3] HARISSIS H V，GEORGIOU G K. The role of pelvic bone anatomy in the pathogenesis of inguinal hernia [J]. Chirurgia（Bucur），2014，109（6）：783–787.

[4] LEDINSKY M，MATEJCIĆ A，DE SYO D，et al. Some structural characteristics of the inguinal region in the northern Croatia [J]. Coll Antropol，1998，22（2）：515–524.

[5] Amato G，Agrusa A，Romano G，et al. Muscle degeneration in inguinal hernia Specimens [J]. Hernia，2012，16（3）：327–331.

[6] AMATO G，AGRUSA A，ROMANO G，et al. Histological findings in direct inguinal hernia：investigating the histological changes of the herniated groin looking forward to ascertain the pathogenesis of hernia disease[J]. Hernia，2013，17（6）：757–763.

专家述评

病情评估是治疗决策的前提和基础，有准确的评估方可进行精准治疗，腹股沟疝的治疗亦不例外。对腹股沟疝进行分型可以更好地评估病情的严重程度，有助于选择更合适的治疗方法，以及对不同术式进行疗效评价。各种分型系统的出现，使腹股沟疝的病情有了相对客观、可以量化的标准，无疑是学科发展的重大进步。各种腹股沟疝分型系统与腹股沟疝无张力修补的概念在同一历史时期出现，各分型系统基本都是着眼于筋膜薄弱理论，为植入疝修补网片替代筋膜的治疗提供理论基础，这个阶段最受关注的问题是选择组织修补术还是无张力修补术，因此各分型系统具有历史阶段性的特点。

经过30多年对腹股沟疝无张力修补术的推广、实践和反思，该术式无疑已是主流术式，但组织修补术是否就应淘汰了呢？腹腔镜外科的发展，派生出一系列的腹腔镜腹股沟疝手术方式，因此，目前的分型系统也需要不断完善，形成对临床更有指导价值的分型系统。本章所提倡的在现有各种分型系统的基础上，从全面解剖学角度，结合年龄、性别等因素，对腹股沟疝进行综合评估，代表着腹股沟疝评估的一个方向。通过不断总结完善临床数据，有可能开发出一种新的更全面的腹股沟疝分型系统。

（洪楚原）

第五章 腹股沟疝修补补片及固定材料

一、腹股沟疝修补补片的历史

使用材料修补腹股沟疝的历史可以追溯至古代。据说，Heliodorus在公元前25年就曾使用含有棉花或亚麻的纤维置入腹股沟区域形成瘢痕来治疗疝。19世纪，Marcy尝试使用多种动物如公牛、鹿及袋鼠的肌腱作为疝的缝合材料。但是人体对这些材料存在明显的异物反应。20世纪初，金属疝材料如银网、钽网、不锈钢补片等曾用于腹股沟疝的修补。由于感染、补片断裂、复发等并发症，这些材料在疝的修补术中没有得到推广应用。1956年，Wolstenholmoe首先用商用的聚酯涤纶布进行疝修补手术。1959年，Usher首次将第一代聚乙烯marlex网应用于临床。后来研究发现聚丙烯较聚乙烯有更多的优点，因此1962年marlex网的化学成分被聚丙烯所代替。1973年，Stoppa等用一块大的聚丙烯补片置于腹膜前间隙同时修补了双侧疝[1]。1984年，美国的Irving Lichtenstein和他的同事介绍了真正的腹股沟疝无张力修补术，标志着现代腹股沟疝修补术时期的到来[2]。

正如Theodor Billroth（1829—1894）所说：“如果我们人工制作一些像腱膜和肌腱那样致密而坚韧的组织，那么疝根治的问题也就解决了。”[1]这是一个非常单纯但是又非常理想化的目标。到目前为止，仍然很难实现这个目标。Hamer-Hodgges和Scott细化了这个目标[1]，详细列举了植入人体的人工材料的八点要求：①在组织液中不引起物理变化；②无化学活性；③不存在炎症和异物反应；④无致癌性；⑤不产生过敏或超敏反应；⑥能耐受机械扭曲；⑦能被随意裁剪；⑧可消毒。

完全达到以上八点要求的材料到目前为止还没有问世。但是随着疝修补材料学的不断发展、进步，一系列非金属人工合成材料的补片和经过处理的生物来源材料的补片被广泛运用于腹股沟疝修补术。

二、常用的腹股沟疝修补补片材料

目前文献报道的用于腹股沟疝修补术的补片多达几百种。按补片材料大体分为人工合成材料补片和同种异体或异种异体脱细胞后的基质材料补片（生物源性补片）。

1. 人工合成材料补片

人工合成材料包括不可吸收合成材料、可吸收合成材料、复合型材料。人工合成材料补片的治疗原理是除了提供机械的物理支撑外，补片材料还可与人体组织接触后诱发炎症性异物反应和连续增强的纤维化增生，在补片周围及间隙内填充胶原形成瘢痕组织，构成机械性稳定的人工腹壁结构。

（1）不可吸收合成材料补片。不可吸收合成材料补片主要有聚丙烯补片、聚酯补片、聚偏二氟乙烯补片和膨化聚四氟乙烯补片等。

聚丙烯补片：聚丙烯（polypropylene，PP）是由单体丙烯通过加成反应聚合而成的。聚丙烯补片由聚丙烯单股、双股和多股编结而成，或由非编织聚丙烯热压成形而成。聚丙烯是目前最常用的腹股沟疝修补材料。

聚丙烯材料有以下一些优点：①柔软，可耐受折叠和弯曲；②能随意裁剪；③刺激纤维组织并使之增生的作用明显，网眼孔径更大，有利于纤维组织生长，被纤维结缔组织浸润后可早期与组织嵌合；④异物反应轻，患者无异物感及不适感；⑤能耐受感染；⑥有很高的抗张强度；⑦无化学活性，不受水和大多数化学物质的影响；⑧耐高温，可煮沸消毒；⑨价格相对便宜。另外，聚丙烯还有无毒无味、疏水、耐酸、耐碱等优点。聚丙烯补片也有一些缺点：①补片如与肠管等内脏直接接触，可引起粘连甚至侵蚀肠壁，引起肠瘘，因此不能用于腹腔内或暴露于腹腔，以免与肠管接触；②病程后期的瘢痕收缩可造成补片皱缩、扭曲、移位，可能引起疝复发；③对于聚丙烯网塞，由于组织难以长入网塞内，因此一旦发生细菌感染，抗生素和机体免疫细胞难以到达网塞内，容易形成持续慢性感染，甚至形成皮肤窦道或腐蚀膀胱、肠管等。

单纯聚丙烯补片除不能用于腹股沟疝腹腔镜下腹腔内网片植入术（IPOM）外，可广泛用于各种腹股沟疝修补术。从1984年开始，Lichtenstein用聚丙烯补片连续修补了1 000例原发性腹股沟疝，经过1～5年的随访，无复发和感染，他还提出“无张力疝修补”的概念[2]。1992年，Gilbert发表使用聚丙烯网塞修补腹股沟疝斜疝的文章。1995年，Rutkow和Robbins报告使用锥形聚丙烯网塞治疗腹股沟疝超过2 700例，复发率和并发症发生率均低。1993年，Mckernan等首次报道了采用TEP手术修补腹股沟疝[3]。

单纯聚丙烯补片根据形状可分为平片、锥形网塞和椭圆形双层补片（3D补片）。其中平片按照含聚丙烯的质量（g/m^2）、网孔大小和厚度可分为重量补片、中量补片和轻量补片。重量补片一般每平方米质量超过90g，轻量补片一般每平方米质量低于35g，中量补片质量介于两者之间。临床研究显示，重量补片将导致较厚的瘢痕形成，增加补片的皱缩率，产生严重的异物反应、伤口化脓、脏器侵蚀、顽固性血清肿和肠瘘等。为了减少这些不良反应，目前更倾向于使用轻质、大网孔聚丙烯补片行腹股沟疝修补术。行腹股沟疝Lichtenstein修补术用轻量补片的术后复发率与重量补片相当，但术后疼痛发生率更低[4-5]。也有多篇荟萃分析（meta-analysis）研究表明，TEP或TAPP手术时，采用轻量补片的复发率比采用重量补片的复发率高，特别是对于腹股沟直疝而言[6]。

聚酯补片：聚酯（polyethylene terephthalate，PET）是聚对苯二甲酸乙二酯的简称，是乙烯二醇和对苯二酸的聚合体，亲水性好。聚酯补片有价格低廉、容易获得、材料轻细、强度大、质地柔软、作用持久、弹性适度、耐高温、皱缩率低、能被随意裁剪等优点。由于聚酯补片为纤维结构，因此在抵抗感染方面不及单丝的聚丙烯补片，一旦发生感染通常需要去除补片。且聚酯材料导致的炎性反应和异物反应也较重，因此聚酯补片有被聚丙烯补片取代的趋势。但通过改变工艺，聚酯补片的组织相容性大大改善，采用单丝编织的聚酯补片组织长入性好，巨噬细胞可以进入微孔，也可以减少感染的风险，因此聚酯补片的临床应用有所增加，但其价格优势已不明显。细胞浸润性佳，有利于结缔组织分化；组织相容性好，没有过度的异物反应，可减少纤维化。最新的系统回顾和荟萃分析发现，对于腹壁疝，与采用聚丙烯补片相比，采用聚酯补片并未明显增加补片感染发生率[7]。

单纯聚酯补片可用于各种开放腹股沟疝补片修补术和腹腔镜TEP或TAPP手术，不用于腹腔镜IPOM手术。聚酯补片在腹股沟疝修补术中的应用没有聚丙烯补片广泛。

聚偏二氟乙烯补片：聚偏二氟乙烯（polyvinylidene fluoride，PVDF）通过1，1–二氟乙烯的聚合反应合成。PVDF补片一般是由PVDF单丝编结而成的。PVDF单丝具有生物相容性好、弹性好、可裁剪、低重量、高耐化学腐蚀性、耐老化等优点[8]。

PVDF 材料补片的使用不如聚丙烯广泛。PVDF补片（图5–1）可用于各种开放腹股沟疝补片修补术和腹腔镜TEP或TAPP手术。

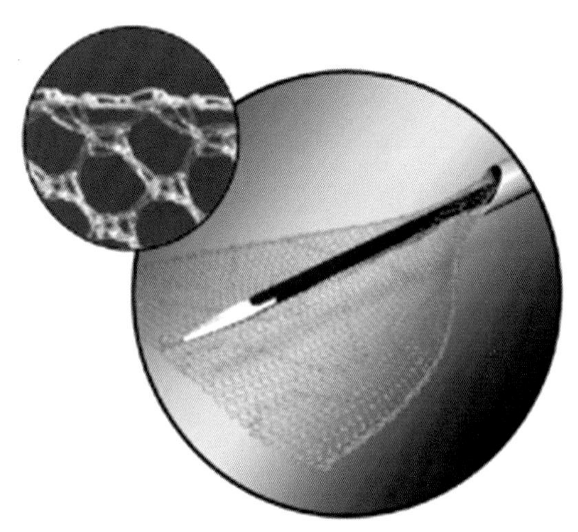

图5–1　轻量大网孔PVDF补片

膨化聚四氟乙烯补片：膨化聚四氟乙烯（expanded polytetrafluoroethylene，ePTFE）是一种基于碳氟化合物的聚合物，由聚四氟乙烯自由基聚合而成，具有疏水性及化学惰性高等特点[9]。此补片为微孔材料（10μm），优点是与腹腔脏器接触时不易形成粘连。然而其微孔细菌可进入，而吞噬细胞和白细胞不能通过，组织不能长入，故修补后的牢固性和抗感染能力不及聚丙烯补片和聚酯补片。一旦发生感染就要取出补片，否则伤口很难愈合[10]。ePTFE的化学惰性高，其微孔结构导致其组织整合性和组织相容性较差，故可引起疝复发。另外其价格较高，因此目前国内外均已逐渐减少该补片的使用。

（2）可吸收补片。可吸收补片也称生物合成（biosynthetic）补片或生物可吸收（bioabsorbable）补片，其在90天左右可被机体完全吸收。它们本身不能作为单一的永久性疝修补材料，而是作为支架为组织长入和宿主细胞增殖提供环境。由于此种补片可随着时间的延长而降解，因此降低了感染风险。可吸收补片一般仅于污染情况下作为暂时关闭腹壁的材料，较少用于腹股沟疝的修补手术。可用于制作可吸收补片的材料有聚乙醇酸、聚乳酸、聚羟基丁酸酯和聚碳酸酯等[11]。

2. 人工合成复合补片

人工合成复合补片是指充分利用不同材料的特点复合而成的补片，用于腹股沟疝修补术的人工合成复合补片主要有以下类型。

（1）聚丙烯或聚酯与生物可吸收材料相结合的补片。这些补片以聚丙烯网为骨架，再用可吸收人工材料进行复合，目的是减少聚丙烯的含量、防止粘连和耐受感染。用于制作合成补片的可吸收人工合成材料包括β-葡聚糖、聚对二氧环己酮、氧化再生纤维素、聚羟基乙酸、透明质酸、羟甲基纤维素、聚多糖、壳聚糖等。

此类补片可用于开放腹股沟疝补片修补术和腹腔镜TEP、TAPP、IPOM手术。

（2）聚酯或聚丙烯与聚乳酸相结合的自固定补片（图5-2、图5-3、图5-4）。聚酯或聚丙烯与聚乳酸形成复合补片，聚乳酸被制作成很多细小的微钩，当与组织接触时，可自动固定补片。自固定补片可用于TEP、TAPP和Lichtenstein手术。可吸收聚乳酸微钩密布于补片一面，张力分布均匀；15～18个月后可被吸收，吸收后补片成为轻量补片，可减少异物残留；微钩头端圆钝，是嵌入而非刺入组织；组织长入佳，不易卷曲与移位。

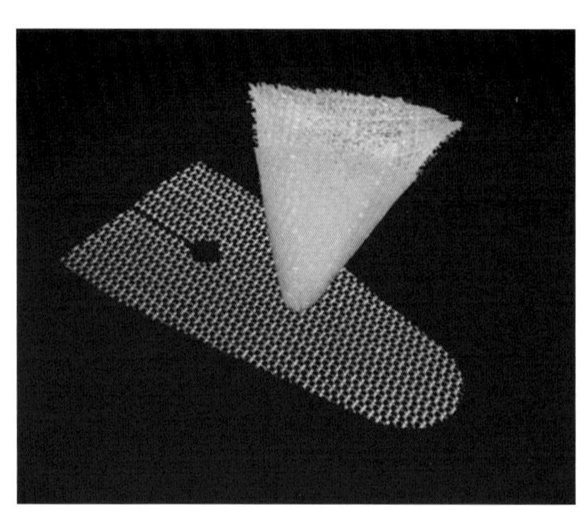

图5-2　大网孔单股轻量聚酯平片和聚酯及聚乳酸网塞

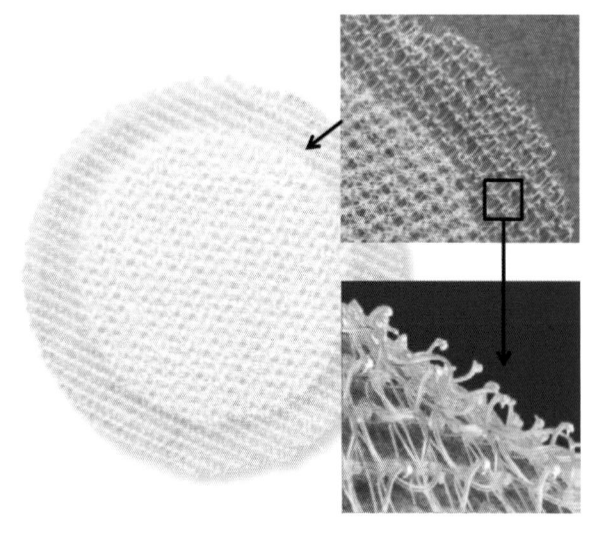

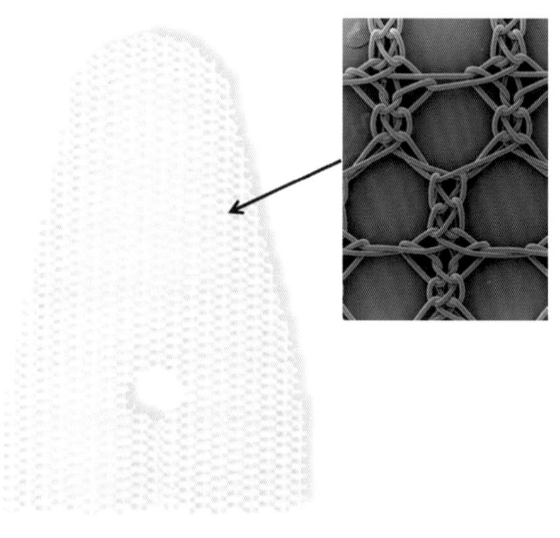

图5-3　大网孔单股轻量聚酯和聚乳酸平片

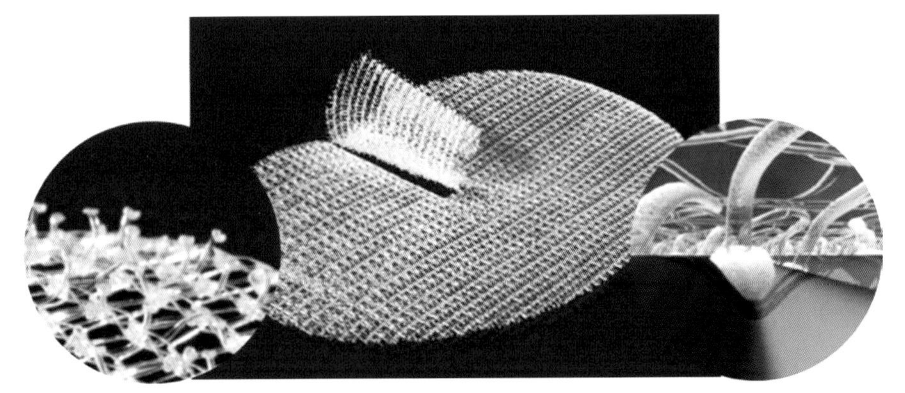

图5-4　聚丙烯或聚酯自固定补片

（3）聚丙烯与膨化聚四氟乙烯（ePTFE）材料相结合的补片。这种补片一面由聚丙烯材料组成，一面由ePTFE组成，用于腹腔镜腹股沟疝IPOM手术。修补时，聚丙烯面贴壁层腹膜，ePTFE面朝向腹腔。需要用不可吸收的固定装置固定补片，比如金属疝钉、不吸收缝线或者两者结合使用。由于补片含有ePTFE，抗感染能力弱，因此一旦补片感染，需要取出补片。再加上其价格昂贵，需要使用疝钉枪固定，所以目前较少用于腹腔镜腹股沟疝修补术。

另外有一种用于Lichtenstein手术的聚丙烯与膨化聚四氟乙烯（ePTFE）材料补片，手术时把补片置于精索的后方，可防止输精管与补片粘连，但其长期效果有待观察，而且此种补片同样有抗感染能力弱和价格昂贵等缺点。

（4）聚丙烯和聚偏二氟乙烯复合补片。该补片（图5-5）由两层组成，一层由聚丙烯组成，一层由聚偏二氟乙烯组成。该补片可用于腹腔内疝修补术，如腹腔镜腹股沟疝IPOM手术。补片的PP面紧贴腹壁，PVDF面朝向内脏，构成肠管的屏障，可防止粘连，减少肠管被侵蚀的风险。此补片可剪裁和叠加。但该补片价格高，很少用于腹股沟疝修补术。

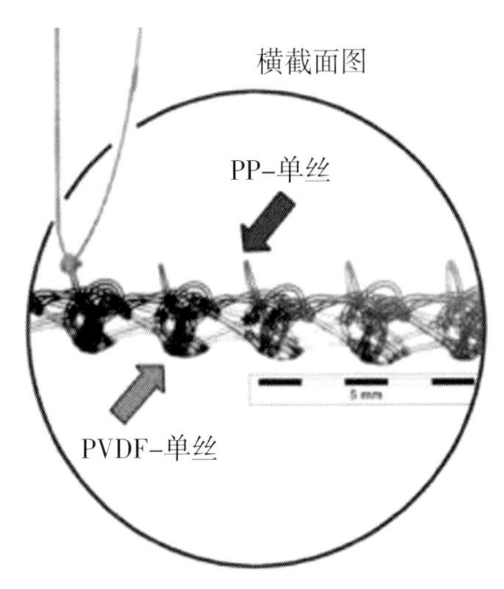

图5-5　聚丙烯和聚偏二氟乙烯复合补片

3. 脱细胞后的基质材料补片（生物补片）

生物补片主要以同种或异种真皮、肠黏膜下层、心包为材料，通过各种去细胞作用，保留细胞外基质，形成以胶原、弹性蛋白、糖蛋白、粘连蛋白构成的细胞外基质纤维网状支架。其疝修补的原理是以这些可吸收的基质作为骨架，刺激或诱导患者自身的成纤维细胞或胶原长入来修复腹壁的缺损。材料自身完全可被机体吸收和利用，这类修补材料通过被机体重塑而发挥作用。

生物补片可用于Lichtenstein手术和腹腔镜TEP或TAPP手术，术后近期复发率与不可吸收补片相当[12]，但有研究发现其术后2～5年复发率高于不可吸收补片[13]，因此生物补片在腹股沟疝修补术中的长期效果有待进一步研究。

三、腹股沟疝修补术补片固定材料

腹股沟疝修补术补片固定的方法包括免固定、使用自固定补片、缝合固定、钉合固定、医用胶固定。

1. 免固定

适用于腹腔镜TEP手术、TAPP手术或开放腹膜前补片修补术，如果疝环缺损小，可将补片置入腹膜前间隙，充分覆盖肌耻骨孔并展平，一般不用额外固定。有研究证实，对于缺损<3cm的腹股沟疝TEP手术，术中不对补片进行任何形式的固定，并不会增加术后的复发率。疝环缺损较大（疝环直径>3cm）时仍应固定补片，以减少复发[14]。

2. 使用自固定补片

自固定补片可用于TEP、TAPP和Lichtenstein手术等腹股沟疝修补术。对于疝环缺损较大（疝环直径>4cm）的患者行TEP或TAPP手术时仍建议固定补片，以减少复发。对Lichtenstein手术中使用自固定补片与缝合固定补片疗效比较的荟萃分析发现：与传统缝合固定补片相比，自固定补片具有缩短手术时间和降低术后切口感染发生率的优势，但术后长期疝的复发率需要进一步观察[15]。

3. 缝合固定

这是开放腹股沟疝修补术中最常用的固定方法。缝合线推荐采用单股不吸收缝线。也有研究表明，使用长期（约90天）可吸收缝线与使用不吸收缝线在复发率、慢性疼痛的发生率及手术效果等方面并无明显差异，因此长期可吸收缝线可替代不吸收缝线固定补片。而使用短期（14～30天）可吸收缝线则可使术后复发的风险明显增加。

腹腔镜腹股沟疝TEP或TAPP手术补片也可以采用缝合固定的方法，但由于操作更加困难，目前临床医生较少使用，取而代之的是采用疝固定器固定。而IPOM手术时，危险三角和疼痛三角的补片不宜用疝钉固定，这两个区域可以用不吸收缝线缝合固定。

4. 钉合固定

钉合固定是用钉固定补片的方法，是目前国内外最常用的腹腔镜下补片固定方式。钉的材料有钛合金、镍钛合金、不可吸收合成材料和可吸收合成材料，按形状大体上可分为螺旋钉、门型钉。螺旋钉又可分为中空螺旋钉和非中空螺旋钉，门型钉又可分为有倒钩门型钉和无倒钩门型钉。可吸收钉被完全吸收所需时间一般要超过12个月。

金属螺旋钉目前最为常用。其优点是固定牢靠，可以将补片固定到耻骨等坚韧组织上，其固定强度可达到29.5N/cm^2。这种金属螺旋钉长度为3.7mm，通过压缩、扭曲穿透组织起到固定补片的作用。而且其只需一个穿刺点，损伤较小。与可吸收钉相比，金属螺旋钉的价格也更便宜。但其缺点是不可吸收，尖端较尖锐，容易损伤血管、内脏。可吸收钉具有金属螺旋钉的优点，但是不能固定到耻骨上，牢固性没有金属螺旋钉好。门型钉有两个顶脚，固定时相当于两次刺入，有增加损伤或出血的风险。门型钉难以固定在耻骨上，而且如果钉入时位置偏斜也会影响补片固定的效果。

可吸收钉与不可吸收钉相比，术后疼痛、术后生活质量及患者满意度评分无明显差异，而不可吸收钉费用更低[16]。

目前市面上常见的钉合固定器材见图5-6至图5-14。

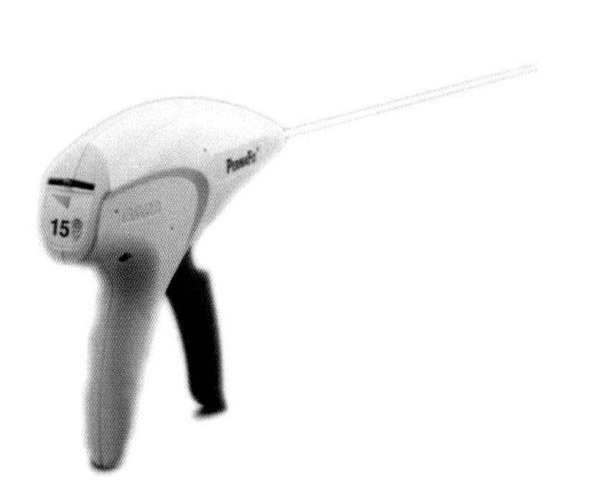

图5-6　巴德缩醛缩聚物材质螺旋钉固定器

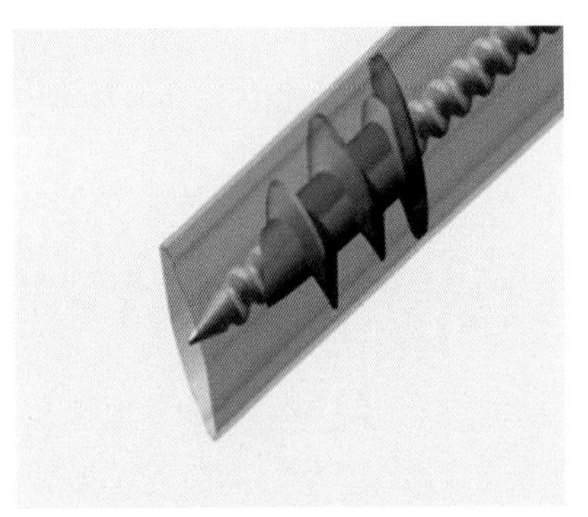

图5-7　有效钉合深度5.3mm的螺旋钉

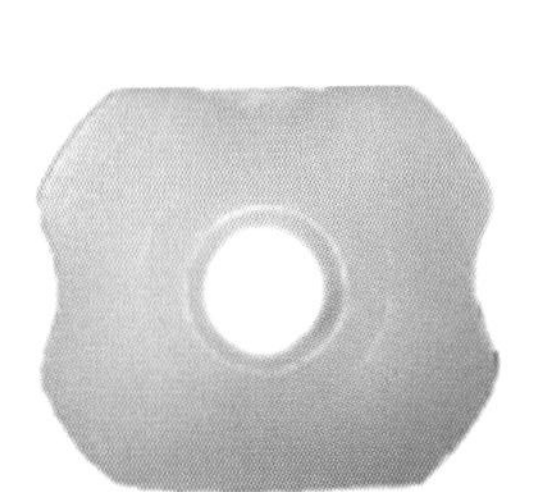

图5-8　中空螺旋设计

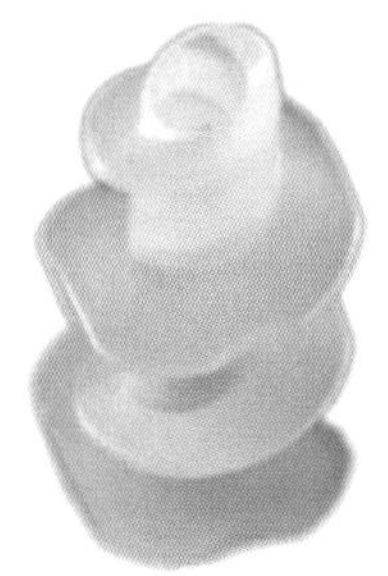

图5-9　防损伤钝性设计

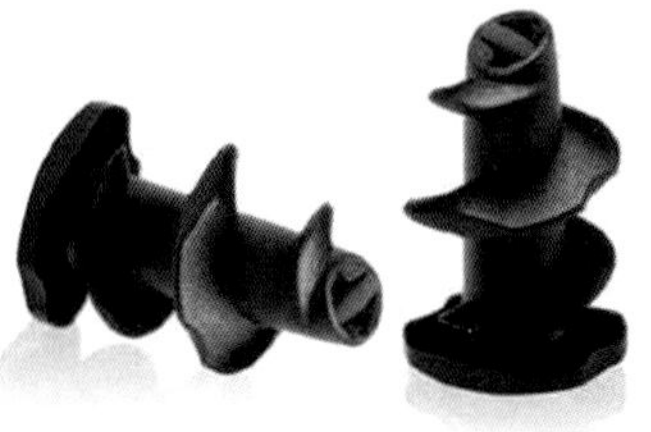

图5-10　扁平光滑钉帽

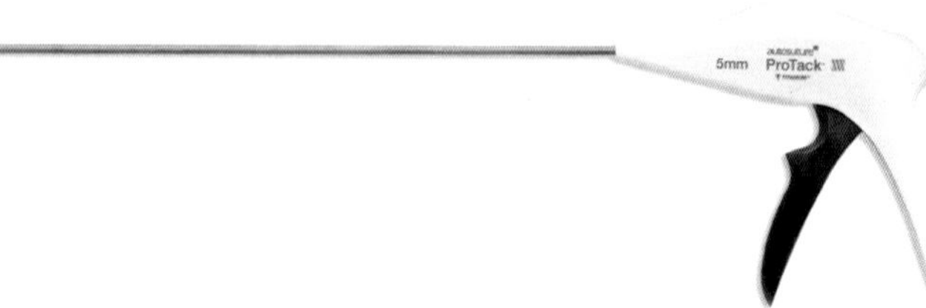

图5-11　美敦力螺旋钉固定器

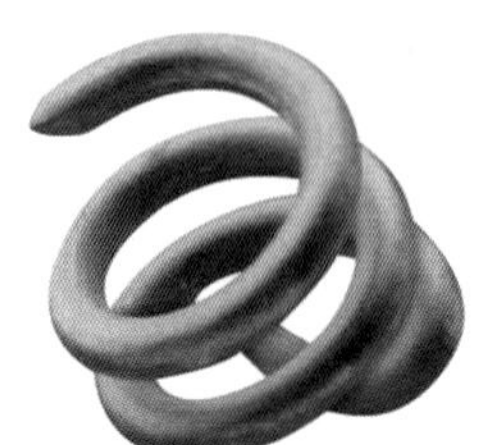

图5-12　美敦力不可吸收钛合金螺旋钉（直径4mm，高3.8mm）

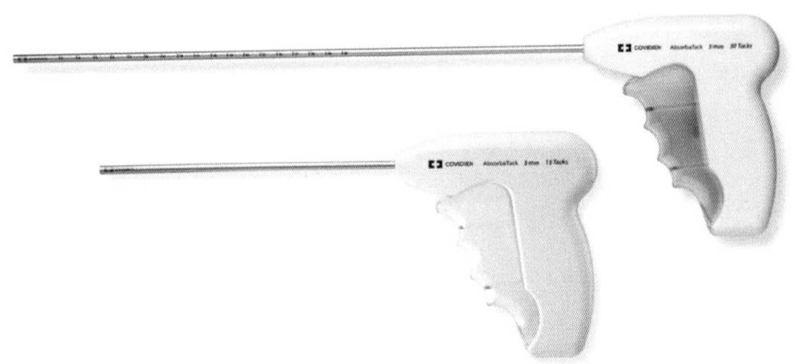

图5-13　可吸收钉固定器（器械杆直径5.4mm，长18.42/36cm）

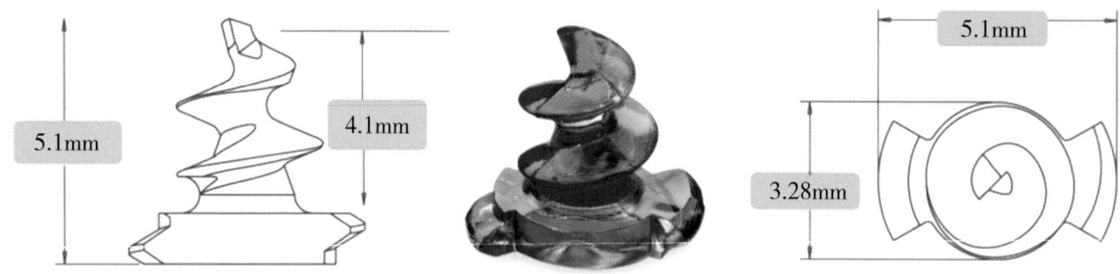

图5-14　可吸收钉

可吸收钉的材料为乙醇酸和乳酸的共聚物（PGLA）；钉的颜色为紫色，在腹腔镜手术中可视性更佳；植入后3～5个月开始明显吸收，一年内基本吸收完全；钉耳较钉身直径大，方便固定大网孔补片；可固定厚度不超过1mm的补片。

5. 医用胶固定

（1）医用化学合成胶固定。医用化学合成胶的成分主要是α-氰基丙烯酸乙酯、α-氰基丙烯酸正丁酯、α-氰基丙烯酸正辛酯。其中α-氰基丙烯酸正丁酯是美国食品药品监督管理局（FDA）和欧洲各国批准用于人体组织内的唯一医用化学合成胶产品。1998年，Jourdan首次报道在TEP手术中使用医用化学合成胶固定补片并取得了良好的效果[17]。理想的医用化学合成胶应符合以下条件[18]：①安全、可靠、无毒及无致畸、致癌、致突变作用；②具有良好的组织相容性，不影响人体组织愈合；③黏合强度好，且在一定时间内可保持足够的强度；④可在常温、常压下黏合，固化时间短；⑤可在有血液及组织液的环境下使用；⑥产品无菌，生产过程无菌；⑦对人体无刺激；⑧达到使用效果后能逐渐降解代谢，分解产物不影响创面愈合且不产生细胞毒性。

在Kukleta等[19]的临床研究中，有1 336例接受TAPP手术的患者术中使用医用化学合成胶固定补片，结果显示该方法有复发率低、术后疼痛发生率低、零感染率、住院时间短等优势。Paajanen等[20]在302位接受Lichtenstein手术的患者中对比了医用化学合成胶固定与缝合固定两种补片固定方式，结果显示在手术时间、切口感染率、疝复发率、术后异物感及术后疼痛等方面两者无统计学差异。但是如医用化学合成胶在体内不能降解，那么使用不当时，可以形成明显异物，造成局部僵硬，甚至输精管梗阻等并发症[21]。

我国目前在临床上使用的医用化学合成胶是一种不可吸收的胶水。在该产品的注册证信息中，没有固定补片的适应证。因此在使用该产品固定补片时应注意。

（2）医用生物蛋白胶。医用生物蛋白胶的组成为纤维蛋白原加凝血酶，来源于动物或人的血清成分。纤维蛋白原这一成分使得医用生物蛋白胶具有良好的抗张强度及黏合特性，并且具有促进成纤维细胞增殖的作用[21]。医用生物蛋白胶被用于各类外科手术中，可起到止血、黏合作用。Novik等[22]最早报道了医用生物蛋白胶可用于腹腔镜或开放腹股沟疝修补术中的单一补片固定。我国有关应用医用生物蛋白胶固定补片的报道很少，这可能与我国药监局尚未批准将其用于固定补片有关。国外有较多的相关报道。多个荟萃分析研究表明，使用医用生物蛋白胶固定补片术后疼痛更轻，但术后复发率无明显差异[23-24]。对于疝环缺损大于3cm的腹股沟疝则要慎重使用。

四、补片及固定材料临床应用策略浅析

材料学的发展日新月异，但现有的补片及固定材料均没有达到理想状态，在临床应用中总要面对许多由补片及固定材料带来的问题，例如复发、感染、慢性疼痛、浆液肿、粘连、侵蚀等，因此在现有的条件下，根据患者病情的实际情况和补片材料的属性特点，合理选择和正确操作修补材料是临床工作中需要重视的问题。笔者根据多年使用修补材料的经验教训，结合有关诊疗指南和文献资料的推荐意见，试对修补材料的应用策略进行浅析。

首先，不可吸收补片（包括半吸收补片）对应的修复机制是瘢痕增生和组织再生，从理论上来说可吸收补片更接近于理想材料的标准，是未来材料科学的发展方向，但限于目前可吸收材料的应用仍存在诸如异源性反应较多、浆液肿比例较高、复发率较高、费用高等弊端，因此相对于不可吸收材料来说在应用上尚未能占据绝对优势。临床实践中，建议在青年人、有生育要求者、经济能力较好的患者中使用可吸收补片，而在中老年人、术后复发可能性大者、存在代谢性疾病的患者中使用不可吸收补片。

其次，在不可吸收补片中，也要注意根据患者病情的需要选择使用轻量型补片或重量型补片。目前面市的所有合成补片中，设计时均按照人体最大腹压标准对材料进行过测试，理论上都能承受最大腹压，但这些指标都是在标准状态下或静态下测试的，并未考虑到术后早期患者腹壁的收缩、变形带来的皱缩效应，因此要考量患者腹股沟区薄弱缺损的严重程度，以及术后早期补片周围组织的支撑能力问题。对于青壮年腹股沟疝、老年直疝疝环缺损小于3cm者，可以首选轻量型大网孔补片，其优点是术后瘢痕桥接较少、术后异物感较轻、组织顺应性好，但是对于复合疝、老年直疝疝环缺损大于3cm者，还是选择重量型补片为妥，因为重量型补片可在术后早期提供一定的支撑，从而更好地抵抗早期皱缩。

最后，由于固定补片所使用的缝合、钉合等操作均可增加术后疼痛，因此减少甚至免除固定材料将是大势所趋，增大补片尺寸、使用解剖型补片和自固定补片均为当今免除固定材料的解决方案，但固定材料并不会退出腹股沟疝修补的舞台。临床实践中发现，术后疝复发往往是由于补片底边的上翘，尤其是死亡三角至直疝三角的底边，因此，对于使用轻量型大网孔补片者、直疝或股疝缺损较大者，仍需要使用有效的固定，使补片对耻骨疏韧带有足够的附着力。

（谭进富　张庆峰）

参考文献

[1] 陈杰. 实用疝外科手术技巧[M]. 北京：北京科学技术出版社，2008.

[2] LICHTENSTEIN I L，SHULMAN A G. Ambulatory outpatient hernia surgery. Including a new concept，introducing tension-free repair[J]. Int Surg，1986，71（1）：1-4.

[3] MCKERNAN J B，LAWS H L. Laparoscopic repair of inguinal hernias using a totally extraperitoneal prosthetic approach[J]. Surg Endosc，1993，7（1）：26-28.

[4] SAJID M S，LEAVER C，BAIG M K，et al. Systematic review and meta-analysis of the use of lightweight versus heavyweight mesh in open inguinal hernia repair[J]. Br J Surg，2012，99（1）：29-37.

[5] BAKKER W J，AUFENACKER T J，BOSCHMAN J S，et al. Lightweight mesh is recommended in open inguinal（Lichtenstein）hernia repair：a systematic review and meta-analysis[J]. Surgery，2019，167（3）：581-589.

[6] WU F，ZHANG X，LIU Y，et al. Lightweight mesh versus heavyweight mesh for laparo-endoscopic inguinal hernia repair：A systematic review and meta-analysis[J]. Hernia，2020，24（1）：31-39.

[7] TOTTEN C，BECKER P，LOURD M，et al. Polyester vs polypropylene，do mesh materials matter? A meta-analysis and systematic review[J]. Medical Devices（Evidence and Research），2019（12）：369-378.

[8] KLINGE U，KLOSTERHALFEN B，OTTINGER A P，et al. PVDF as a new polymer for the construction of surgical meshes[J]. Biomaterials，2002，23（16）：3487-3493.

[9] WOOD A J，COZAD M J，GRANT D A，et al. Materials characterization and histological analysis of explanted polypropylene，PTFE，and PET hernia meshes from an individual patient[J]. J Mater Sci Mater Med，2013，24（4）：1113-1122.

[10] CARBONELL A M，CRISS C N，COBB W S，et al. Outcomes of synthetic mesh in contaminated ventral hernia repairs[J]. J Am Coll Surg，2013，217（6）：991-998.

[11] 张顺，李海涛，武彪. 材料学在疝和腹壁外科应用的现状与展望[J]. 手术杂志，2016，1（3）：53-56.

[12] KÖCKERLING F，ALAM N，NARANG S. Biological meshes for inguinal hernia repair-review of the literature[J]. Frontiers in Surgery，2015，2：1-5.

[13] ÖBERG S，ANDRESEN K，ROSENBERG J. Absorbable meshes in inguinal hernia surgery：a systematic review and meta-analysis[J]. Surg Innov，2017，24（3）：289-298.

[14] BITTNER R，ARREGUI M E，BISGAARD T，et al. Guidelines for laparoscopic（TAPP）and endoscopic（TEP）treatment of inguinal hernia [International Endohernia Society（IEHS）] [J]. Surg

Endosc，2011，25（9）：2773–2843.

[15] ISMAIL A，ABUSHOUK A I，ELMARAEZY A，et al. Self-gripping versus sutured mesh fixation methods for open inguinal hernia repair：a systematicreview of clinical trials and observational studies[J]. Surgery，2017，162（1）：18–36.

[16] KHAN R M A，BUGHIO M，ALI B，et al. Absorbable versus non-absorbable tacks for mesh fixation in laparoscopic ventral hernia repair：a systematic review and meta-analysis[J]. Int J Surg，2018，53：184–192.

[17] JOURDAN I C，BAILEY M E. Initial experience with the use of N-butyl 2-cyanoacrylate glue for the fixation of polypropylene mesh in laparoscopic hernia repair[J]. Surg Laparosc Endosc，1998，8（4）：291–293.

[18] 刘亦婷，陈杰，申英末. 腹壁疝中补片固定方式的演变及研究进展[J]. 中华疝和腹壁外科杂志（电子版），2018，12（6）：406–408.

[19] KUKLETA J F，FREYTAG C，WEBER M. Efficiency and safety of mesh fixation in laparoscopic inguinal hernia repair using n-butyl cyanoacrylate：long-term biocompatibility in over 1,300 mesh fixations[J]. Hernia，2012，16：153–162.

[20] PAAJANEN H，KOSSI J，SILVASTI S，et al. Randomized clinical trial of tissue glue versus absorbable sutures for mesh fixation in local anaesthetic Lichtenstein hernia repair[J]. Br J Surg，2011，98：1245–1251.

[21] LI W，XIAO M M，CHEN Y J，et al. Serious postoperative complications induced by medical glue：three case reports[J]. BMC Gastroenterology，2019，19：224.

[22] NOVIK B，HAGEDORN S，MÖRK U B，et al. Fibrin glue for securing the mesh in laparoscopic totally extraperitoneal inguinal hernia repair：a study with a 40-month prospective follow-up period[J]. Surg Endosc，2006，20（3）：462–467.

[23] LIU H H，ZHENG X，GU Y. A meta-analysis examining the use of fibrin glue mesh fixation versus suture mesh fixation in open inguinal hernia repair[J]. Dig Surg，2014，31：444–451.

[24] SHI Z Q，FAN X X，ZHAI S T，et al. Fibrin glue versus staple for mesh fixation in laparoscopic transabdominal preperitoneal repair of inguinal hernia：a meta-analysis and systematic review[J]. Surg Endosc，2017，31（2）：527–537.

专家述评

腹股沟疝修补术经历了传统疝修补术、无张力疝修补术和腹腔镜疝修补术几个时代。后两个时代除了基于手术技术的进步、手术器械的发展之外，更重要的是伴随着疝修补材料学的发展和进步。本章阐述了腹股沟疝修补术补片的发展史，系统全面地介绍了各种人工合成材料补片的特点及应用范围，包括聚丙烯补片、聚酯补片、膨化聚四氟乙烯补片、聚偏二氟乙烯补片、各种复合补片及生物补片等。另外还详细介绍了补片的固定方法和各种固定材料的特点。本章论述重点突出，内容丰富，值得疝外科同仁参考。

（谭敏）

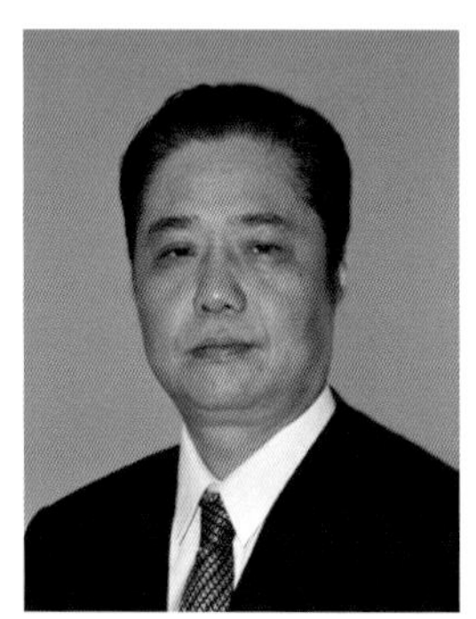

谭　敏

中山大学附属第一医院外科教授，博士研究生导师，胃肠外科中心副主任，胃肠三外科专科主任，疝和腹壁外科诊疗中心主任。

学术任职：广东省医疗安全协会副会长，广东省医师协会微创外科管理分会副主任委员，广东省医疗行业协会微创外科管理分会副主任委员，广东省医师协会疝和腹壁外科管理分会副主任委员，中华医学会外科学分会腹腔镜与内镜外科学组委员，中国医师协会外科医师分会疝和腹壁外科医师委员会常委，国际内镜疝学会委员。

2

第二部分

手术篇

本部分是本书的主要内容，但不对所有的手术方式进行全面介绍，而是重点介绍目前的主要术式。本部分最大的特色是在回顾手术的经典文献的基础上，介绍手术的原始理念及其发展历程，让读者对手术方式的本质有正确的理解，然后介绍目前手术的步骤，重点是就手术相关问题进行深入的讨论，提出手术方式的核心问题及对策，分享作者的独到经验体会。此外本部分还介绍了一些专家在标准手术方式基础上的独特经验、体会和改进，有较大的参考意义和推广价值。

第六章 Bassini手术

Eduardo Bassini（1844—1924）是著名的意大利外科学家，1887年他发表了他所开创的Bassini腹股沟疝修补术式[1]，该术式被称为划时代的疝外科治疗方法，它极大地降低了腹股沟疝的复发率。该术式创造性地使用自体组织进行腹股沟管后壁的加强修补，将腹内斜肌、腹横肌、腹横筋膜三层结构和腹股沟韧带缝合[2]，维持了腹股沟管的长度和斜度[3]。这一术式主导了疝外科近一个世纪。在腹股沟疝无张力修补术成为主流术式的今天，Bassini手术仍在疝外科中占有重要的一席之地。

一、术前准备

停用抗血小板药，治疗咳嗽，保持排尿顺畅，治疗便秘。

二、适应证和禁忌证

适应证：成人斜疝，其次是直疝（注意腹横筋膜的修补）。

禁忌证：股疝、复发疝、双侧巨大疝、BMI>20、年龄>65岁、有导致疝易发的合并症、长期吸烟、腹壁薄弱。

三、手术步骤

1. 麻醉

可选用局部麻醉或连续椎管内麻醉（硬膜外麻醉、蛛网膜下腔麻醉）。

2. 切开

（1）手术野皮肤消毒。以3%的碘酒和75%的酒精消毒手术野皮肤，会阴部和阴囊皮肤用无醇碘伏灭菌。

（2）切口。一般采用斜形切口，在患侧腹股沟韧带中点上的2cm处，向下与腹股沟韧带平行至耻骨上方1cm，切口长5～7cm（图6-1）。

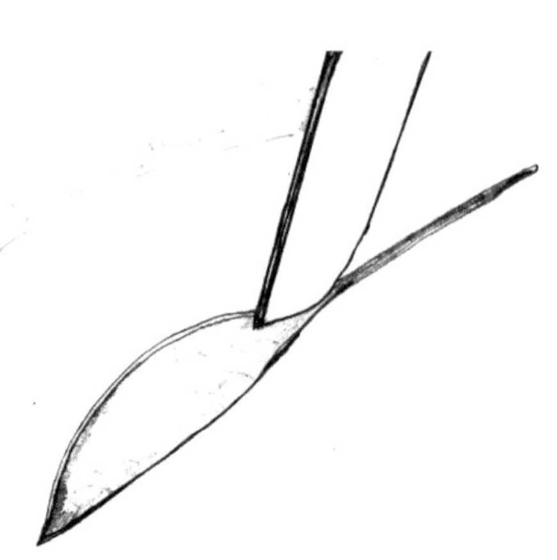

图6-1　切开皮肤

（3）逐层切开皮肤、皮下组织（Camper筋膜和Scarpa筋膜）（图6–2）、腹外斜肌腱膜（图6–3），显露外环，提起腹外斜肌腱膜锐性切开，向下至外环口，向外上直至内环的位置。提起已切开的腹外斜肌腱膜分别向上、下做钝性分离，向下至腹股沟韧带，向上至腹内斜肌、腹横肌的腱膜弓（或称为联合肌腱），此时腹股沟管已被打开和暴露。将精索自腹股沟管后壁锐性解剖游离（下至耻骨结节，上至内环口），完全游离后悬吊精索（图6–4），此时可显露腹横筋膜。观察辨认腹外斜肌腱膜深面的髂腹下神经和髂腹股沟神经（局部麻醉时可进行封闭），加以保护勿损伤（图6–5）。

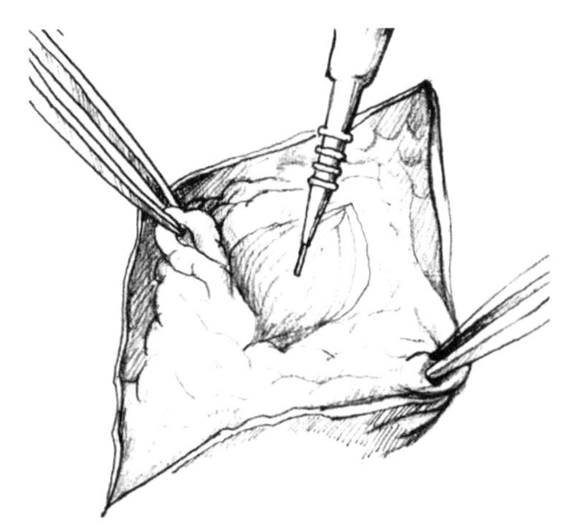

图6–2　切开皮下组织

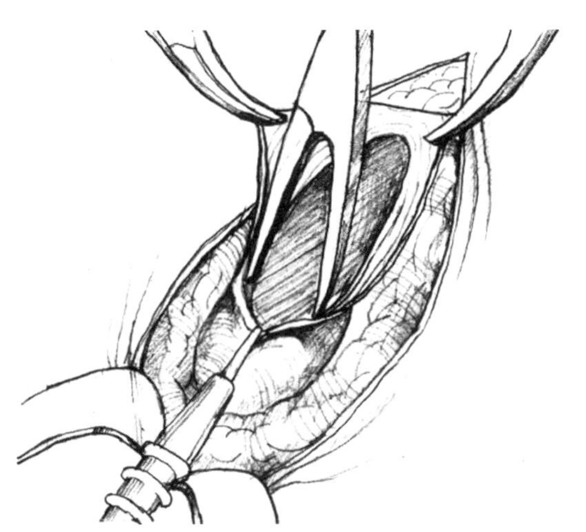

图6–3　切开腹外斜肌腱膜

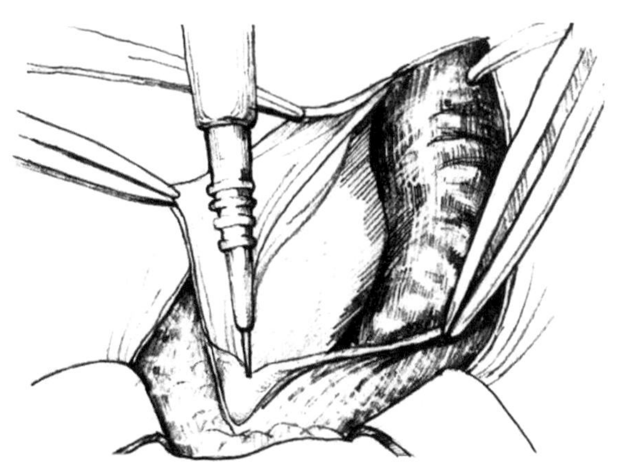

图6–4　游离精索

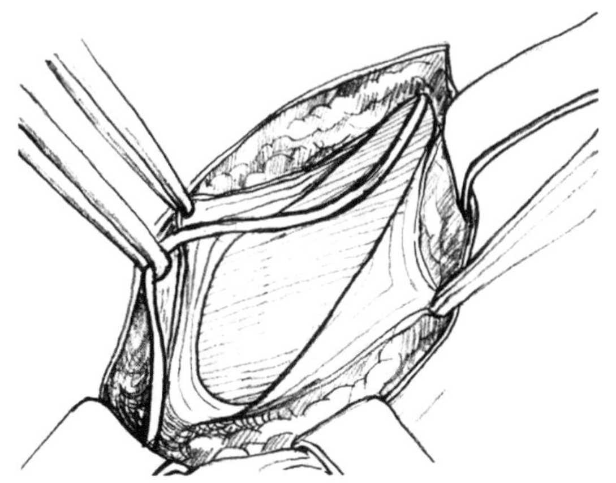

图6–5　游离并保护腹股沟区神经

3. 切开提睾肌，寻找疝囊并处理疝囊

在腹股沟管纵行全长切开提睾肌或切除中间部分提睾肌至内环处（图6–6）。应注意勿损伤生殖股神经。此时可找寻斜疝疝囊和直疝疝囊。切开精索内筋膜，将疝囊完全游离，尽量使用电刀锐性分离，保护好精索的血管和输精管。小心切开疝囊，将疝囊的内容物（小肠或大网膜等组

织）回纳入腹腔（图6-7），如有粘连，宜先分离粘连再回纳内容物。用手指经内环进入腹腔探查，确认腹壁下血管与缺损的位置关系，确认有无合并其他类型疝（直疝或股疝）。解剖疝囊至颈部（高位，图6-8），用可吸收缝线缝扎疝囊颈，切除多余的疝囊，一般切除疝囊后，残端可自动回缩到腹腔内（若发现腹膜前有脂肪瘤样组织则要切除）。若疝囊较大，进入阴囊，也可将远端疝囊横断后留在原位（必须严格止血）。

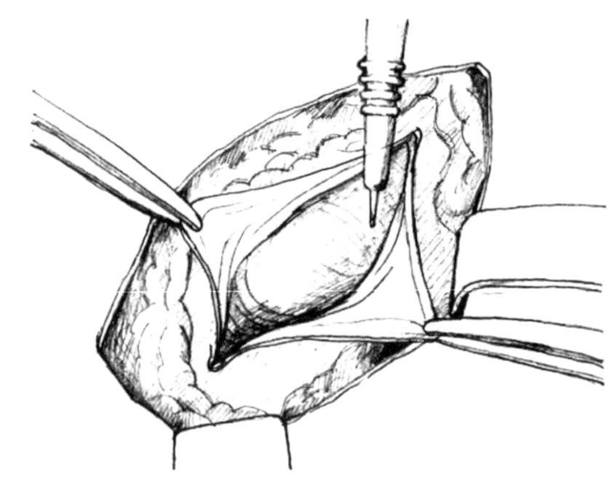

图6-6 切开提睾肌

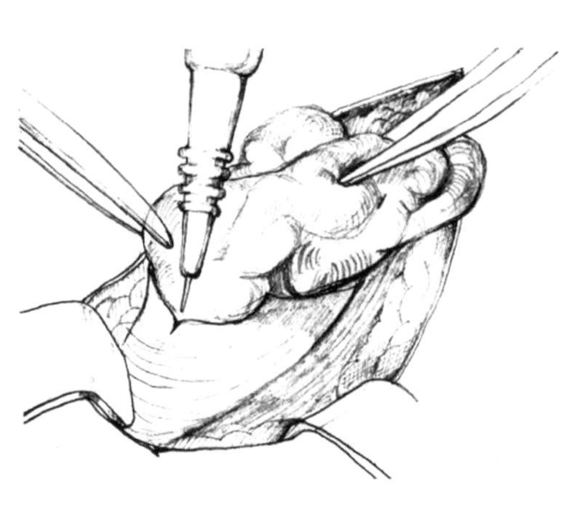

图6-7 切开疝囊，回纳疝内容物

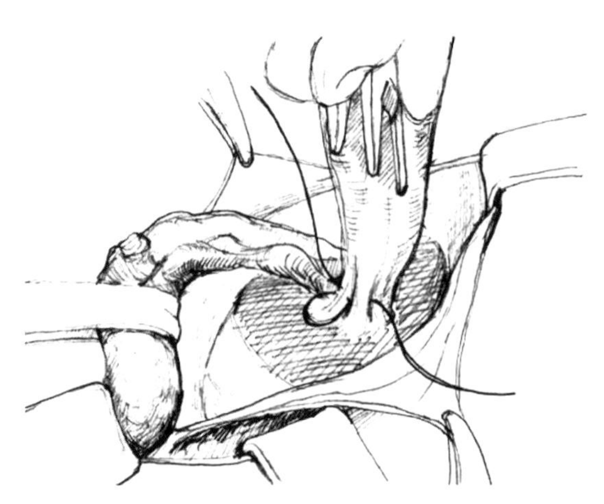

图6-8 高位结扎疝囊

4. 切断提睾肌、切开腹横筋膜

切断提睾肌的中间部分（图6-9），探查内环口。腹股沟管后壁可见腹横筋膜，平行腹股沟韧带方向切开腹横筋膜（图6-10），其深面可见髂耻束、Cooper韧带等结构，探查有无合并疝。

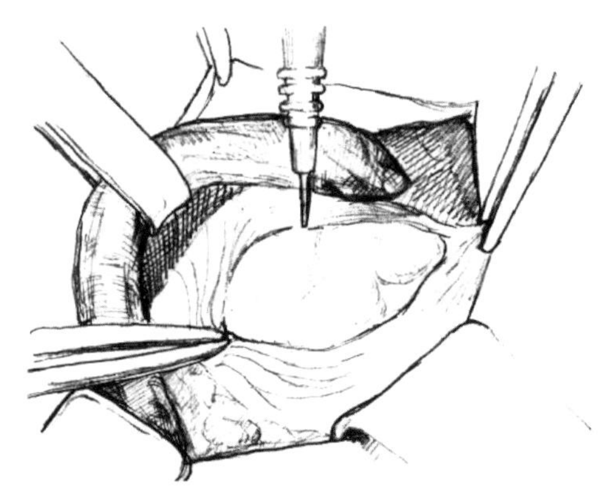

图6-9 切断提睾肌

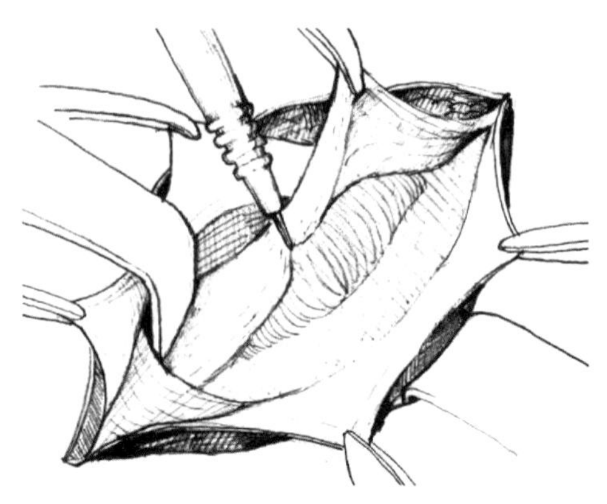

图6-10 切开腹横筋膜

滑动性疝的疝囊壁由部分腹腔内器官（如膀胱、盲肠或乙状结肠）构成，为防止损伤腹腔内器官，当怀疑有滑疝时不应打开疝囊，处理滑疝最安全的方法是充分分离疝囊与精索，然后将疝囊送回腹腔内。

5. 修补腹股沟管后壁

此操作是Bassini手术最重要的步骤之一。①提起精索，用不吸收缝线或慢吸收缝线将腹内斜肌、腹横肌和腹横筋膜三层与腹股沟韧带和髂耻束做间断缝合[3]，一般自耻骨结节开始（起始部可包括腹直肌的边缘）间断缝合，每针间距1cm，缝合5～7cm（图6-11）。打结时张力不要太大，结扎过紧会产生缺血或切割组织，因此要在保证组织对合的基础上保持一定的松弛度（图6-12）。②重建内环口（可用血管钳探查内环口的松紧程度），内环口太松则疝复发的概率会增加，内环口太紧则可能影响精索的血运，导致睾丸萎缩。

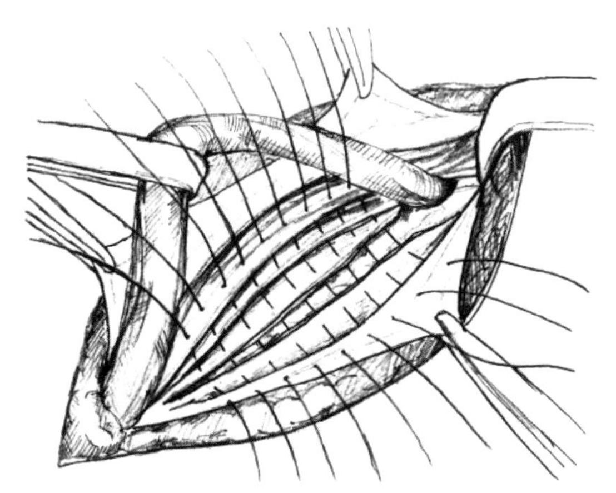

图6-11　缝合加强腹股沟管后壁（缝合腹内斜肌、腹横肌和腹横筋膜至腹股沟韧带）

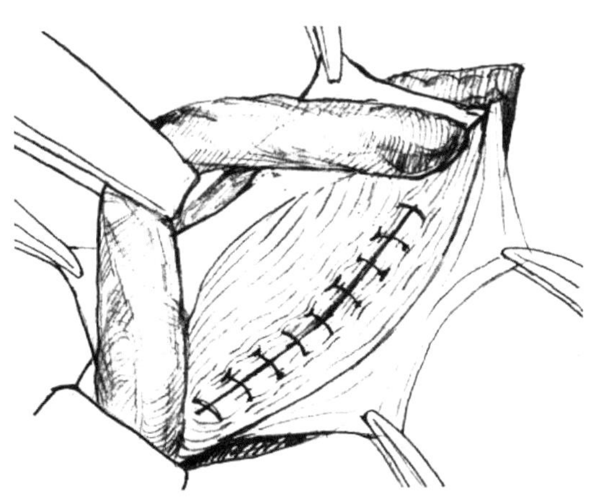

图6-12　修补腹股沟管后壁（打结后）

6. 缝合

（1）用薇乔缝线将腹外斜肌腱膜连续缝合，覆盖精索（图6-13），重建外环口，外环口应较为松弛，以可通过一指尖为宜。

（2）将软组织缝合，用4-0的Dexon线或薇乔缝线进行连续皮内缝合或间断缝合，最后缝合皮肤（也可用组织胶水黏合）。

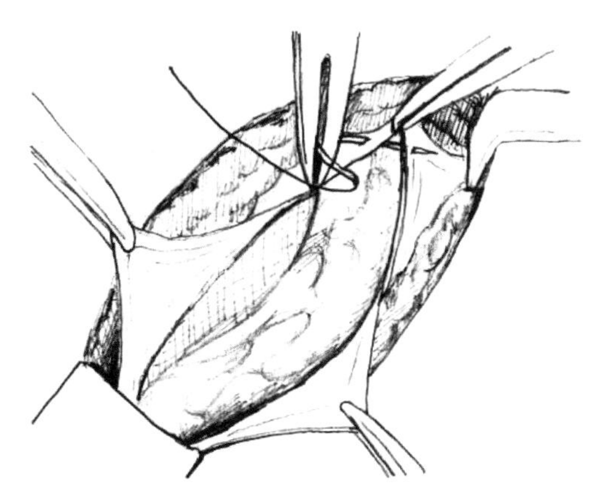

图6-13　关闭腹外斜肌腱膜

四、术后处理

（1）术后患者取平卧位，必要时用镇痛药物减轻切口的疼痛。

（2）可用以下几种方法预防血肿：在手术区域用沙袋压迫24小时、用丁字带托起阴囊、冷敷。

（3）防治腹内压增高；防治上呼吸道感染，避免咳嗽；便秘者可口服缓泻剂，多食纤维素含量高的食物，使大便通畅；有前列腺增生症的患者可予药物治疗，保持排尿通畅。

（4）预防感染。切口感染可致疝复发，应严格无菌操作，术后密切观察伤口情况，有感染迹象时及时干预。

（5）治疗血肿和血清肿。小的血肿多数可自行吸收，血肿较大时可考虑血肿清除术，注意预防创面感染。血清肿较小时可自行吸收，比较大时需穿刺抽液，反复穿刺无效时可行引流术。

（6）休息和体力劳动的恢复。疝修补较好、伤口无张力时，术后2～3天可下床活动。术后3周内不可剧烈活动，术后2个月可以恢复轻体力劳动，术后3个月可以恢复正常体力劳动。

五、手术技巧

Bassini手术是开放前入路手术，切开腹外斜肌腱膜至外环口，显露腹股沟管后，不要急于寻找疝囊，应先将精索完全从腹横筋膜前方分离，笔者通常使用无损伤钳钳夹提拉精索形成张力，于耻骨结节外上方开始解剖，此处血管少，容易进入正确层面，渐将腹股沟管内的精索完全游离，显露范围为自耻骨结节至内环口。

寻找疝囊的技巧：一般来说斜疝的疝囊在精索血管和输精管的前方，但是疝囊被提睾肌和精索内筋膜包绕，因此在精索的前方切开提睾肌和精索内筋膜就可以找到疝囊[4]。裸眼状态下，疝囊为无血管的灰白色膜状物。腹股沟管后壁的组织修补是Bassini手术最重要的步骤，此时腹横筋膜已经被切开，可用牵引带提起精索，充分显露腹股沟管后壁，用不吸收缝线或慢吸收缝线将腹内斜肌、腹横肌和腹横筋膜三层与腹股沟韧带和髂耻束做间断缝合，缝合一般自耻骨结节开始（起始部可包括腹直肌的边缘），每针间距小于1cm，缝合5～7针，缝合完毕再逐根线打结，以减少张力。

六、问题和解答

（1）所有患者的提睾肌都需要切断吗？

笔者认为提睾肌完全切断有两个作用：一是可充分显露内环口，以评估内环口缺损的大小；二是修补腹股沟管后壁、缩窄内环口时可不受提睾肌的影响，松紧度会比较合适，以免随着年龄的增长，提睾肌萎缩后内环口扩大导致疝复发。根据解剖观察，提睾肌在内环口和外环口存在固定附着点，所以切断的提睾肌的断端需固定。有学者认为[5]在无张力疝修补术中（Gilbert，UHS）完全保留提睾肌治疗青年人Ⅲ型腹股沟疝不会影响疗效，同时可减少对生殖器官和生育功能的影响。笔者认为，在直视下可以充分暴露内环口缺损又不影响缩窄内环口操作的情况下，提睾肌不一定要完全切断，通常的做法是纵向切开提睾肌及精索内筋膜，疝囊高位结扎，缩窄内环口后，用可吸收缝线缝合提睾肌的切口。

（2）腹横筋膜切开的主要作用是什么？

Bassini手术的精髓就是腹内斜肌、腹横肌和腹横筋膜三层结构与腹股沟韧带缝合从而加强腹股沟管后壁。切开腹横筋膜作用有二：第一，腹股沟疝患者大多腹横筋膜薄弱，切开腹横筋膜后形成上下两叶，可作为加强修补的组织材料；第二，笔者认为，切开腹横筋膜还可以显露腹膜前间隙，探查股管情况以排除股疝，减少遗漏。

（邹湘才）

参考文献

[1] BASSINI E. Nuovo metodo per la cura radicale dell' ernia inguinale[J]. Arch Soc Ital Chir，1887，4：380.

[2] WANTZ G E. The operation of bassini as described by Attilio Catterina[J]. Surg Ggynecol Obstet，1989，168：67-80.

[3] 蔡昭，唐建雄. Bassini手术经典回顾[J]. 外科理论与实践，2016，21（2）：181-182.

[4] 江志鹏，杨斌，李英儒. 腹股沟管的解剖学观察[J]. 中国实用外科杂志，2014，34（1）：90-92.

[5] 罗国德，曹永宽，吕润华. 原位保留提睾肌治疗青年人Ⅲ型腹股沟疝的临床研究[J]. 中华疝和腹壁外科杂志（电子版），2013，7（6）：583-584.

专家述评

Bassini手术之所以是经典的手术方式，并在现代医学的背景下仍然具有其价值和生命力，与其手术原理建立在科学解剖学的基础上，并对腹股沟管关闭机制有正确的理解有关。现代医学条件下，Bassini手术的应用不多，因此很多专家并不熟悉其细致的步骤，本章作者系统叙述了原创Bassini手术的原理和步骤，并以此为基础以标准的方式对手术步骤进行了论述。在本章的最后，着重强调其中的重要步骤和手术细节。作者认为修补腹股沟管后壁是Bassini手术最重要的步骤，提起精索，用不吸收缝线或慢吸收缝线将腹内斜肌、腹横肌和腹横筋膜三层与腹股沟韧带和髂耻束做间断缝合是确保疗效的重要基础。

（洪楚原）

Lichtenstein手术

基于对肌耻骨孔（myopectineal orifice）完整修复的解剖学认识，开放腹膜前修补术和腹腔镜腹股沟疝修补术自20世纪90年代传入我国后，随即风靡。然而，经过20年的医疗实践，疝外科医师必须更加全面地审视每种手术方式对具体患者的风险–收益比。

一、Lichtenstein手术再认识

2019年2月，*Hernia*杂志发表了罗马大学F. Gossetti医生团队的一篇论文[1]，文中全面讨论了不同腹股沟疝修补术式对发生补片相关内脏并发症（mesh–related visceral complications）的影响。该论文囊括了1992—2018年发表的101篇腹股沟疝术后内脏并发症的个案报道，文中根据手术放置补片的不同层次将所有个案报道分为四个研究组。

A组：Lichtenstein手术组（补片放置在腹横筋膜上层）。

B组：3–D补片组［补片呈3–D结构，部分放置在腹横筋膜上，部分留置在腹膜前间隙，主要包括平片+网塞和双层疝修补装置（PHS）术式］。

C组：开放腹膜前修补组（补片经开放入路放置在腹膜前间隙，主要包括经腹股沟腹膜前和Stoppa术式）。

D组：腹腔镜手术组（补片经腹腔镜入路放置在腹膜前间隙，包括TAPP、TEP和IPOM术式等）。

研究发现补片放置的层次距离腹腔内脏越近，发生内脏相关并发症的可能性就越大，如表7–1所示。

表7–1　不同腹股沟疝修补术式对发生补片相关内脏并发症的影响

项目	A组	B组		C组		D组			
手术方式	Lichtenstein	平片+网塞	PHS	Stoppa	经腹股沟腹膜前	TAPP	TEP	IPOM	术式不清
文献量	8	25		10		39			
内脏并发症发生例数	8	25	3	8	3	29	9	3	9
并发症发生时间（平均）	3～20年（10.7年）	10天至26年（6.3年）		9个月至6年（2.8年）		3周至16年（5.0年）			

研究发现，补片相关内脏并发症几乎全都需要再次外科干预，通常在急诊剖腹探查术中明确诊断，而术中进行补片移除和受累内脏切除或修复（如结肠、小肠切除和膀胱修补等）对患者存在巨大的风险和不确定性，对外科医生来说也充满着挑战。进一步的研究发现，相对于每年2 000万例世界范围内的腹股沟疝手术来说，目前补片相关内脏并发症的报道可以算是凤毛麟角，但是随着腹膜前技术、腹腔镜技术进一步的开展加上患者随访时间的延长，更多的内脏并发症会涌现。尽管该研究基于的证据是个案报道而非随机对照试验，但是研究的结果值得疝外科医师进一步深入地思考：患者是否的确从腹膜前补片植入技术中（无论是开放手术还是腹腔镜手术）获得了最好的风险-收益比？

此外，泌尿外科医师遇上此前接受过腹膜前术式进行疝病治疗的患者都是非常头疼的，尤其是当这些患者罹患前列腺癌或者膀胱癌需要接受经盆腔根治性手术的时候。尽管有机器人手术成功应用于此类患者的零星报道[2-3]，但是大部分的泌尿外科同行描述术中所见到的腹膜前致密粘连和纤维瘢痕化的盆腔情况用的字眼都是“复杂的”“危险的”和“令人沮丧的”[4-7]。在这种情况下勉强进行的泌尿系统肿瘤根治手术可能增加肿瘤残留、术中播散的机会，并且增加尿道-膀胱吻合的困难，最终给患者带来不良的预后[4]。考虑男性患者腹股沟疝终生发病率高达27%[8]，未来接受腹膜前修补的疝病患者将越来越多，而这部分患者发生前列腺癌或膀胱癌需要外科干预的时候，或许没法提供如此之多的机器人手术来满足他们的需求。2009年的欧洲腹股沟疝诊疗指南指出“对于任何接受腹膜前大补片治疗的男性患者，未来的前列腺手术可能会更成问题。因此，建议所有40～70岁男性患者在进行腹膜前补片放置前考虑直肠检查和PSA筛查”[9]。

Lichtenstein腹股沟疝无张力修补术由Lichtenstein（图7-1）始创于1984年，最开始它是一个实验项目，之后到20世纪80年代末期逐渐演变成标准手术程序。该手术历经了30多年的实践检验，由于其具有复发率低、并发症发生率低及简单安全等特征，因此已成为疝外科的“金标准”术式。2018年，国际疝外科医生组织（The Hernia Surge Group）发布的腹股沟疝国际诊疗指南指出，相对于组织修补术，Lichtenstein手术可以让患者住院时间更短、回归工作更快、慢性疼痛更少而且复发率更低；相对于腹腔镜全腹膜外修补术（TEP），Lichtenstein手术住院手术费用更低，术者学习曲线更短，可以局部麻醉下施行而且极少见术中严重的并发症；另外，指南认为目前仍没有明确证据表明腹膜前修补术可以达到代替Lichtenstein手术的地位[10]。事实上，所有新涌现的术式都将Lichtenstein手术作为参照研究的对象，这正表明Lichtenstein手术具有无可比拟的里程碑地位。

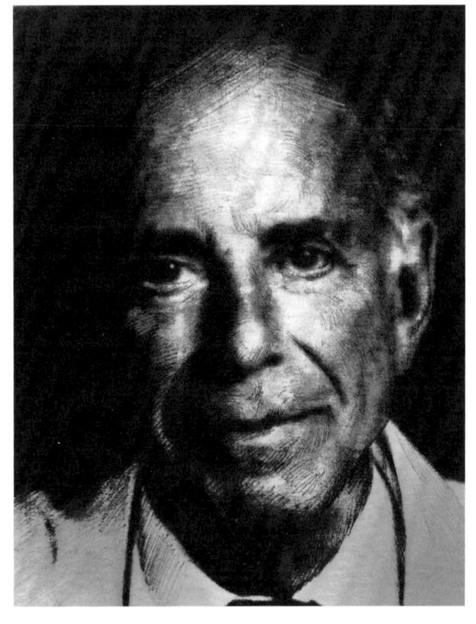

图7-1 Lichtenstein

如前所述，笔者认为Lichtenstein手术理应被外科医师再认识，其额外的优势需要得到进一步强调：Lichtenstein手术术后补片相关的严重内脏并发症发生率远低于其他手术方式；此外，其补片植入的间隙为腹横筋膜前，对腹膜前间隙没有过度干扰，这就避免了对未来潜在的泌尿系统肿瘤患者的手术入路产生人为的破坏。毋庸置疑的是，Lichtenstein手术尽管因为简单易行而广受欢迎，但仍需要规范的手术执行步骤来降低潜在的复发风险和各种并发症发生的概率，下面笔者就手术技巧提出进一步的讨论。

二、手术步骤

1. 麻醉

对于成人单侧或者双侧可复性腹股沟疝的麻醉，首选局部麻醉，但要注意除外年轻、心理紧张、过度肥胖、难复性疝和嵌顿性疝的患者，原因在于这部分患者在局部麻醉下难以取得良好的术中镇痛效果。此外欧洲腹股沟疝诊疗指南推荐在完成手术后在切口进行长效局部麻醉药浸润注射（1B类证据、A级推荐），以降低术后急性疼痛发生的概率并减少术后镇痛药物的用量[9]。需要特别指出的是，2018年的腹股沟疝国际诊疗指南指出，在65岁以上的老年人群中施行疝手术，局部麻醉和全身麻醉比区域阻滞更安全，因为其降低了医源性并发症如急性心肌梗死、肺部感染及静脉血栓栓塞症发生的机会。

笔者常用的局部麻醉药配方：2%的利多卡因20mL（400mg）、0.9%的生理盐水50mL混合，用5mL注射器抽取0.1%的肾上腺素滴加4滴在上述混合液中；双侧疝需要再额外加上0.9%的生理盐水30mL，额外滴入3滴肾上腺素。关闭切口前通常在切口多点皮下注射2.5mg/mL的罗哌卡因。

2. 切开

以腹股沟韧带体表投影（即耻骨结节和髂前上棘连线）的中点上方2cm为定点，向耻骨结节延伸设计切口。局部麻醉药首先在切口外缘打出一个皮丘（图7–2左），然后沿切口向耻骨结节方向皮内浸润注射约5mL药液，注意边进针边注药，这样可以减少大量局部麻醉药一次性注入静脉的风险。完成皮内注射后，垂直进针到切口皮下约2cm的皮下深层进行浸润注射（图7–2右），注意每个进针点需要向不同方向注射药液，整个切口的皮下注射需要至少4个进针点，每个进针点相隔1cm较为合适。每个进针点同样地要边进针边注药。通常该步骤会用到10～20mL局部麻醉药，初学者可以适当增加注射的方向和局部麻醉药用量，以降低疼痛的发生概率，以免由于术中患者不适而影响后续手术的顺利进展。局部麻醉完成后，切开皮肤、皮下组织经Scarpa筋膜显露腹外斜肌腱膜，此处笔者不建议大范围显露腹外斜肌腱膜，因为腹外斜肌腱膜下的神经尚未阻滞，这时候使用电能量器械从腱膜表面向上游离皮下组织会造成患者的触电感及剧烈疼痛，因此只需要达到肉眼可见的腱膜层，就可以开始进行筋膜下方的局部麻醉操作了。

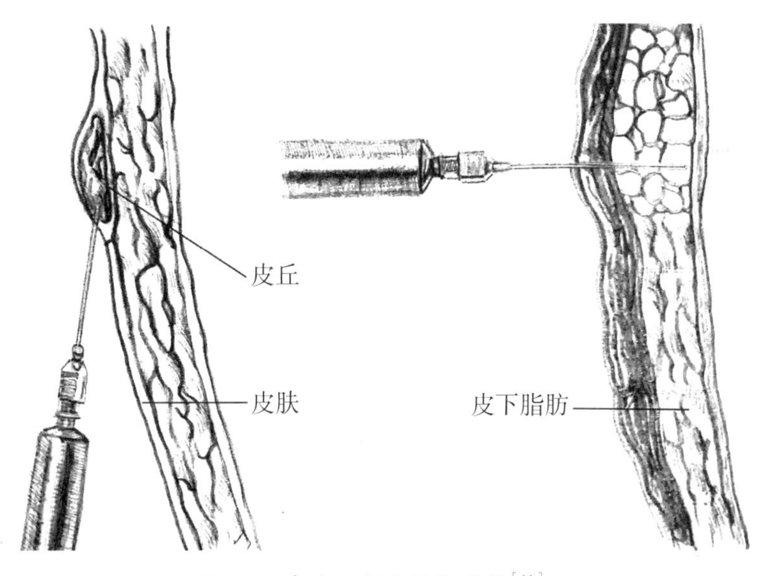

图7-2　表皮局部麻醉的过程[11]

3. 切开腹外斜肌腱膜

在切口上缘的腹外斜肌腱膜下注射局部麻醉药，此处的阻滞最为重要，可以阻滞三支腹股沟区神经；腹外斜肌腱膜中份按预定切开的上下两叶分别注射两点局部麻醉药液；最后，在外环口内外各注射局部麻醉药，注意外环口内近腹直肌腱膜处应注射至少3mL药液，以产生较好的麻醉效果。完成注药后用纱布轻轻揉搓以沾干多余药液并促进局部麻醉药的扩散，此时再充分游离皮下组织，进而由外环开始向内环切开腹外斜肌腱膜，腹外斜肌腱膜向上的切口可以稍大，以便充分暴露腹股沟盒结构并放置补片。注意切开的时候避免灼伤沿精索走行的髂腹股沟神经，向上分离腹外斜肌腱膜上叶时要避免伤及髂腹下神经，如果在这一步或在后续操作中伤及神经或者怀疑伤及神经，或神经影响补片放置（不建议剪开补片让神经通过，一方面补片的瘢痕可能造成神经卡压，另一方面剪开影响补片的完整性进而影响补片各个方向的抗张能力），术者应毫不犹豫地将神经切除，用可吸收缝线结扎断端并就近埋置于肌肉内，这是确切减少术后慢性疼痛的方法。腹外斜肌腱膜下叶充分游离至暴露腹股沟韧带和腔隙韧带。

4. 游离精索

从外环口上方无血管区入手开始向内环游离精索上缘，在耻骨结节处穿过一导尿管向上提起精索，用“花生米”在腹股沟管底部直视下将精索向上方推开，此处不推荐应用电刀做锐性分离，以免伤及精索上“蓝线”（即精索外静脉）行程附近的生殖股神经生殖支，此神经极细，肉眼下不容易分辨，但伤后会造成睾丸痛等术后并发症[10]。游离精索全长直至内环口，此时将精索拉向外侧固定在布巾上，完全显露腹股沟管后壁的腹横筋膜，以方便后续操作。

5. 游离疝囊

显露腹横筋膜后可以对直疝和斜疝做鉴别诊断。此时直疝在海氏三角区可见一明显凸起（图7-3），如患者腹横筋膜薄弱，有时不好判断凸起是否为直疝，此时常需切开提睾肌探查斜疝疝囊是否存在。在直疝缺损底部腹横筋膜处环周注射局部麻醉药，将直疝疝囊底部环周切开腹横筋膜直至暴露腹膜前脂肪，此时如果回纳疝囊困难，可以切开部分腹横筋膜以回纳疝囊，然后再连续缝合或荷包缝合腹横筋膜，关闭腹股沟管后壁，缝合时尽量遵循无张力原则。

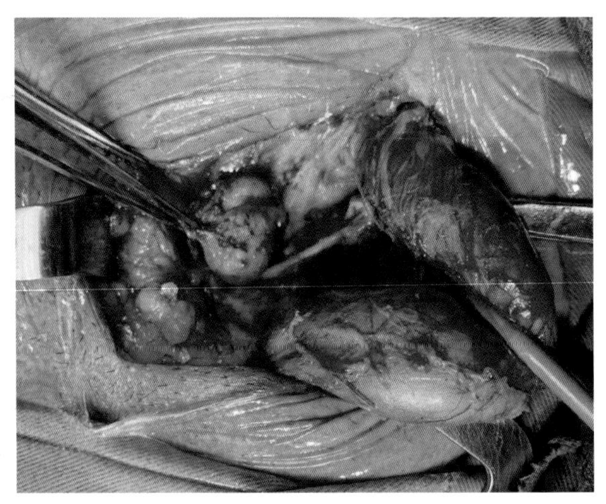
图7-3 直疝疝囊

对于斜疝，通常在内环口处的精索内、外侧注射少量麻醉药，在耻骨结节处的精索再注入少量麻药即可满足疝囊分离的操作，这部分麻药阻滞的对象是生殖股神经生殖支。在内环处、精索内上方纵向切开一点提睾肌筋膜通常即可显露斜疝疝囊，助手用软皮钳夹住疝囊向内、上提拉（图7-4），小心地沿膜状结构锐性解剖游离斜疝疝囊，注意不要过度解剖离断提睾肌，以免增加不必要的出血及术后睾丸痛和睾丸下垂发生的概率[10]。斜疝疝囊近端游离要高位游离，必须像做腹膜前疝修补术一样施行颈-肩技术，切开腹横筋膜，显露腹膜前脂肪。只有高位游离才能实现生殖管道去腹膜化，才能在重建补片内环的时候达到重建腹股沟管斜度、预防复发的目的。注意斜疝疝囊上缘的腹膜菲薄，此处如游离时发生腹膜破裂，且不高位结扎疝囊则需用可吸收缝线缝合修补。如疝囊不大，斜疝远端可充分从精索上方游离回纳；如为阴囊疝，笔者通常切开并横断疝囊，一方面可以直视下探查是否为滑疝，另一方面也可以避免对远端疝囊做过分解剖，以免伤及蔓状血管丛导致术后血肿甚至梗阻性无精症的发生。远端疝囊前壁需要切开，以减少术后血清肿的发生。相对于游离斜疝疝囊，结扎疝囊近端可以不用选择高位，只需完全关闭腹膜即可。2018年的腹股沟疝国际诊疗指南指出，不结扎斜疝疝囊可减少术后急性疼痛的发生，但是与复发率的增加也相关，所以必须权衡利弊。笔者的经验是只要生殖管道去腹膜化做到位，不结扎疝囊并不会导致复发率的增加。后续章节会就是否结扎疝囊做进一步的讨论。如果内环较大，可以通过将内环内侧的腹横筋膜缝合到腹股沟韧带上做缩小内环的组织层面重建（Marcy缝合），注意缝合时不要有张力，过度强调组织层面重建内环会造成张力的存在，而重建内环的目的是重建腹股沟管的斜度，后续应由补片的“燕尾交叠”提吊来完成。针对女性的斜疝，有些学者主张在耻骨结节处离断子宫圆韧带并连同斜疝和子宫圆韧带一同回纳入腹膜前间隙，这个方法在2018年的国际诊疗指南上并不推荐。

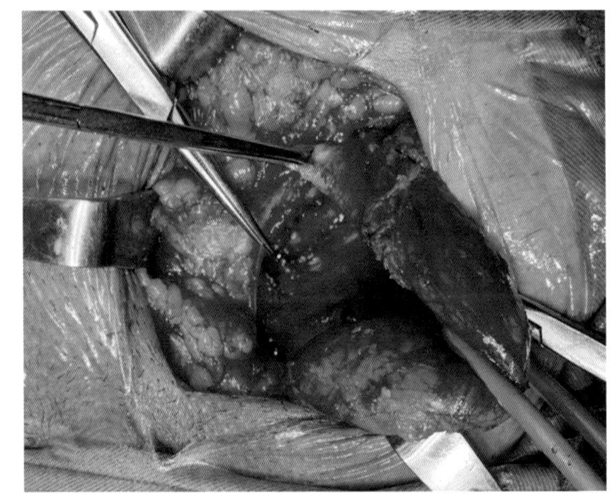
图7-4 斜疝疝囊解剖

6. 探查股环

股环探查的指征和步骤将在“问题讨论与注意事项”里面做详细讨论。

7. 网片修剪和固定

（1）单丝-聚丙烯大网孔补片是推荐的材料，因为这种补片具有较好的抗感染功能，即使在急诊嵌顿性疝手术中遇到的清洁-污染切口也可以应用（围术期需预防性加用抗生素）[10]。用时将补片裁剪成类似鞋垫的形状，注意补片的头端是一个上窄下宽的鞋垫形状（以左侧补片为例，图7-5）。这种裁剪方式可以最优契合腹股沟管底部的形状。补片长14～15cm，宽7～8cm，注意无论患者的体型如何，这都是标准的剪裁尺寸范围，如果碰上过于高大的患者则需增加尺寸。1993年，Amid在论文中强调了补片的这一尺寸，因为他在3 125例术后患者的随访中发生了4例复发，其中有3例都是因为耻骨结节处的补片太窄导致补片皱缩后存在张力，无法完整地覆盖腹横筋膜导致的。

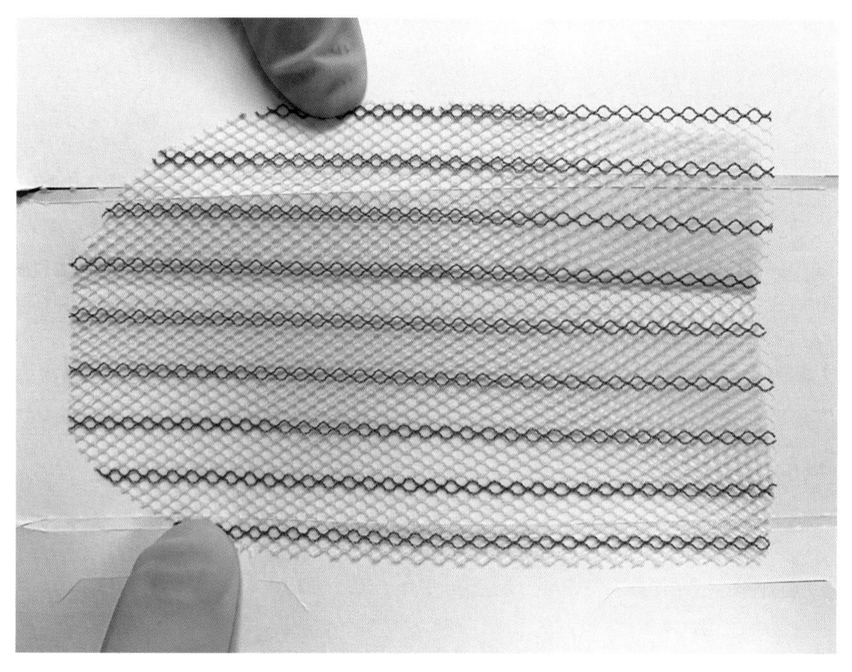

图7-5　补片裁剪的形状

（2）助手将耻骨结节处的精索向下方牵开，显露耻骨结节以便补片头端插入超过耻骨结节2cm以上，注意第一针固定并不是在耻骨结节上，这会导致术后慢性疼痛的发生。通常采用3-0或者2-0 Prolene缝线将补片头端上缘固定在附着于耻骨结节的腹直肌鞘上。紧接着第二针从腔隙韧带起始连续缝合至内环下方为止，沿腹股沟韧带支撑缘固定补片下缘。此处的固定有两个要点：一是针数控制在4针以内，过多的缝合会导致不必要的副损伤，增加深部髂血管损伤的风险；二是收线后要使补片保持一个前凸的拱形（穹顶状结构）横断面（图7-6），而不是完全平铺在腹横筋膜上，这将在后续的问题讨论中进一步讨论。

（3）继续固定补片上缘，通常上缘采用间断缝合，同样不超过4针，缝合至内环内上方处即完成上缘固定，超过内环的外上方缝合会导致神经的肌肉段损伤，这是引起术后慢性疼痛的原因。注意固定上缘时仍然要保证补片呈拱形结构。

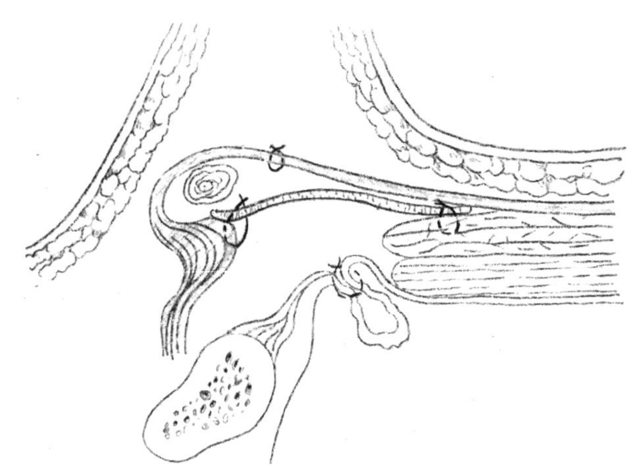

图7-6　补片横断面的形状[12]

（4）从网片的尾端开始向内环沿补片纵轴剪开，呈下尾窄（1/3）、上尾宽（2/3）的结构，内环处可稍微剪开一个小洞以容纳精索通过。将补片下尾穿过精索形成双尾包绕结构，将补片上尾叠在下尾之上形成交叉的“燕尾交叠”结构，缝合一针固定在腹股沟韧带上（图7-7），这一针笔者认为是Lichtenstein手术的画龙点睛之笔，其重要之处在于重建了补片内环和腹股沟管的斜度，所以缝合可以靠近腹股沟韧带外上方，达到提吊的效果，注意开口处除了容纳精索外还应可容纳一止血钳尖端，以免造成精索卡压、静脉回流障碍，引起术后阴囊水肿。补片两个尾端需要超过内环上方5cm以上以提供充足的皱缩空间，多余部分剪去，剩下的部分塞入腹外斜肌腱膜下方，无须固定以免损伤神经。

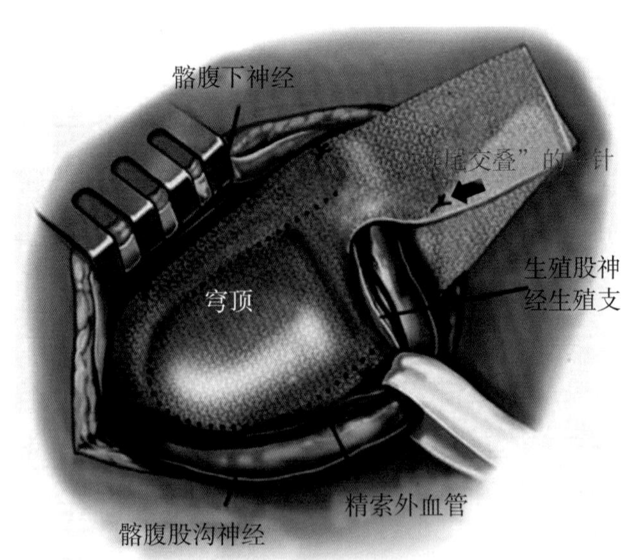

图7-7　补片固定完成[12]

推荐所有的固定均使用Prolene缝线，因为常用的可吸收缝线中位吸收时间是78天，而补片完全与组织长牢需要90天，这中间的时间差可能导致固定不确切，造成补片移位和疝复发。

8. 其他事项

复位远端精索，注意不要扭转；用2-0可吸收缝线连续缝合腹外斜肌腱膜，注意外环处适当留宽以容纳精索通过，防止术后阴囊水肿；关闭腹外斜肌腱膜后，除非肥胖的患者，通常不做皮下缝合，而是直接连同皮肤和皮下做全层间断缝合，为节省成本，这里可以用普通丝线，术后5～7天患者返回门诊拆除缝线。

三、问题讨论与注意事项

（1）腹腔镜手术的优势是可以同时探查对侧未闭合的鞘状突并同期修补吗？

很多学者认为腹腔镜疝修补术可以明确探查双侧内环口的情况，以发现对侧未闭合的鞘状突，即隐匿疝（就诊时尚未发生的疝），并同时修补之。然而这种“预防性”的修补手术是否必要？这是需要商榷的。一方面，尸检和外科手术的统计发现，尽管多达20%的男性存在鞘状突未闭，但他们并不会发生临床有症状的疝病[13]；另外一方面，从1969年开始，Glassow等在18 400例临床样本中观察到在斜疝的修补中高位结扎或者切除疝囊并不是必需的操作。在他们的手术中，仅是高位游离回纳疝囊，继之以Bassini术式加强腹股沟管后壁，就非常有效地控制了复发率[14]。此后，类似的观察结果被Lichtenstein等证实[15]。这表明未闭合的鞘状突仅仅是疝内容物的通道，是疝病发生的结果，而不是原因。故笔者认为，在腹腔镜疝修补术过程中同时修补对侧无症状未闭合的鞘状突是一个不必要的操作，未来尚需前瞻性随机对照试验证实其风险-收益比。

（2）补片需要完全铺平吗？

很多学者认为Lichtenstein手术中的补片需要铺放平整，这是一个误区，Lichtenstein在1993年的论文中澄清了这一问题[16]。其团队在3 125例男性成人术后近1～8年的随访中发现了4例复发，其中有一例是因为腹股沟韧带近耻骨结节处的补片修剪得过于狭窄、固定过紧导致术后的补片存在张力，进而导致术后复发[12]。他们的反思强调“使用宽大的补片，并应用松弛的固定”是预防这种复发的关键步骤。他们通过局部麻醉或者硬膜外麻醉让患者在术中配合鼓肚子，以判断恢复站姿或腹压增高时患者腹横筋膜的膨出程度，据此确定补片上下缘固定的部位。故当正确地实施这一方法之后所铺放的补片应该是在腹股沟管底部呈一松弛的穹顶状，这有助于在早期未形成补片导致的致密瘢痕之前，当腹压增加、腹横筋膜膨出的时候提供一定的缓冲保护，不至于因张力过大导致缝线或者补片撕裂。此外更加重要的是多个研究发现[17-18]，补片植入4周后20%以上会发生各个方向的皱缩，故松弛的补片可提供一定的剩余空间，使补片皱缩时腹股沟管后壁仍旧保持无张力。

（3）关于神经处理的问题。

开放前入路手术会碰到3条主要的腹股沟区神经。第一是髂腹下神经。这根神经一般在分离腹外斜肌腱膜上叶的时候即可明确显露。它常常会干扰补片上缘的放置，这个时候应如前文所述毫不犹豫地将其切除并就近埋置在肌肉内，不要试图剪开补片让神经通过，因为术后的补片瘢痕可能会造成神经卡压。第二是髂腹股沟神经。髂腹股沟神经走行于精索内筋膜中，不做过多的提睾肌分离一般不会伤及，但是重建补片内环的时候要注意不能对其卡压过紧，需要至少容纳一个止血钳尖，否则容易造成髂腹股沟神经卡压导致术后慢性疼痛。这两根神经切除后会导致1/4的患者出现术后局部麻木感，但这比长期慢性疼痛的结果好得多。2018年的腹股沟疝国际诊疗指南不推荐常规切除髂腹下神经和髂腹股沟神经，但如果这两根神经出现医源性损伤或者干扰放置补片，则切除是推荐的。第三条神经毗邻精索外静脉，也就是生殖股神经生殖支，游离精索的时候小心不要伤及它，否则会造成术后睾丸痛及睾丸下垂。

（4）在Lichtenstein手术中做股环探查的问题。

腹膜前手术不认同Lichtenstein手术的本质就在于此。完善的股环探查意味着将Lichtenstein手术做到了极致，这虽然不能完全解决加强整个肌耻骨孔的问题，但是达到了“简单、有效”的外科手术基本目的。从Lichtenstein在1987年发表6 321例样本的里程碑式文章[15]，到经过多次迭代后Amid在2004年发表的Lichtenstein手术“终极版”文章[12]，开创者们始终坚持“在腹股沟管底部靠近股环处做一小切口”对股环进行探查，如果合并股疝，可以将补片修剪为带“侧边”的形状（图7-8），将侧边通过这个“小切口”缝合固定在耻骨梳韧带上，这样就可以达到修补/防御股疝的目的。Lichtenstein的文章[16]对于股疝的探查是这样描述的：如果是斜疝，打开疝囊之后以术者的手指伸入疝囊进行股环的探查；而如果是直疝，则在腹股沟管底做一小切口来探查股环。但是在实际工作中笔者团队发现，股环探查的适应证需要讨论；而在腹股沟管底部“切开一小切口进行股环探查”，经验丰富的疝专业外科大夫不难做到，但是对于普通外科医师来说，这种显露困难的探查并不是一笔带过那么简单，考虑到髂外动静脉从股环经过，不满意的暴露会导致不满意的补片缝合并增加血管损伤的风险。笔者的经验是：①假如患者是女性，根据2018年腹股沟疝国际诊疗指南，推荐行腹腔镜手术（笔者的经验倾向于首选TAPP，其优势在于对子宫圆韧带的处理较为主动，可横断、T形切开，也可以尝试剥离），这样可以全面探查肌耻骨孔，不遗漏股疝。②在开放手术中做股环的探查，推荐从内环直至耻骨结节完全切开腹横筋膜，这样可以获得一个良好的显露，明确股环的情况。假如发现股环缺损，由于此时已经明确显露Bogros间隙，因此可以直接采用腹膜前无张力修补手术，直视下放置下层补片明确进行腹膜前肌耻骨孔的修补；假如探查未发现明确的股环缺损，为了遵循“无张力”的原则，推荐重新把腹横筋膜原位缝合并按照Lichtenstein手术原则放置补片加强腹股沟管后壁即可。

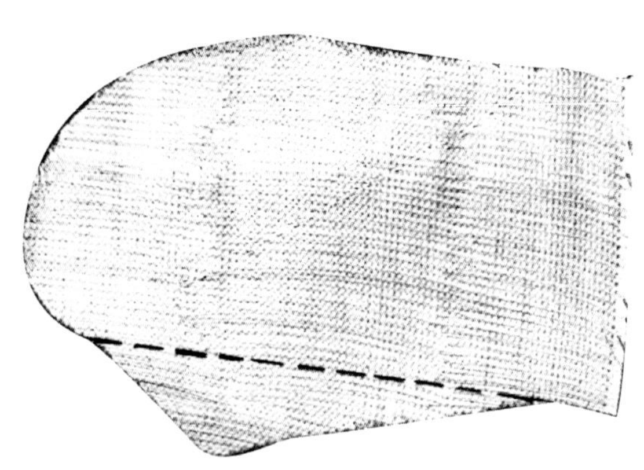

图7-8　带“侧边”形状的补片

笔者认为现代疝外科的发展已经让外科医师的手里握有各种各样的“武器”，例如除Lichtenstein手术外，还有腹膜前技术和腹腔镜技术，并不存在包打天下的通用技巧，熟练并灵活应用各种技术对患者进行个体化治疗，契合当今“精准医疗”的理念。作为要帮助患者解决问题的外科医师，没必要拘泥于某种术式是否比其他术式更优的教条主义，而应该遵循实事求是的原则，拿来就用，简单、有效、能解决问题就是真理。

（黄恩民）

参考文献

[1] GOSSETTI F，D'AMORE L，ANNESI E，et al. Mesh-related visceral complications following inguinal hernia repair：an emerging topic[J]. Hernia，2019，23（4）：699–708.

[2] LALLAS C D，PE M L，PATEL J V，et al. Transperitoneal robotic-assisted laparoscopic prostatectomy after prosthetic mesh herniorrhaphy[J]. JSLS，2009，13（2）：142–147.

[3] BALL M W，REESE A C，METTEE L Z，et al. Safety of minimally invasive radical prostatectomy in patients with prior abdominopelvic or inguinal surgery[J]. Journal of endourology，2015，29（2）：192–197.

[4] HSIA M，PONSKY L，ROSENBLATT S，et al. Laparoscopic inguinal hernia repair complicates future pelvic oncologic surgery[J]. Annals of surgery，2004，240（5）：922–923.

[5] COOK H，AFZAL N，CORNABY A J. Laparoscopic hernia repairs may make subsequent radical retropubic prostatectomy more hazardous[J]. BJU international，2003，91（7）：729.

[6] COOPERBERG M R，DOWNS T M，CARROLL P R. Radical retropubic prostatectomy frustrated by prior laparoscopic mesh herniorrhaphy[J]. Surgery，2004，135（4）：452–453.

[7] KATZ E E，PATEL R V，SOKOLOFF M H，et al. Bilateral laparoscopic inguinal hernia repair can complicate subsequent radical retropubic prostatectomy[J]. The Journal of urology，2002，167（2 Pt 1）：637–638.

[8] PRIMATESTA P，GOLDACRE M J. Inguinal hernia repair：incidence of elective and emergency surgery，readmission and mortality[J]. International journal of epidemiology，1996，25（4）：835–839.

[9] SIMONS M P，AUFENACKER T，BAY-NIELSEN M，et al. European hernia society guidelines on the treatment of inguinal hernia in adult patients[J]. Hernia，2009，13（4）：343–403.

[10] Hernia Surge Group. International guidelines for groin hernia management[J]. Hernia，2018，22（1）：1–165.

[11] AMID P K，SHULMAN A G，LICHTENSTEIN I L. Local anesthesia for inguinal hernia repair step-by-step procedure[J]. Annals of surgery，1994，220（6）：735–737.

[12] AMID P K. Lichtenstein tension-free hernioplasty：its inception，evolution，and principles[J]. Hernia，2004，8（1）：1–7.

[13] CONNER W T，PEACOCK E E Jr. Some studies on the etiology of inguinal hernia[J]. The American Journal of Surgery，1973，126（6）：732–735.

[14] GLASSOW F. High ligation of the sac in indirect inguinal hernia[J]. The American Journal of Surgery，1965，109：460–463.

[15] LICHTENSTEIN I L. Herniorrhaphy. A personal experience with 6321 cases[J]. American journal of

surgery，1987，153（6）：553–559.

[16] AMID P K，SHULMAN A G，LICHTENSTEIN I L. Critical scrutiny of the open tension–free hernioplasty[J]. The American Journal of Surgery，1993，165（3）：369–371.

[17] AMID P K. Classification of biomaterials and their related complications in abdominal wall hernia surgery[J]. Hernia，1997，1：15–21.

[18] KLINGE U，KLOSTERHALFEN B，MULLER M，et al. Shrinking of polypropylene mesh in vivo：An experimental study in dogs[J]. The European journal of surgery Ac–ta chirurgica，1998，164（12）：965–969.

专家述评

Lichtenstein腹股沟疝无张力修补术始创于1984年，历经了30多年的临床实践检验，具有简单安全、复发率低和并发症发生率低的优势，在一定程度上成为腹股沟疝的“金标准”术式。本章详细介绍了Lichtenstein手术的手术步骤，对比了Lichtenstein手术、开放腹膜腔技术和腹腔镜腹股沟疝修补技术，阐述了其各自的优缺点，并对手术中腹股沟区神经的处理、网片是否平铺、肌耻骨孔的探查等问题进行了专题讨论。通过阅读本章内容，读者可以对 Lichtenstein手术有更好的理解和应用。

（洪楚原）

第八章 腹股沟疝网塞修补术的演变及现代意义

腹股沟疝的治疗技术发展过程，在腹股沟疝外科史上具有特殊的意义，从单纯的网塞应用到网塞+平片技术，经历了一个理念演变的过程，在一定程度上成为腹股沟疝外科一个发展阶段的缩影。

一、腹股沟疝网塞修补术的演变

1968年，Lichtenstein和Shore等将聚丙烯材料制成“网栓”充填在疝环处，首次应用网塞技术对股疝和复发疝进行手术治疗，并于1974年首次报道了该项技术[1]。单纯的网塞修补术主要用于腹股沟疝组织修补术后复发的病例，最初的理念是腹股沟疝手术后，腹股沟区已经瘢痕化，其强度可以阻挡腹腔内容物的疝出，局部的缺损区域予网塞堵塞即可达到修补的效果。1990年，Shulman等[2]总结了1 402例复发性腹股沟疝应用网塞修补术的疗效，其中随访3～21年的患者有1 276例，复发率为1.6%，效果良好。

（一）疝外科修补理念的发展脉络

（1）1984年，Lichtenstein提出用人工修补材料进行腹股沟疝无张力修补（tension free）[3]，并取得巨大的成功。无张力疝修补理念的提出是疝外科的一个里程碑式的突破。随着单纯网塞修补术局限性的暴露，手术方式也在改进，在网塞的基础上加用平片（图8-1），即Rutkow手术。虽然理念不同，但是从Lichtenstein手术到Rutkow手术也是学科的进步[4]。

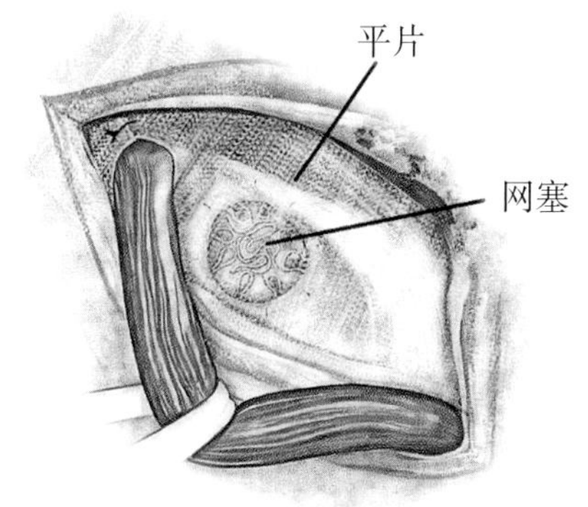

图8-1 腹股沟疝网塞+平片手术

（2）1997年8月，北京朝阳医院马颂章教授[5]将Rutkow手术引入国内并正式翻译为“疝环充填式无张力修补术”。由于该术式是最早引进并在国内推广的腹股沟疝无张力修补术之一[6]，因此曾在国内广泛开展。

（3）1998年，Rutkow和Robbins[7]报道了使用商品化的网塞和补片治疗腹股沟疝的结果，国际上统称为Rutkow修补术式。

（4）2001年，Millikan首次报道了改良疝环充填术式[8]。2003年，Millikan和Keith报道，对

1 056例原发单侧腹股沟疝患者应用改良疝环充填术，复发率低至0.09%[9]。

（二）Millikan与Rutkow理念的不同

Millikan提出的改进型网塞修补疝术式，是将网塞内瓣缝合在内环的腹横筋膜上，将外瓣打开并在腹膜前间隙展平，使网塞+平片的技术具备腹膜前修补的理念[8, 10]。与Rutkow修补术式相比，Millikan等的术式虽在操作上只进行了一处小的改动，但是网塞起到了腹膜前修补的作用，这体现了修补理念上的不同（图8-2）。

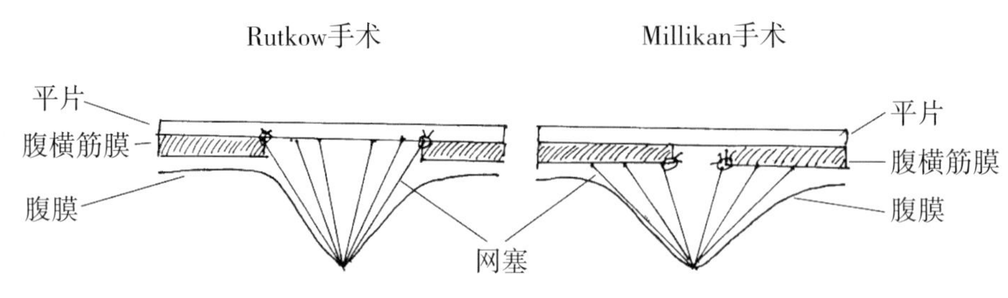

图8-2 Millikan与Rutkow手术网塞放置的不同

二、手术步骤

1. 麻醉

熟练操作者常用局部麻醉，也可以用连续椎管内麻醉——硬膜外麻醉和蛛网膜下腔麻醉。

2. 切开

（1）切口在患侧腹股沟韧带中点上2cm处，下端至耻骨结节上缘1cm左右，切口长4～6cm。

（2）逐层切开皮肤、皮下脂肪、腹外斜肌腱膜，暴露其下间隙，如见髂腹股沟神经和生殖股神经应予保护。游离精索与分离疝囊与一般开放性手术原则相同。

4. 处理疝囊

高位游离疝囊而非高位结扎疝囊。当疝囊较小时，可分离疝囊后将其内翻入腹腔。疝囊巨大或疝囊进入阴囊者，横断疝囊。

5. 放置网塞

将疝囊及其周围脂肪组织经内环回纳入腹腔，像塞木塞一样经内环置入锥形疝环充填物，将锥尖部对准腹腔底部，与内环口持平[11-12]。

（1）Rutkow手术：使网塞外缘刚好位于内环肌肉或腹横筋膜边缘，用3-0薇乔可吸收缝线将网塞及腹横筋膜或周围坚实组织间断缝合数针。对于存在两个独立疝囊的复合疝，Rutkow及Robbins推荐酌情放置2个或多个网塞[11-12]。

（2）Millikan手术：适当从内环口放置网塞，或者切开直疝疝囊的腹横筋膜，游离腹膜前间隙，然后放置网塞，并将网塞的内瓣与疝环缝合固定，网塞可以在腹腔压力下展开。

6. 放置平片

将平片平铺于精索深面周边，与腹股沟韧带、联合肌腱及耻骨结节等处缝合固定。同时平片应超过耻骨结节1～2cm[13]。成形平片的一侧有一精索孔，将精索套入后再将其开放的燕尾部缝合，该结构还能起到模拟内环的作用[11-12]。

7. 股疝的Rutkow修补

通过股管回纳疝囊，根据疝囊大小剪去网塞内部部分及全部内瓣，经股管的开口将其置入股管。网塞放置到位后，用3-0可吸收缝线间断缝合固定于股管开口周围的组织上，无须放置平片[11]。

三、问题及技巧

腹股沟疝网塞修补术的发展演变，经历了单纯网塞手术、网塞+平片的结合，以及网塞起腹膜前修补作用的改进，可以说经历了腹股沟疝前入路无张力修补的主要关键节点，在一定程度上是重要的学科历史意义的象征。在当今各种前入路和后入路腹股沟疝无张力修补术的基础上，有必要对腹股沟疝无张力修补术的意义做新的思考。

（一）腹股沟疝网塞+平片与其他术式比较的意义

（1）腹股沟疝网塞+平片修补术中网塞起主要作用还是平片起主要作用？大疝囊或疝环有必要使用2个网塞吗？股疝适合网塞修补术吗？

笔者未查到讨论该术式起主要作用的是网塞还是平片的文献，但是从其原始设计基础及后来的发展演变历程看，腹股沟疝网塞+平片的术式中起基础作用的是网塞，起辅助作用的是平片。网塞对腹股沟复发疝的堵塞作用是这个手术的基础原理，平片起加强疗效的辅助作用，也相当于瘢痕化的腹股沟管后壁，这也拓宽了该手术的适应证，使其可以应用于原发性腹股沟疝手术。网塞+平片手术的平片与Lichtenstein手术的平片具有相同的修补原理，其面积更小与手术的设计原理有关。Robbins和Rutkow认为[14]，无张力修补和手术分离面少是患者恢复快且术后疗效较好的保证，也可以认为是这个手术的核心思想。早期的研究表明，与Lichtenstein手术相比，网塞+平片手术后血肿的发生率较低[15]。现代疝外科理念在应用补片方面强调更大的覆盖范围，因此在现代疝外科理念下，基于网塞+平片手术的原理，腹股沟疝网塞+平片手术虽然可应用于各种类型的腹股沟疝，但建议不用于腹股沟管后壁破坏严重的疝。因此，在疝囊巨大或者疝环直径大的情况下，网塞+平片的术式并非理想选择，可以选择其他的术式，没有必要选择2个网塞进行手术。目前在股疝手术中，只是单纯应用网塞，其上无平片覆盖，属于单纯的网塞修补术，手术原理并不全面，因此在目前有多种术式（例如Gilbert手术等）可选择的前提下，笔者不主张在股疝中单纯应用网塞进行修补。

（2）网塞+平片手术应该回归经典的不缝合还是按照习惯缝合固定？

Lichtenstein手术强调对补片的缝合和固定，但是Lichteistein手术也是腹股沟疝手术后慢性疼痛相对较为常见的术式。缝合带来的筋膜炎，如耻骨结节筋膜炎，以及无意缝合神经带来的神经损伤或刺激，都可能带来慢性疼痛的问题，因此最初的腹股沟疝网塞+平片手术不做缝合，以尽量减少缝合带来的慢性疼痛问题。但是国内的医生为了最大限度地减少复发，一般都做或多或少的缝合，并强调平片与耻骨结节筋膜的缝合。如果从规范的疝外科理念和现实中对疝复发的担心综合考虑，是应该缝合固定网塞和平片还是不缝合呢？笔者认为腹股沟疝网塞+平片手术已经经历了较长时间的发展和考验，不缝合的疗效是被实践肯定的，因此可以不做缝合固定，如对术后复发有担心，可以采用可吸收缝线进行缝合固定。

（3）Millikan手术的腹膜前修补意义与Gilbert手术有何不同？

Millikan手术将网塞的内瓣固定，使网塞可以在腹腔压力的作用下展开，但是面积有限，并不能达到完全覆盖肌耻骨孔的作用，因此无法像Gilbert手术那样进行全肌耻骨孔的修补。Millikan手术在理念上有进步，表现在适应证的拓宽上，Millikan和Doolas总结2 000例腹股沟疝患者的治疗经验后得出结论[16]：改良的网塞+平片手术（即Millikan手术）是治疗原发性单侧腹股沟疝的安全术式。可见Millikan手术安全地将网塞手术的适应证拓展到了原发性腹股沟疝。

（二）腹股沟疝网塞+平片手术的特有并发症

现代疝外科所使用的修补材料中，无论是合成材料补片，还是生物材料补片，都是制作成平片的形式，锥形网塞是这个发展过程中的独特类型，因此也产生了特殊的并发症。

1. 网塞移位

由于经典的网塞手术或网塞+平片手术不做网塞的缝合固定，因此有时网塞会脱离原来的位置，转移到其他部位，最常见的转移部位是阴囊和腹膜前，因此笔者认为将网塞用可吸收缝线进行固定还是有必要的。

2. 网塞侵蚀内脏

由于锥形的网塞尖端指向腹腔，因此有可能对内脏造成侵蚀。从目前已经报告的病例和笔者在临床实践中遇到的病例来看，最常见被侵蚀的脏器是结肠和膀胱，可导致肠梗阻、肠瘘、膀胱感染等并发症，需要手术取出网塞并进行相应的修补手术。目前无理想的预防方法，最理想的预防方式可能就是不使用网塞进行手术[17]。

3. 锥形网塞的组织液积聚作用

锥形网塞的三维空间结构，可形成一个组织间的空隙，有利于组织液积聚。这种液体的积聚，加上平片属于异物，有利于细菌的繁殖，因此可造成感染。锥形网塞造成的感染与皮肤间可形成顽固性的感染性窦道[18]，与平片造成的感染相比，较难愈合。

腹股沟疝网塞+平片手术是经受过学科发展考验的术式之一，其疗效值得肯定，在腹股沟疝外科史上也创造了辉煌的成绩，但是由于其治疗的基础（即原始适应证）及在此基础上设计的手术原理，从现代疝外科理念来看有局限性，因此在现代腹股沟疝外科手术方式和疝修补材料极为丰富的情况下，应该重新审视其适应证问题，恰当选择适应证，才能达到理想的疗效。

（陈锐森　邹湘才）

参考文献

[1] LICHTENSTEIN I L，SHORE J M. Simplified repair of femoral and recurrent inguinal hernias by a "plug" technic[J]. American Journal of Surgery，1974，128（3）：439–444.

[2] SHULMAN A G，AMID P K，LICHTENSTEIN I L. The "plug" repair of 1402 recurrent inguinal hernias. 20–year experience[J]. Archives of Surgery，1990，125（2）：265–267.

[3] LICHTENSTEIN I L，SHULMAN A G，AMID P K，et al. The tension–free hernioplasty[J]. American Journal of Surgery，1989，157（2）：188–193.

[4] DEYSINE M. Inguinal herniorrhaphy：25–year results of technical improvements leading to reduced morbidity in 4029 patients[J]. Hernia，2006，10（3）：207–212.

[5] 马颂章，李燕青. 疝环充填式无张力疝修补术[J]. 中国微创外科志，1998（2）：234.

[6] 邹冰子，隋峭崎，隋梁，等. 国内成人腹股沟疝手术治疗的发展现状[J]. 海南医学，2013，24（17）：2600–2602.

[7] ROBBINS A W，RUTKOW I M. Mesh plug repair and groin hernia surgery[J]. Surg Clin North Am，1998，78（6）：1007–1023.

[8] MILLIKAN K W，CUMMINGS B，DOOLAS A. A prospective study of the mesh–plug hernioplasty[J]. Am Surg，2001，67（3）：285–289.

[9] MILLIKAN K W，BRICE C，ALEXANDER D. The Millikan modified mesh–plug hernioplasty[J]. Arch Surg，2003，138（5）：525–529.

[10] 程若川，刁畅，张建明，等. 从解剖和力学原理浅谈腹股沟疝修补术理念的演变[J]. 中华疝和腹壁外科杂志（电子版），2010，4（2）：177–181.

[11] ROBBINS A W，RUTKOW I M. 疝环充填式修补与腹股沟疝手术[J]. 外科理论与实践，2002，7（6）：477–478.

[12] 陈双. 腹股沟疝外科学[M]. 广州：中山大学出版社，2005：12–18.

[13] 马颂章，唐健雄. 疝环充填式无张力疝修补术的技术要点讨论[J]. 外科理论与实践，2004，9（3）：257–258.

[14] RUTKOW I M，ROBBINS A W. "Tension–free" inguinal herniorrhaphy：a preliminary report on the "mesh plug" technique[J]. Surgery，1993，114（1）：3–8.

[15] TESTINI M，MINIELLO S，PICCINNI G，et al. Trabucco versus Rutkow versus Lichtenstein techniques in the treatment of groin hernia. A controlled randomized clinical trial[J]. Minerva Chir，2002，57（3）：371–376.

[16] MILLIKAN K W，DOOLAS A. A long–term evaluation of the modified mesh–plug hernioplasty in over 2000 patients[J]. Hernia，2008，12（3）：257–260.

[17] D'AMORE L，GOSSETTI F，MANTO O，et al. Mesh plug repair：can we reduce the risk of plug erosion into the sigmoid colon?[J]. Hernia，2012，16（4）：495–496.

[18] 李亮，孙卫江，隋梁，等. 实用腹股沟疝外科学[M]. 西安：世界图书出版西安有限公司，2014：104–108.

专家述评

外科的发展经历了蒙昧时代、经典解剖学时代、现代外科技术时代及假体植入材料时代等阶段，这些阶段中腹股沟疝外科都有典型的代表意义。如果说腹股沟疝外科代表了外科发展史，那么腹股沟疝网塞修补术、网塞+平片修补术即是现代疝外科史的一个缩影，因此腹股沟疝网塞+平片手术是一个非常有意思的经典话题，也是理解腹股沟疝外科无张力修补术的一种重要窗口。本章通过系统回顾该手术的发展历史，从学科发展历史的角度和现代疝外科的角度，重新审视了腹股沟疝网塞+平片手术的相关问题，并提出了现代意义下的解决建议，是一次学科发展的小进步。本章论述全面，并且有深度，是非常值得阅读和参考的佳作。由于本章是在回顾经典文献的基础上进行论述，因此引用的文献不是最新发表的，但不影响本章的质量。

（洪楚原）

第九章 开放腹膜前腹股沟疝修补术

开放腹膜前腹股沟疝修补术是以肌耻骨孔（myopectineal orifice，MPO）[1]为解剖基础、非腹腔镜腹股沟疝手术方法，是全肌耻骨孔修补术，可以认为它是TAPP或TEP的开放版本。早期探索此术式主要是为了修补复发性腹股沟疝及复杂性腹股沟疝。因为前入路手术解剖层次在腹横筋膜前，所以位于腹横筋膜后方的腹膜前间隙保持完整，经此间隙解剖和修补，可以避开原腹股沟手术区，原手术区由于瘢痕的影响，解剖结构一般很难辨认。法国医生Stoppa介绍了Stoppa手术[2]，也被称为巨大补片加强内脏囊手术（giant prosthetic reinforcement of the visceral sac，GPRVS），具体做法是在下腹正中行直切口或横切口进入腹膜前，解剖显露双侧肌耻骨孔，用大网片同时做双侧腹股沟疝的修补。Wants是一位美国医生，他介绍的Wants手术[3]则是在腹股沟区内环的上方做一横切口，切开腹直肌鞘前层及腹外斜肌腱膜，在半月线的下方进入腹膜前间隙，显露单侧肌耻骨孔，行单侧腹股沟疝的修补。以上两种术式切口大，需要的解剖范围比较大，目前临床上使用比较少。本章主要介绍目前临床上使用较多的Kugel手术[4]和Gilbert手术[5]。

一、Kugel手术

1999年，Kugel在美国外科学杂志（*The American Journal of Surgery*）上首次发表了他的腹股沟疝修补的新术式和专用网片，这是一种小切口、无张力和无须缝合的手术方式，可以对原发和复发的直疝、斜疝、股疝采用同一入路进行修补。这一术式被命名为Kugel手术，使用的网片被称为Kugel网片。文章报告了680例患者808侧腹股沟疝Kugel手术，其中716侧为原发腹股沟疝，92侧为复发疝，随访11～65个月，仅有5侧复发，2侧切口感染，复发率为0.62%，切口感染率为0.25%。5侧复发疝均为初次手术，复发疝修补后未再出现复发。在5侧复发疝中，有2侧是在术后6个月内复发的。再次手术时发现，网片的前下缘掀起，疝自网片下方突出。2侧切口感染通过伤口引流治愈，无须手术取出网片。

Kugel的做法：在内环口皮肤投射点头侧2～3cm处做斜切口，切口平均长3～4cm。定位方法：取髂前上棘和耻骨结节连线的前上段的中间，1/3在连线的外侧，2/3在连线的内侧。切开腹外斜肌腱膜后，钝性分离肌肉，切开腹横筋膜进入腹膜前间隙，腹壁下血管可作为验证进入腹膜前间隙的解剖标记。大疝囊横断，小疝囊推回腹腔，切除腹膜前脂肪瘤，在内环口处稍游离精索结构（无须将腹股沟管内的整段精索游离），并在腹膜前间隙进行输精管和精索血管去腹膜化

（3～4cm）。钝性和锐性结合解剖出腹膜前足够容纳网片的椭圆形间隙。在此间隙应可以触摸到以下解剖结构：髂血管、耻骨上支、Cooper韧带、内环口、直疝缺损、股环。将椭圆形带弹力环和定位指袋的专用网片（12cm×8cm）置入创建好的腹膜前间隙，网片平行于腹股沟韧带，3/5在其上方，2/5在其下方。用可吸收缝线关闭腹横筋膜，缝合时在网片的前片上带一针，以防止网片移位；如果是很大的直疝，可以考虑将网片固定在Cooper韧带上（但是很少需要这样做）。网片放置到位后，可以封堵内环口、直疝三角和股环，所以此术式为全肌耻骨孔修补，在修补理念上跟腹腔镜疝手术（TAPP、TEP）[6]是一样的，只是入路不同。

在这篇文章中，Kugel还介绍了Kugel网片，它由两片椭圆形网片（12cm×8cm，8cm×6cm）通过椭圆形的弹力环锚钉在一起，外周有约1cm宽的裙边，上层（小一点的网片）网片中间横向切开，称为定位指袋，放置网片时，手指或器械可以伸入定位指袋作为指引，将网片放到合适的位置上。弹力环可以让网片在腹膜前充分展开，使网片更容易铺平，不易皱褶。不得不说，Kugel网片的设计是很科学的。Kugel同时强调：网片放置于腹膜和精索（实际上在腹膜前还未形成精索结构，输精管和精索血管还分别行走在腹壁上）或子宫圆韧带之间；网片应该有个向下的弧度，下缘应该折回腹膜的下方并延伸至髂血管。

正如Kugel所说，Kugel手术可以同时修补内环、直疝三角和股管的缺损，因此，经肌耻骨孔突出的斜疝、直疝和股疝均可使用相同入路进行修补；对于前入路修补后的复发疝，此入路可以避开之前的解剖混乱区域和瘢痕，减少创伤，降低手术难度；本术式切口长3～4cm，比组织修补术、网塞手术和Lichenstein手术[7]等术式的切口还小，大约相当于腹腔镜疝的3个trocar口加起来那么大，基本不需要解剖游离精索；本术式可选用局部麻醉，成本更低。这个手术的难点是理解腹膜前的解剖和网片放置的位置。当然，对于有腹腔镜疝修补术或其他开放腹膜前疝修补手术经验的医生来说这较容易掌握。

（一）术前准备

适当停用抗血小板药，治疗严重咳嗽、前列腺增生和便秘，术前排空膀胱。

（二）适应证和禁忌证

适应证：成年人腹股沟疝、复发疝、股疝、腹股沟区小切口疝。

禁忌证：腹股沟区局部软组织感染、凝血功能异常等。

（三）手术步骤

1. 麻醉

可选用局部麻醉、连续椎管内麻醉（硬膜外麻醉、蛛网膜下腔麻醉）或气管插管全身麻醉。

2. 切开

（1）常规消毒术野皮肤，会阴部和阴囊皮肤用无醇碘伏消毒。

（2）一般采用腹股沟区顺皮纹横切口。定位方法：以内环口体表投射点为中点，做顺皮纹的横切口，长3～4cm。如果是初学者切口可稍大，方便暴露。

（3）逐层切开皮肤、皮下组织（Camper筋膜和Scarpa筋膜）、腹外斜肌腱膜，显露内环口，无须完全显露腹股沟管，不切开外环口。提起已切开的腹外斜肌腱膜分别向上、下做钝性分离至能充分显露内环口为止。

3. 切开提睾肌，寻找并处理疝囊

在腹股沟管纵行切开提睾肌2～3cm，注意勿损伤生殖股神经。切开精索内筋膜，寻找斜疝疝囊。将小疝囊完全游离，无须切开。大疝囊可以横断，远端止血妥当后旷置，尽量使用电刀锐性分离，保持解剖层面清晰，注意保护好精索血管和输精管。如果是直疝，需在海氏三角找到疝囊并游离。

4. 进入腹膜前间隙

如果是斜疝，将游离的疝囊向头侧牵引，应用“颈–肩技术”[8]，在内环口内侧、疝囊肩部切开腹横筋膜，显露腹壁下血管，腹壁下血管的后方即腹膜前间隙。此时，可用小拉钩伸入腹壁下血管后方向前牵拉，沿此间隙绕内环口（疝囊颈部）将腹横筋膜环周切开，将疝囊推回腹腔，进入腹膜前间隙。如果是直疝，将疝囊向前牵拉，沿疝囊颈部切开腹横筋膜，见腹膜前脂肪膨出可视为已进入腹膜前间隙，以此间隙为标志，沿疝囊颈部环周切开腹横筋膜，将疝囊推回腹腔内，进入腹膜前间隙。

5. 创建腹膜前间隙空间（精索血管和输精管的去腹膜化）

不管是斜疝还是直疝，均可将疝囊推回腹腔，拉钩向前牵开环形切开的腹横筋膜，确认进入腹膜前间隙，用湿纱布向后方填塞，用力要均衡，内侧填塞显露Retizus间隙，外侧填塞创建Bogros间隙。用手指触摸确认腹膜前间隙空间是否足够，以内环口为中心，上方应超过2～3cm，下方应可以进入Retizus间隙，触摸到耻骨梳韧带，内侧达中线，外侧达髂腰肌。用S拉钩伸入腹膜前间隙，连同疝囊向头侧牵拉，另一牵引带将精索向尾侧牵拉，这个动作可以完成精索血管和输精管的去腹膜化，直视下显露危险三角（Doom三角）。

6. 放置网片

腹膜前间隙空间创建后，用长镊自腹横筋膜缺损处向内下探入Retizus间隙，头端置入耻骨梳韧带后方作为指引，取带弹力环的Kugel网片，食指伸入网袋，将网片卷曲，顺镊子指引的方向放置网片，再上下展平，形成弓背向下的弧形。网片应该有个向下的弧度，下缘应该折回腹膜的下方并延伸至髂血管。

7. 固定网片

可吸收缝线关闭腹横筋膜时在网片的前叶缝合一针固定即可，无须过多固定。

8. 关闭切口

用可吸收缝线缝合腹外斜肌腱膜及皮下组织，最后缝合皮肤（皮肤也可用组织胶水黏合）。

（四）手术技巧

原创的Kugel手术切口是在内环口上方约2cm处，其实如果要使切口更小，可以把切口下移至

内环口的皮肤投射点上，这样切口的后方直接就是内环口，更方便显露，当然这个时候手术就变成了开放经腹股沟腹膜前疝修补术（trans ingunal ring preperiteal，TIPP）[9]。

对于斜疝，进入腹膜前的技巧是：在疝囊肩部切开腹横筋膜，在疝囊的内侧显露腹壁下血管，腹壁下血管就是进入腹膜前的重要标志；此时，将游离的疝囊向外侧牵拉，用小拉钩将腹壁下血管及腹横筋膜向前拉开，在此间隙环绕内环口一周将腹横筋膜完全切开就完全进入了腹膜前间隙。

精索血管和输精管的去腹膜化是本术式创建空间足够充分的一个重要标志，该操作的技巧是：进入腹膜前间隙后，将游离的疝囊向头侧牵拉，将精索组织向尾侧牵拉，形成张力，用S拉钩将疝囊向头侧牵引，用长镊向尾侧推开精索血管和输精管，可直视下完成去腹膜化。

用“纱布填塞法”创建腹膜前空间是Kugel手术常用的方法：将疝囊向后方推回腹腔内，用一块湿纱布自内环缺损或直疝三角缺损处置入，分别向内、外侧摊开纱布；将食指指尖伸进腹膜前间隙，绕缺损一周推开腹膜创建足够的空间。

网片放置技巧：先用长镊置入Retizus间隙作为指引；食指进入指袋，将网片卷起（图9-1），顺长镊进入Retizus间隙；用长镊替代食指进入指袋定位，将卷曲的网片缓慢推进至腹膜前间隙。

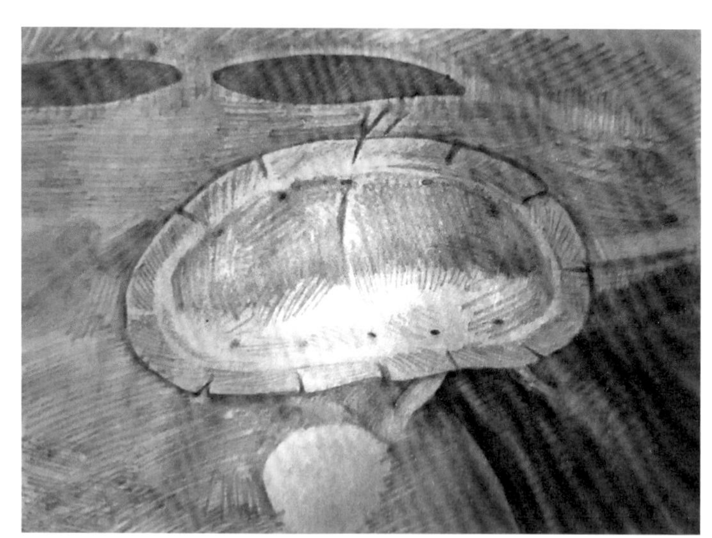

图9-1　网片放置

（五）问题和解答

（1）如何定位手术切口？

要做到2～4cm的切口，关键是定位要准确，切口就在内环口的体表投射点。根据传统解剖学定位内环口的方法：找到髂前上棘与耻骨结节连线中点上方约1.5cm处，有经验的医师通过按压该处可扪及相对薄弱处，以此处为中心做顺皮纹切口即可准确定位，做到切口最小化。

（2）如何确认进入了腹膜前间隙？

如果是斜疝，笔者建议以腹壁下血管为进入腹膜前间隙的标志，在疝囊肩部切开腹横筋膜后显露腹壁下血管，继续切开腹横筋膜深层，在腹壁下血管的后方伸入拉钩向前牵拉，即可进入腹膜前间隙。如果是直疝，将疝囊向前牵拉后沿疝囊颈部切开腹横筋膜，可见无血管的腹膜前脂肪膨出，在此层膨出的脂肪与腹横筋膜之间的间隙即为腹膜前间隙。

注意：一般来说，膨出的腹膜前脂肪上无明显血管，而且切开腹横筋膜后，脂肪膨出的感觉是有一定张力的膨出。

（3）创建足够腹膜前间隙空间的标志是什么?

腹膜前间隙的空间足够是指空间已经能覆盖整个肌耻骨孔，因手术开口较小，有些解剖标志不一定能直视，笔者的经验是可以用手指触摸，在内环口上方应有2～3cm，下方应能触摸到耻骨上支后方的耻骨梳韧带下约2cm，内侧手指可触摸到中线及耻骨联合，外侧可触摸到髂腰肌，此即表示空间已充分游离。

（4）展平网片的关键技术是什么?

网片要展平成为一个弓背向下的弧形。首先，创建的腹膜前空间必须正确且足够大。另外，放置网片时要充分利用指袋，先用长镊探入Retizus间隙、耻骨梳韧带后方，向后推开，网片即可准确置入Retizus间隙，然后退出指袋中的手指，用镊子代替手指定位，用拉钩将腹横筋膜向前方牵拉，顺内环口一周将网片置入，网片下缘放置在腹膜和输精管及精索血管（女性为子宫圆韧带）之间，把网片的下缘向下后方推展，即可展平成为弓背向下的弧形，网片应该有个向下的弧度，下缘应该折回腹膜的下方并延伸至髂血管。

二、Gilbert手术

1999年，Gilbert在*Hernia*杂志上发表了他的文章，文章详细介绍了肌耻骨孔（MPO）的解剖、双层疝修补装置（prolene hernia system，PHS）、Gilbert腹股沟疝修补术的手术技巧及疝修补的初步结果。Gilbert写到，传统上认为原发腹股沟疝修补手术是第一年的住院医师学习的第一个手术，但是现在，更多高年资医师来关注腹股沟疝修补术的细节，且获得了更理想的修补效果，使用假体材料的前入路无张力手术慢慢取代传统的纯组织修补手术。各种前入路和后入路的手术都修补了缺损，各有优势，但是只有后入路的手术把网片放置在腹壁缺损和回纳的疝内容物之间，并完整覆盖了肌耻骨孔，真正有机会给全肌耻骨孔提供长期的保护。

Gilbert认为，网塞手术（国内称为疝环充填式修补术）起到的是“塞”的作用，网塞像个塞子把腹壁缺损堵住。而腹股沟管后壁、内环口的内侧和外侧缺乏保护，因此疝往往在最后一次术后若干年复发。根据Gilbert的观察，这种复发往往不是缝合组织或网片破裂导致的，而是邻近无网片保护的区域逐渐薄弱发展至临床症状明显的疝。前入路的平片起到的不是“塞”的作用，而是“盖”的作用，网片无法为MPO下半部分股疝及股血管周围缺损提供足够的保护；平片的尾部长度太短或者是重叠不够也会导致内环口附近疝复发，这部分病例几乎都会出现疝囊在腹股沟管后壁和网片之间突出的情况。

Gilbert认为前入路的网塞和平片技术修补效果都不太理想，因此介绍了一种双层疝修补装置（PHS）。这是一种双层三位一体的网片，有3种型号。下层是圆形的网片，用来放置在腹膜前，尾侧超过Cooper韧带，头侧超过弓状下缘，中线到达腹直肌后方，外侧远超过内环口，可完全封堵肌耻骨孔；上层的大小足以覆盖整个腹股沟管后壁，中间的连接体放置在缺损处。

Gilbert的做法：在腹股沟区做5cm的切口，创建腹膜前间隙，即显露腹股沟管，在腹外斜肌腱膜深面内、外侧解剖，内侧至联合腱，外侧至腹股沟韧带。如果是斜疝，则经内环口进入腹膜前间隙；如果是直疝，则切开腹横筋膜进入腹膜前间隙。Gilbert强调用软纱布推开腹膜前间隙的空间，他认为使用假体或戴手套的手指来建立腹膜前间隙的空间效果欠佳，并在文章中指出，使用软纱布推挤腹膜前脂肪可以完美地创建腹膜前间隙的空间，而且这是该手术成功的关键技术之一。空间创建好后，Cooper韧带直视下可见，手指触摸可以扪及髂动脉搏动，如果是骑跨疝，可以把两个缺损合并为一个缺损处理。期望下层网片完全展平是不现实的，但是它可以完全覆盖肌耻骨孔。与腹腔镜疝修补不同，PHS的下层放置在腹膜前含有脂肪的间隙。固定上层前可通过患者咳嗽或瓦尔萨尔瓦（Valsalva）动作来检测下层是否完全覆盖MPO。PHS的上层展开后，内侧固定在腹横肌腱膜弓，尾侧超过耻骨结节下2cm并固定，外侧固定在腹股沟韧带中部。

Gilbert在文章中报道了759个用PHS修补的腹股沟疝病例（从1998年4月到1999年2月）。其中斜疝405例（复发疝32例，占8%），直疝354例（复发疝45例，占14%）；局部麻醉512例，区域阻滞麻醉244例，全身麻醉3例。短时间随访没有复发的报告。32例（4.21%）术后出现血清肿，6例（0.79%）出现血肿，6例（0.79%）出现伤口感染，1例17岁男性患者在术后4小时出现皮下气肿，怀疑是毒性气体感染导致的，因此立即取出网片。少数患者出现睾丸痛，但没有出现睾丸萎缩。

（一）术前准备

适当停用抗血小板药，治疗严重咳嗽、前列腺增生、便秘，术前排空膀胱。

（二）适应证和禁忌证

适应证：成年人腹股沟疝、复发疝、股疝。

禁忌证：腹股沟区局部软组织感染、凝血功能异常等。

（三）手术步骤

1. 麻醉

可选用局部麻醉、连续椎管内麻醉（硬膜外麻醉、蛛网膜下腔麻醉）或气管插管全身麻醉。

2. 切开

（1）常规消毒术野皮肤，会阴部和阴囊皮肤用无醇碘伏消毒。

（2）一般采用腹股沟区斜切口。定位方法：以内环口体表投射点为中点，平行腹股沟韧带做切口，长约6cm，内侧达耻骨结节外上方，以方便显露。

（3）逐层切开皮肤、皮下组织（Camper筋膜和Scarpa筋膜）、腹外斜肌腱膜，显露内环口，腹外斜肌腱膜需全程切开至外环口，充分显露腹股沟管。

3. 创建腹膜前间隙，游离精索

提起已切开的腹外斜肌腱膜，在其深面向内侧分离至腹直肌外侧缘，显露联合腱，向外侧钝性分离至能充分显露腹股沟韧带。用无损伤钳钳夹精索向前牵拉，自耻骨结节处开始解剖，把精索连同提睾肌一起与后方的腹横筋膜完全分离。远端显露耻骨结节，近端显露内环口。

4. 切开提睾肌、精索内筋膜，寻找和处理疝囊

在内环口内下方切开提睾肌2～3cm，应注意勿损伤生殖股神经。切开精索内筋膜，寻找斜疝疝囊。小疝囊完全游离，无须切开。大疝囊可以横断，远端止血妥当后旷置，尽量使用电刀锐性分离，保持解剖层面的清晰，注意保护好精索血管和输精管。如果是直疝，需在海氏三角找到疝囊并游离。

5. 进入腹膜前间隙

如果是斜疝，将游离的疝囊向头侧牵引，应用“颈–肩技术”，在内环口内侧、疝囊肩部切开腹横筋膜，显露腹壁下血管，腹壁下血管的后方即腹膜前间隙。此时，可用小拉钩伸入腹壁下血管后方向前牵拉，沿此间隙绕内环口（疝囊颈部）将腹横筋膜环周切开，将疝囊推回腹腔，进入腹膜前间隙。如果是直疝，将疝囊向前牵拉，沿疝囊颈部切开腹横筋膜，腹膜前脂肪膨出可视为已进入腹膜前间隙，以此间隙为标志，沿疝囊颈部环周切开腹横筋膜，将疝囊推回腹腔内，进入腹膜前间隙。

6. 创建腹膜前间隙空间（精索血管和输精管的去腹膜化）

不管是斜疝还是直疝，均可将疝囊推回腹腔，用拉钩向前牵开环形切开的腹横筋膜，确认进入腹膜前间隙，用湿纱布向后方填塞，用力要均衡，内侧填塞显露Retizus间隙，外侧填塞显露Bogros间隙。用手指触摸腹膜前间隙以确认空间是否足够，以内环口为中心，上方应超过2cm，下方进入Retizus间隙应触摸到耻骨梳韧带，内侧达中线，外侧达髂腰肌。用S拉钩伸入腹膜前间隙，连同疝囊向头侧牵拉，另一牵引带将精索向尾侧牵拉，这个动作可以完成精索血管和输精管的去腹膜化，直视下显露危险三角（Doom三角）。创建好腹膜前间隙空间后需探查股环，确认是否同时有股疝，如有股疝，需把疝内容物回纳，回纳后肌耻骨孔下半部分才能充分显露。

7. 放置网片

腹膜前间隙创建后，将双层网片的上层卷曲成圆筒状，用卵圆钳夹持，将下层绕上层折叠成锥形，自内环口或海氏三角的缺损处置入至创建好的腹膜前间隙，待下层自然展开后，把上层向前提拉，同时用手指确认下层是否完全展开，是否完全覆盖肌耻骨孔。用可吸收缝线缩窄内环口或海氏三角的腹横筋膜缺损。将上层对应内环口处剪一小口以容精索穿过，展平上层。上层的下缘需超过耻骨结节1～2cm，在耻骨结节处用不吸收缝线固定2针，联合腱及腹股沟韧带适当缝合固定，展平网片。

8. 关闭切口

用可吸收缝线缝合腹外斜肌腱膜及皮下组织，最后缝合皮肤（皮肤也可用组织胶水黏合）。

（四）手术技巧

Gilbert手术实际上是Lichenstein手术和腹膜前修补术的结合。手术过程要解剖前后两个间隙（腹股沟管及腹膜前间隙）。进入腹股沟管后，先不急于找疝囊，而是先将精索完全游离，用皮钳牵拉精索，在耻骨结节上方开始进入腹横筋膜前方的平面，此处血管少且有自然间隙，容易解

剖分离。

网片放置技巧：一般是将网片的上层折叠成矩形（图9–2）并用卵圆钳钳夹，下层卷成锥形包绕上层，用拉钩将腹横筋膜的缺损拉开，暴露缺口，将网片用卵圆钳置入，释放下层后，向前牵拉上层，同时用手指推开、摊平下层。

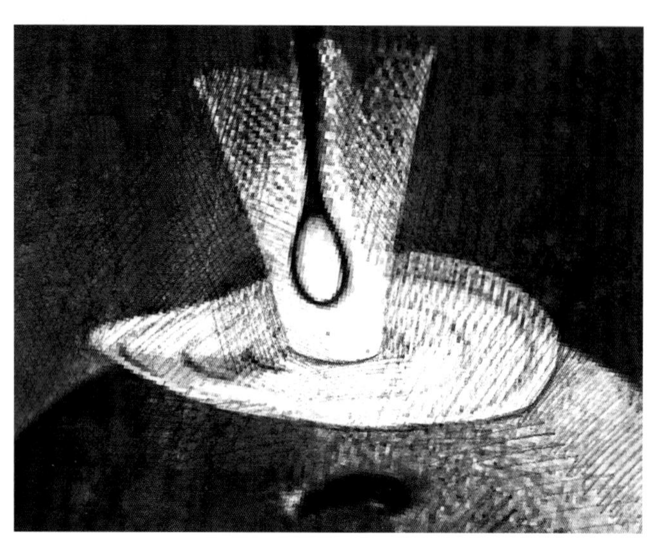

图9–2　网片折叠

（五）问题和解答

（1）PHS网片的下层如何放置才能展平？

网片展平的先决条件是腹膜前间隙的空间足够，所以，如果网片不平整，应该先检查创建的空间是否充分（请参照上文中关于通过解剖标志确认空间是否足够的内容）。如果空间已经足够，笔者的做法是：用小拉钩把腹横筋膜向前牵拉，显露腹膜前间隙，将PHS疝装置卷成锥形放入，向腹腔推进多一点（注意不要损伤腹膜），钳夹上层往前牵拉时用手指推平展开下层。不过，正如Gilbert所说，对于PHS疝装置，你期望下层完全展平贴合肌耻骨孔是不现实的，下层只要能完全封堵肌耻骨孔就可以了。不能完全展平的原因在于下层是圆形的平片，往往无法完美贴合肌耻骨孔的立体解剖结构。

（2）有了Lichenstein手术和Kugel手术，什么情况下选择Gilbert手术？

Lichenstein平片可以加强修补腹股沟管后壁，使肌耻骨孔上半部分的缺损得以修补；Kugel网片放在腹膜前间隙，封堵了包括股管在内的肌耻骨孔，是对全肌耻骨孔的修补。笔者认为，Gilbert手术其实可以看作是Kugel+Lichenstein手术，或者称为“腹膜前修补plus”的手术，在患者为老年人、腹股沟区缺损范围大及局部组织薄弱的情况下，用PHS网片修补，相当于“封堵”和“盖”的作用同时使用，可增加肌耻骨孔的强度，减少疝复发的机会。

（3）PHS上层固定的关键点是什么？

PHS上层的固定要求与Lichenstein手术基本一致。首先，缝线使用不可吸收的；其次，上下两端及内外侧4个方向的固定要牢靠；最后，缝合时一定要注意避免损伤神经，以减少术后疼痛的发生。下缘需超过耻骨结节1～2cm，固定在耻骨结节处，2针即可；内侧缘缝合固定在联合腱上；外侧缘缝合固定在腹股沟韧带上，一般2～3针即可；头侧开口，容精索穿过处一般就在内环口处，剪开网片的两页需重叠缝合1～2针，固定在网片后方的腹内斜肌上或前面的腹外斜肌腱膜深面。

（唐迎泉　邹湘才）

参考文献

[1] FRUCHAUD H. Anatomie chirugicale des hernies de l'aine[J]. Proc R Soc Med，1956，50（9）：704.

[2] STOPPA R E，PETIT J，HENRY X. Unsuture Dacron prosthesis in goin hernias[J]. Int Surg，1975，60（8）：411-412.

[3] WANTZ G E. Testicular atrophy as a sequela of inguinal hernioplasty[J]. Int Surg，1986，71（3）：159-163.

[4] KUGEL R D. Minimally invasive，nonlaparoscopic，preperioneal，and sutureless ingunal herniorrhaphy[J]. Am J Surg，1999，178（4）：298-302.

[5] GILBERT A I，GRAHAM M F，VOIGT W J. A bilayer patch device for inguinal hernia repair[J]. Hernia，1999，3（3）：161-166.

[6] 唐健雄，郑民华，陈杰. 腹腔镜腹股沟疝手术操作指南（2017版）[J]. 中国实用外科杂志，2017，37（11）：1238-1242.

[7] Lichtenstein I L. Herniorrhaphy. A personal experience with 6321 cases[J]. American journal of surgery，1987，153（6）：553-559.

[8] 张彬. 肩颈技术在前入路腹股沟疝修补术中应用的解剖学探讨[J]. 中华解剖与临床杂志，2017，22（5）：423-425.

[9] DJOKOVIC A，DELIBEGOVIC S. Tipp versus the Lichtenstein and Shouldice techniques in the repair of inguinal hernias-short-term results[J]. Acta Chir Belg，2019，106（7）：856-861.

专家述评

腹股沟疝开放腹膜前手术是各种术式中比较重要的一类，其代表性的手术为Kugel手术和Gilbert手术，其他的开放腹膜前手术方式可以说是这两个手术的衍生术式，例如Modified Kugel手术。本章回顾了经典的文献，系统地阐述了Kugel手术和Gilbert手术的原理和发展，并在这个基础上，详细地介绍了手术的过程，尤其是如何进入腹膜前间隙的相关问题，最后对其中的关键技术细节进行了深入的讨论，体现了作者在开放腹膜前手术方面的深厚功底，其经验值得借鉴。

（洪楚原）

第十章 细说腹腔镜经腹腹膜前疝修补术

腹腔镜经腹腹膜前疝修补术（TAPP）是20世纪80年代末开始逐步发展成熟的术式，它源于开放手术中Stoppa和River提出的巨大补片加强内脏囊手术（GPRVS）。TAPP是腹腔镜腹股沟疝手术的基础，是目前公认的腹腔镜疝手术的主流术式之一[1]。TAPP是一种基于肌耻骨孔和补片的修补，即以肌耻骨孔为修补加强对象，用完整、较大张的补片覆盖整个肌耻骨孔[2]。离开了这两点，都不能称为真正意义上的TAPP手术[3]。学习TAPP，既要掌握其原理，又要掌握其方法，如此才能正确入手。

第一节 为TAPP做好准备

一、TAPP的优点与适应证

1. TAPP的优点

（1）进入层面简单、明了。

（2）空间充分。

（3）有利于发现和处理隐匿疝、复合疝和双侧疝。

（4）可应对嵌顿性疝、滑动性疝、复发疝[4]等复杂性腹股沟疝。

（5）可作为TEP手术的后盾，即若TEP术中遇困难无法继续，可转为TAPP[5]。

2. TAPP的适应证

（1）成人腹股沟疝，包括斜疝、直疝、股疝、复合疝、双侧疝，且患者能耐受全身麻醉与气腹。

（2）难复性疝、滑动疝。

（3）复发疝。

二、应慎用TAPP的病例

（1）患者年龄超过80岁。

（2）各种原因导致患者有中量以上腹水。

（3）患者有心、肺功能不全，不能耐受全身麻醉和气腹。

三、术者站位与患者体位

1. 术者站位

TAPP手术需要气管插管进行全身麻醉。术者立于患者的健侧进行操作，助手立于患侧或头侧持镜，台上护士位于手术台下方，监视器置于手术台下方正中稍偏向患侧（图10-1）。

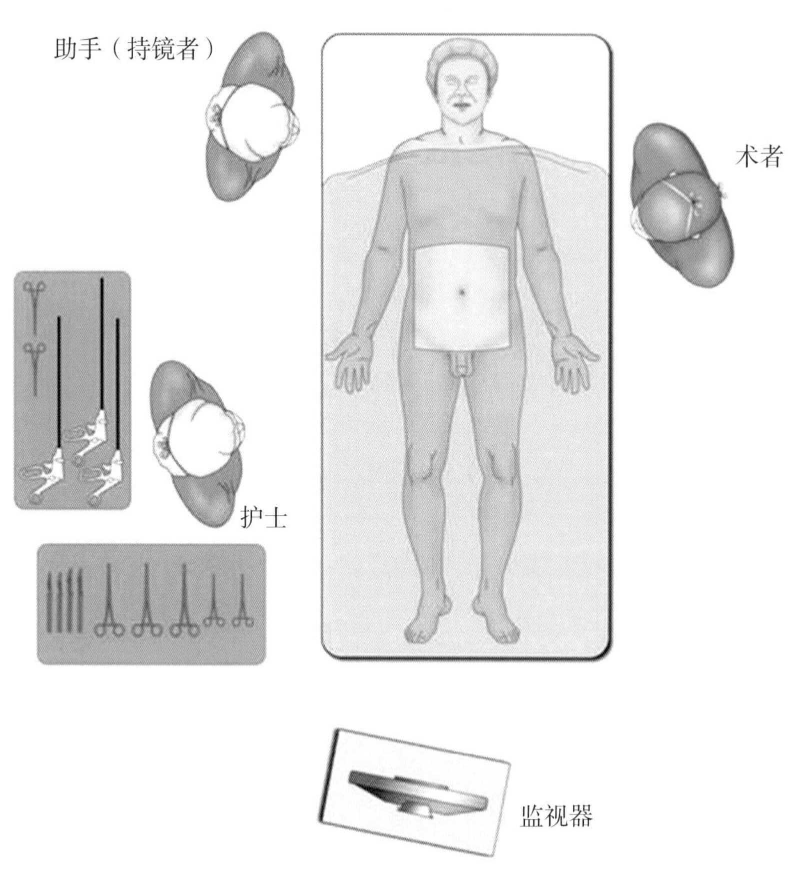

图10-1　术者站位

2. 患者体位

患者取头低脚高10°～15°平卧位，双上肢收起。为什么双上肢要收起呢？因为术者操作时往往要靠近患者头侧半转身面对屏幕，患者上肢外展会影响术者操作；另外，术中若发现是双侧疝，需变换站位，所以术前最好双上肢收起。有时为了术野显露和操作方便，术中还会将患者上肢调整至患侧稍高位。

四、TAPP的总体手术步骤

（1）放置套管。

（2）"画眉毛"（切开腹膜）。

（3）“立山头”（游离两个间隙）。

（4）“拉山头”（处理疝囊）。

（5）生殖管道的去腹膜化（进一步游离腹膜）。

（6）放置补片。

（7）缝合腹膜。

第二节　TAPP各步骤的细节、问题与技巧

一、放置套管

1. 套管的选择与布孔位置

TAPP一般采用3个套管。第一个套管选用10～12mm的，作为腹腔镜观察孔，一般位于脐孔上方0.5～1.0cm处。第二、三个套管选用5mm的，作为操作孔，分别位于左、右侧腹，平脐或脐水平以下0.5～1.0cm，半月线外侧1.0～2.0cm（图10-2）。当然，这是常规的布孔方法。要做到更加精细，操作孔的位置需要考虑到人体力学的因素，即根据术者的实际情况，包括身高、臂长、手术习惯等，根据这些因素进行调整，以达到方便操作、减少由于放置套管带来的操作不便和疲劳的目的。

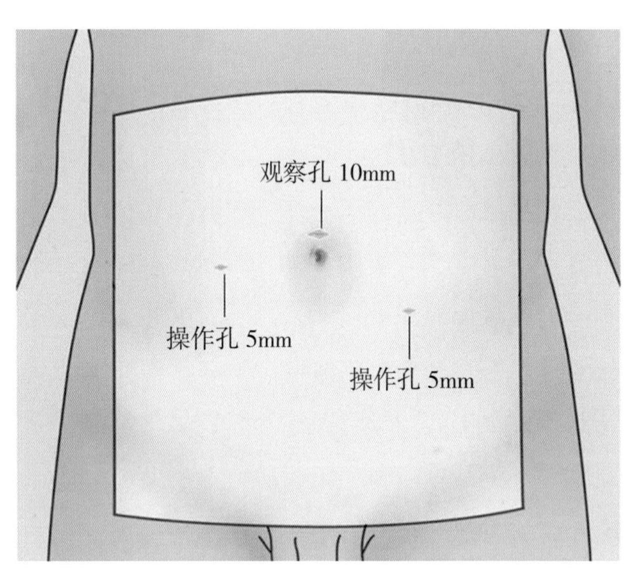

图10-2　3个套管的分布

2. 放置套管的人体力学考虑

（1）符合视轴一致的手术台布局。视轴即术者眼睛与观看目标的连线。对于开放手术，视轴为术者低头观看术野时眼睛与术野的连线，同时术者双手在术野中操作，视轴与操作的方向是一致的。对于TAPP手术，视轴为术者眼睛与显示屏的连线，但术者双手通过腹腔镜器械在术野中操作的方向与视轴不一定一致，这样术者需要通过扭腰或扭头来调整，时间长了容易引起疲劳甚至影响操作的精确度。因此，手术台布局时应该考虑这些因素，将显示屏放置在术者眼睛与术野连线的延长线上，即术者眼睛、术野、显示屏三点成一线。

一般的手术台布局为：术者立于患者的健侧近头侧进行操作，侧身面向显示屏站立，显示屏置于手术台下方偏向患侧；助手立于患侧或头侧持镜；台上护士立于患侧与术者相对。

（2）使双手所持器械的交角保持适度大小。双手所持器械的交角是指左、右手所持腹腔镜器械在术野中形成的夹角。通常交角越小，“筷子效应”（指双手器械互相干扰）就越明显；一

般交角保持在45°～60°符合人体双上肢自然屈肘时前臂所成的夹角，较方便操作，操作者不容易疲劳。

什么因素可影响双手所持器械的交角？主要是两侧操作孔的位置。一般操作孔位置向中线靠拢或向头侧移位会使交角变小，向外侧或向尾侧移位会使交角变大。由于还要考虑套管自身的长度，以免套管距离术野太近影响操作，因此患侧操作孔的位置一般沿水平方向调整（向内或向外），健侧操作孔沿纵向方向调整（向上或向下）（图10–3）。

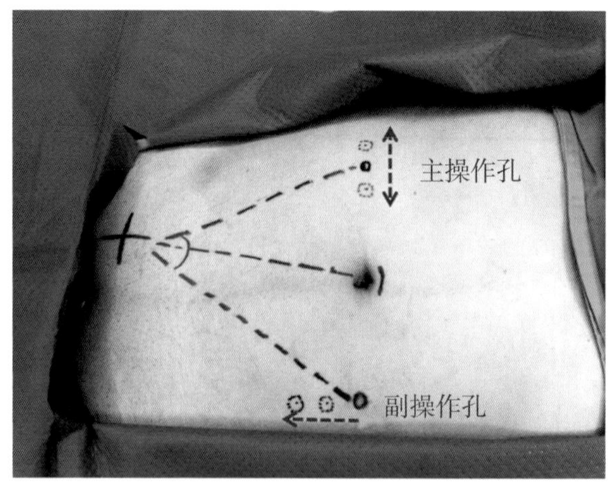

图10–3 操作孔的位置调整方向

（3）患者体位与术者肘关节高度的选择。患者采用平卧位，双上肢收至躯干（至少健侧上肢收起）。因为若患者臂外展，则术者无法靠近患者头侧，侧身面向显示屏站立时操作方向与视轴的夹角较大，术者需要扭身或扭头调整，容易疲劳。术者操作时肘关节自然屈曲90°左右为宜，这一点可通过调整手术床高度来实现。一般调整至患者前腹壁与术者肘关节相距约10cm或一个拳头为止（图10–4）。

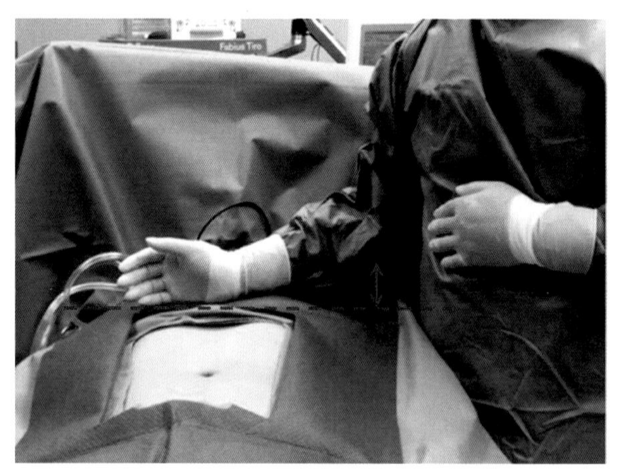

图10–4 手术床高度的调整

3. 套管穿刺的安全性及方向

（1）第一个穿刺套管的放置。套管穿刺时的不良事件偶有发生，因此安全性问题很重要。由于第一个套管是盲穿的，因此更应注意其安全性。为避免误伤，可采取以下方法：①使用Veress气腹针，在脐上中线位置穿刺进腹，充入CO_2气体制造气腹后进行穿刺。②在脐部两侧用缝线或用布巾钳悬吊腹壁，在脐上做10mm的切口，用分离钳分离至腹膜前（一般有第一次落空感），然后再以套管直接穿刺进腹（一般有第二次落空感）。③按第二个方法，分离至腹膜前以后用可视套管进行穿刺。所谓可视套管是指套管是透明的，内为空心，可让腹腔镜的镜头进入，在直视下进行穿刺。

（2）套管穿刺的方向。套管穿刺时方向宜斜向术野，尤其是肥胖和腹壁较厚的患者。这样手术器械经套管到达术野时不需要额外费力去克服腹壁的张力，术者不容易疲劳；另外这样操作套管在腹腔内摆动的位移最小，不容易造成副损伤（图10–5）。但倾斜的角度不宜过大，否则套管在腹壁内的潜行距离太长，容易造成腹壁损伤。而且，倾斜角度过大还容易导致套管在腹膜的

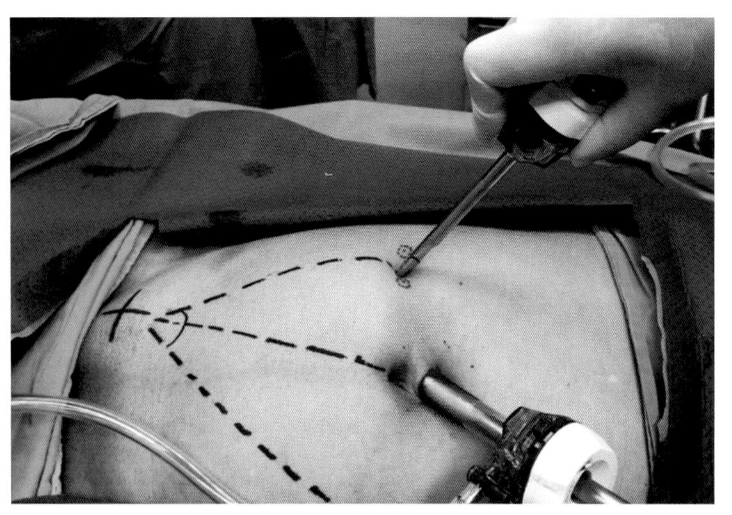

图10-5　套管穿刺方向

穿出位置过于接近术野，影响手术操作。

二、“画眉毛”（切开腹膜）

所谓“画眉毛”，是指将疝环视为眼睛，在疝环上方水平切开腹膜的过程。

1. 进腹后的“鸟瞰”

鸟瞰，是指从高处往下看。鸟瞰不等于俯视，俯视是从一个角度看，而且看到的是有局限的；鸟瞰是全方位的俯视，看到的是更广阔的空间。腹腔镜进入腹腔后鸟瞰腹腔全貌是指视野自上朝下全面地探查腹腔器官，包括肝、脾、胃、网膜、小肠、结肠等。

鸟瞰腹腔全貌后画面定格在患侧腹股沟区。什么样的画面最有利于操作？或者说什么是“画眉毛”场景的最佳画面？一般来说，将疝环置于视野中央，同时显示脐旁皱襞及髂前上棘内上方区域，即“画眉毛”要切开的腹膜范围。前下腹壁如墙壁一样立起来的画面最有利于操作（图10-6）。如何获得最佳画面？通常扶镜手需将腹腔镜的光纤调整至6点钟方向（朝天花板看），并将镜身抬高，使30°镜的镜面尽量平行于前下腹壁。如果仍未能使画面如墙壁一样立起来，可以调整患者的体位至头低脚高位。

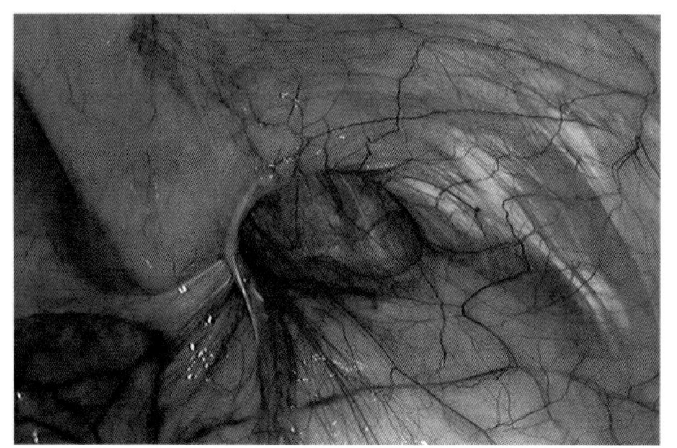

图10-6　竖立如墙壁的画面更有利于操作

2. 切开腹膜

（1）什么叫“气化”腹膜前？所谓“气化”腹膜前是指先在腹膜上切开一小口，经此口向腹腔方向拉动腹膜2～3次，让气体进入腹膜前间隙。腹膜切小口的位置一般选在脐旁皱襞基底部外侧与前下腹壁交界处，疝环上方1.5～2.0cm处（图10-7）。因为此处脐旁皱襞可作为天然的抓手，用左手将其牵拉使腹膜绷紧方便切开；另外此处腹膜前较为疏松，气体容易进入腹膜前间隙，贯通内侧的Retzius间隙和外侧的Bogros间隙。

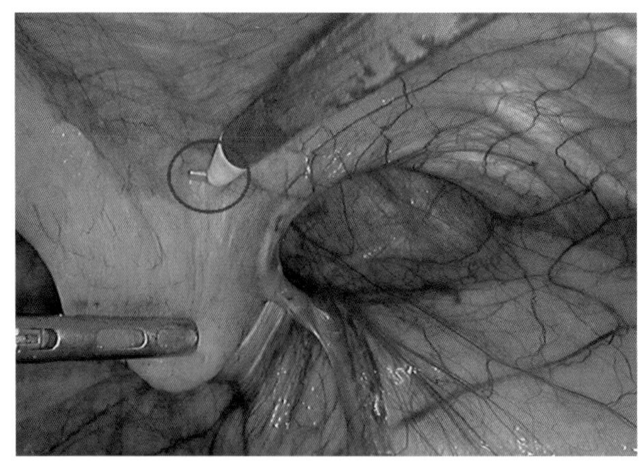

图10-7 “气化”腹膜前的位置

“气化”腹膜前的主要目的是在腹壁下血管和腹膜之间制造出间隙，再沿腹膜切口开始自内向外继续“画眉毛”，从而有效降低腹壁下血管损伤的风险。

（2）腹膜切开的部位及长度。“画眉毛”即切开腹膜的起始位置是“气化”腹膜时的切口（脐旁皱襞基底部外侧与前下腹壁交界处，疝环上方1.5～2.0cm），由内向外水平或弧形切开，长5.0～6.0cm。注意腹膜切开线不需要太长，因为腹膜前间隙有一定的潜行游离空间。腹膜切开线太长一方面增加了腹膜缝合时的难度和时间，另一方面游离空间过大容易造成补片移位。另外，为了更好地游离内侧的Retzius间隙，“画眉毛”时可沿脐旁皱襞外侧向上切开腹膜1.5～2.0cm（图10-8）。

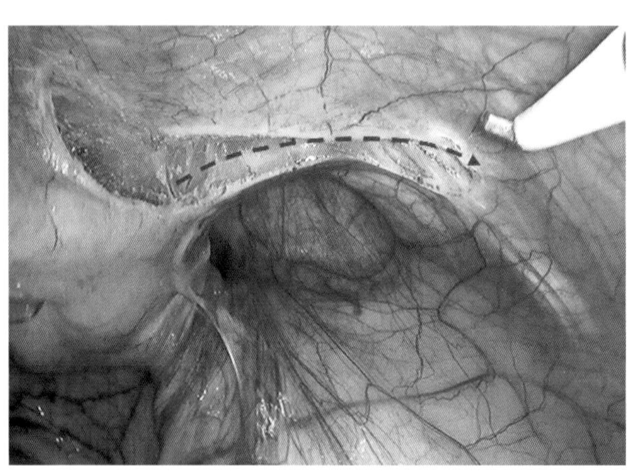

图10-8 腹膜切开线

3. 左侧腹股沟疝有时会碰到的景象及其处理

不少外科医生会觉得做左侧腹股沟疝手术比做右侧更困难一些。原因主要是大部分人为右利手，以右手的器械操作为主操作。在左侧腹股沟区进行操作时，由于左侧脐旁皱襞的阻隔，一方面不方便显露，另一方面右手的电动力器械金属部分容易接触到脐旁皱襞造成“漏电”。解决办法有以下几个：①将手术床调至左侧稍高，以方便显露；②对右手电动力器械过长的金属部分以薄膜封隔；③训练左手操作。

三、“立山头”（分离两个间隙）

所谓“立山头”，是指先游离耻骨后膀胱前间隙（Retzius间隙）和腹股沟间隙（Bogros间隙），当两个间隙游离后疝囊就犹如山头一样立在两间隙之间了（图10-9）。

1. Retzius间隙的找寻和分离

沿“眉毛”内侧靠近脐旁皱襞的腹膜切口，看清脂肪组织（膀胱周围脂肪）与腹壁的分界，通过钝性分离进入Retzius间隙。进入间隙后，利用CO_2气体的压力，显示疏松组织，沿疏松组织向耻骨联合方向分离，遇少量纤维索带或小血管时可用单极电凝切断。判断是否正确进入Retzius间隙的标志是能否看到白色的耻骨梳韧带。Retzius间隙游离的范围一般是内侧超过耻骨联合2～3cm，外侧到达“死亡冠”相应位置，向下超过耻骨梳韧带下方2～3cm。

2. Bogros间隙的分离

Bogros间隙的游离主要是通过钝性加锐性分离，将腹横筋膜与腹膜分开，牵拉腹膜向下，直至显露髂耻束或接近腹膜反折处。游离时要注意深度，以不破坏腹横筋膜的完整性为宜，即尽量将腹膜前脂肪及腹横筋膜层留在腹壁，这样既可减少出血，又能避免误伤神经。

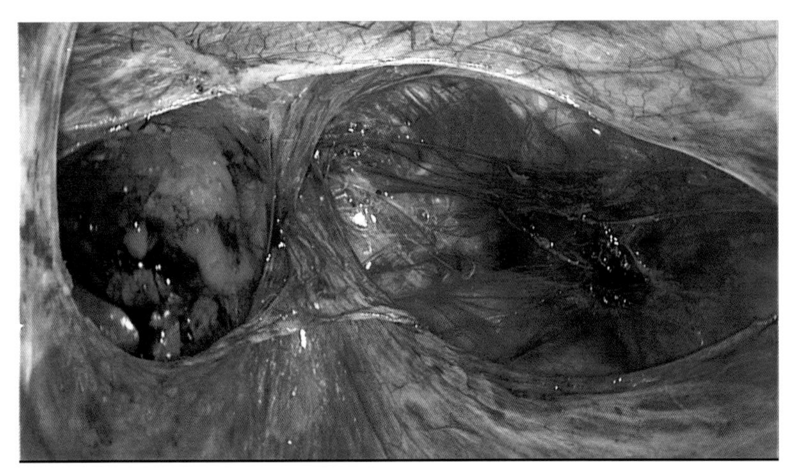

图10-9　游离两个间隙，疝囊位于两间隙之间

3. 为什么要先游离两个间隙

首先，疝囊是位于腹膜外与腹壁相连的，只有游离好两个间隙疝囊才能退回到腹腔内，方便进一步的处理。其次，腹腔镜疝手术与开放手术不同，开放手术有助手通过拉钩等显露术野，术者的手可以直接接触靶目标，有触觉，甚至可以用手指做钝性分离；腹腔镜疝手术的所有操作均依靠术者一人完成，且手不能接触靶目标，而是通过特制加长的腹腔镜器械去完成的。因此，腹腔镜疝手术更讲求的是空间、视野与层面。只有游离好两个间隙，才有空间去处理疝囊，才能看清疝囊与周围结构的分界。

4. 分离两个间隙会遇到的“坑”

（1）分离Retzius间隙常见的“坑”：①误入脂肪组织内分离。通常有脂肪的地方就有毛细血管，在脂肪组织内分离Retzius间隙一方面容易出血，另一方面不容易进对层面且有可能损伤膀胱。一般从“气化”腹膜的切口入手，将脂肪组织全部推向膀胱侧，沿脂肪组织与腹壁之间的疏松组织分离才容易进对层面。②耻骨梳韧带下方走太深。一般分离Retzius间隙时向下超过耻骨梳韧带下方2～3cm即可，再往深部有前列腺周围静脉丛，游离过深容易造成出血。③“死亡冠”位置过度分离。“立山头”时游离Retzius间隙仅是初步游离，外侧到达“死亡冠”即可停止。因为这个位置不仅有“死亡冠”，外侧深部还有髂静脉，偶尔腹壁下血管的起始处也在此经过，“立山头”时由于所建立的空间仍有限，若发生上述血管损伤出血则难以控制，因此“死亡冠”位置不宜过度分离。

（2）分离Bogros间隙常见的“坑”：①分离层面过深或过浅。一般情况下，腹膜前间隙有两层筋膜，一层为贴近腹壁肌的腹横筋膜，另一层是紧贴腹膜的腹膜前筋膜。分离Bogros间隙时以不破坏腹横筋膜为宜，即在腹横筋膜与腹膜前筋膜之间分离。分离适度的标志是腹膜前脂肪留在腹壁，表面有一层薄薄的腹横筋膜覆盖。如果此处分离过深，破坏了腹横筋膜，就会显露腹壁肌层，这样不仅容易造成出血，还容易误伤神经；如果此处分离过浅，只是在腹膜前筋膜与腹膜之间分离，就会发现腹膜薄如蝉翼，不利于最后腹膜的缝合。②间隙游离过大。此步骤中Bogros间隙的游离不需要过大，把“山头”立起来有足够空间处理疝囊即可。

四、“拉山头”（处理疝囊）

所谓“拉山头”是指处理疝囊，将“山头”（疝囊）“扳倒”的过程。拉，主要是左手的动作，之所以把处理疝囊的步骤称为“拉山头”，是为了突显这一过程中左手的重要性。

1. 斜疝疝囊的三种处理方法

最常用的斜疝疝囊处理方法是完整分离疝囊、T形切开横断疝囊、过线结扎横断疝囊。完整分离疝囊的方法建议主要用于获得性、初发性疝，疝囊不太大且未进入阴囊者；T形切开横断疝囊建议主要用于各种复杂性疝、复发疝、巨大疝等，其可以快速安全地处理疝囊，避免过多的组织损伤；过线结扎横断疝囊建议主要用于疝囊较窄长的斜疝，尤其是先天性疝。

这三种处理方法基本可以应对各种类型的斜疝，在术前术者要注意观察患者，若术中发现患者是斜疝，要主动将镜头移动至疝囊内看一眼，以提前预判，选择处理疝囊最安全、快捷的方式。

（1）完整分离疝囊。①疝囊分离的几何学：所谓疝囊分离的几何学，就是从几何学的角度去描述疝囊分离的步骤和方法。斜疝疝囊可以理解为一个三棱锥体，由一顶、一基底、三条棱和三个面构成（图10-10）。顶是疝囊顶，基底是疝环口，外侧面是靠近Bogros间隙的一面（A面），内侧面是靠近Retzius间隙的一面（B面），底面是与“危险三角”接触的一面（C面）。②“拉山头，走山脊”（图10-11）：一般从外侧面（A面）入手，切开精索内筋膜后将其向外侧推开，找到被精索内筋膜包裹的疝囊（壁层腹膜）。然后左手牵拉疝囊，沿“山脊”（A面与B面相交的棱）向疝囊顶方向游离，直至显露疝囊顶与精索结构的附着点。切开附着点，把疝囊顶游离下来后左手牵拉着疝囊顶，再将疝囊的A、B、C三个面游离下来，实现疝囊的完整游离。

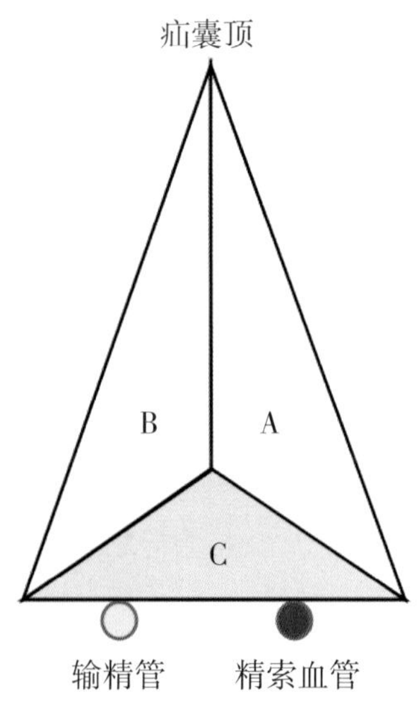

图10-10　斜疝疝囊的几何学

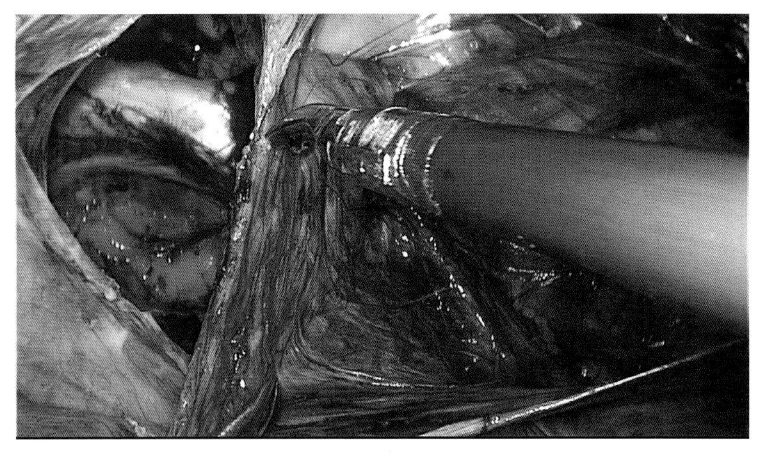

图10-11　拉山头，走山脊

（2）T形切开横断疝囊。即先纵行切开疝囊3～4cm，再横行做水平切断（环状），从而切除位于腹股沟管的大部分疝囊（图10-12）。疝囊内侧靠近腹壁下血管，要避免损伤；离断疝囊后壁时宜与前壁切开线保持在同一水平；疝囊后壁的深部是精索血管和输精管，切断时宜将后壁轻轻提起，并注意深度，避免损伤。

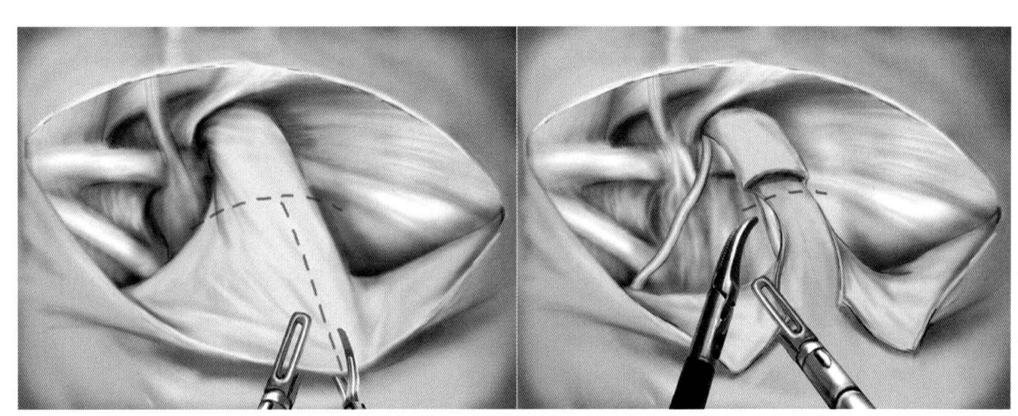

图10-12　T形切开横断疝囊

（3）过线结扎横断疝囊。这个方法的关键是旋转牵拉疝囊，即在水平方向不断改变疝囊牵拉的位置，先拉12点钟位置，再拉3点钟位置，然后拉6点钟位置，从而实现疝囊逆时针方向旋转（图10-13）。边牵拉边用右手在疝囊与精索结构之间做分离。这样牵拉的主要目的是不断缩小疝囊底面（C面）的面积，即减少疝囊与生殖管道的接触范围，最终消除C面，实现疝囊A面与B面的贯通。

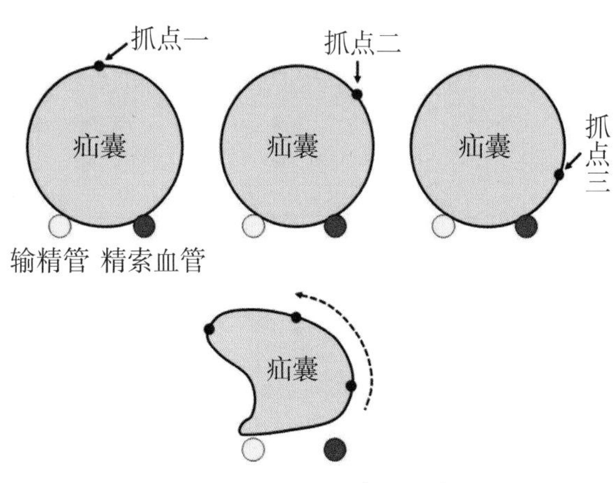

图10-13　旋转牵拉疝囊

第二部分　手术篇

2. 直疝假疝囊的三种处理方法

什么是直疝的真疝囊与假疝囊呢？其实，直疝的真疝囊就是疝出的壁层腹膜，而假疝囊是直疝三角缺损部位松弛增厚的腹横筋膜。由于缺损部位的腹横筋膜变得松弛，且其因反复与疝内容物摩擦而增厚，所以当术者经缺损处牵拉这层腹横筋膜的时候，它就会像疝囊一样被拉动，故称为直疝假疝囊。

分离直疝疝囊的过程就是将真、假疝囊分开的过程。其核心技术在于找到真、假疝囊的分界面及左、右手的对抗牵引感，相对较为简单。假疝囊的处理是腹腔镜直疝手术的要点之一，一般缺损直径大于3cm者需要处理假疝囊，否则容易造成积液、感染，甚至补片膨出、疝复发。处理假疝囊的方法如下。

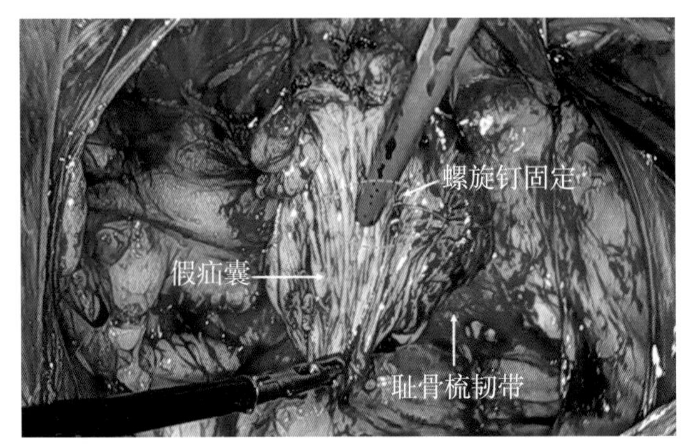

图10-14 钉合固定假疝囊

（1）钉合固定。先将假疝囊向腹腔方向拉回，注意要拉住假疝囊的最顶点，将其全部拉回，然后采用钛金属螺旋钉将假疝囊钉合固定至耻骨梳韧带上，一般需固定2～3钉（图10-14）。这里最好不要采用可吸收钉，因为其锐利度往往不足以将假疝囊钉入耻骨梳韧带。

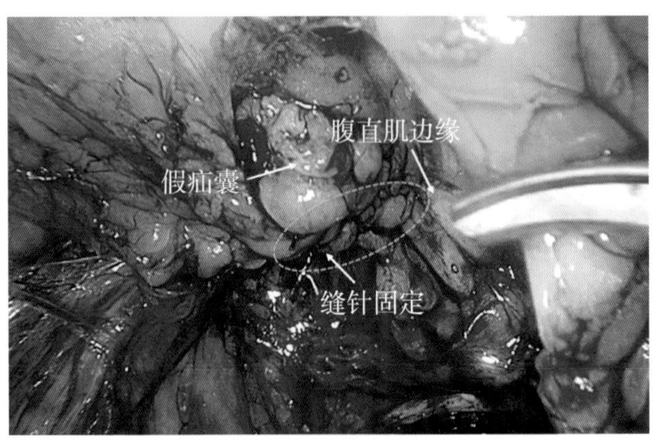

图10-15 缝合固定假疝囊

（2）缝合固定。将假疝囊拉回后缝合固定在腹直肌外缘（图10-15）。这个方法的难点在于左手始终要牵拉着假疝囊，所有缝合动作均要靠右手单手完成。因此，经过训练、有较好腹腔镜技术基本功的术者才适合使用此方法。

（3）套扎固定。是将假疝囊拉回后利用套扎器在其根部套扎，该方法的作用原理在于松弛的腹横筋膜经过套扎可收紧（图10-16）。

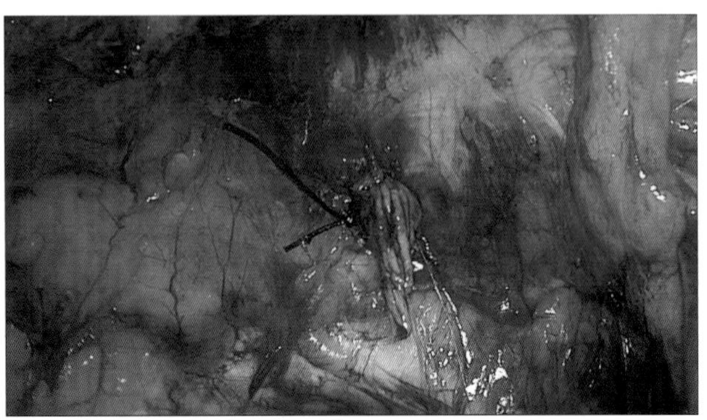
图10-16 套扎固定假疝囊

3. 常见问题与处理技巧

（1）斜疝疝囊拉不动，或找不到层次是什么原因？

这是因为斜疝疝囊与精索一起被一层精索内筋膜所包裹，斜疝疝囊与精索和精索内筋膜的关系如图10-17所示。特别是相对年轻、腹横筋膜弹性较好的患者，如果不切开这层精索内筋膜，斜疝疝囊很难被拉动[6]。因此，能否拉动“山头”或能否找到疝囊与精索结构的分界，关键在于切开精索内筋膜。有些患者精索内筋膜较菲薄，切开时需要注意左手要始终保持牵拉张力，右手沿“山脊”或在疝囊A面点状灼烧开精索内筋膜即可。烧开精索内筋膜后可显露真正的疝囊，左手进一步牵拉疝囊，再进行后面的分离。

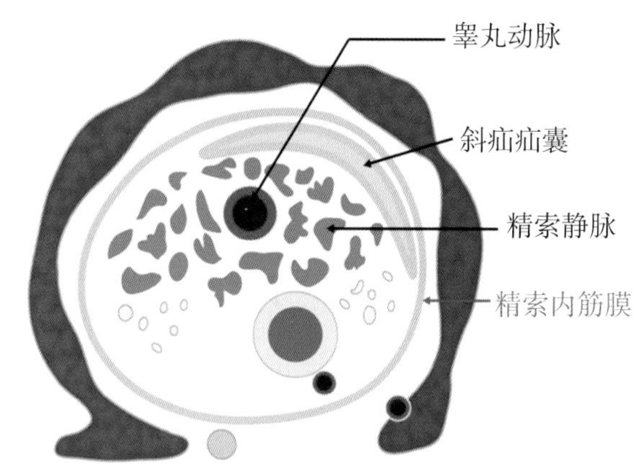

图10-17 斜疝疝囊与精索内筋膜的关系

（2）疝环口缺损用不用处理？

对于斜疝，一般缺损在3～5cm者，可不用特殊处理，因为TAPP采用的补片足够大，能覆盖整个肌耻骨孔，不处理缺损也不会增加复发率。但如果缺损>5cm，补片就有膨出的风险，这种情况下建议采用缝线（通常采用2-0倒刺线）在内环缺损处做连续多点缝合（不一定要完全关闭缺损，仅需织网式缝合），这样既能缩小缺损，也能对补片起附衬作用，防止补片在未与组织融合前就发生膨出。对于直疝，则需要更严格地处理好假疝囊。

五、生殖管道的去腹膜化

生殖管道的去腹膜化是一个过程，过往也称精索腹壁化，源于英文“parietalisation of spermatic cord”的直译。这个操作的过程是继续扩大游离与疝囊相连的腹膜，以便使补片放置于生殖管道与腹膜之间。生殖管道与腹膜分离的长度需达6～8cm。

1. 为什么称“生殖管道的去腹膜化”而不叫“精索腹壁化”

精索的定义是：从睾丸上端至腹股沟管内环口的由输精管、精索内动脉、蔓状静脉丛、淋巴管组织、神经和包绕其周的精索内筋膜组成的圆索样组织。由此可见，当男性的睾丸动静脉进入内环口以后才成为精索的一部分。因此，此步骤称为“精索腹壁化”并不准确，称之为“生殖管道的去腹膜化”更为适当。

2. 追平腹膜反折线的技巧

追平腹膜反折线是指将疝囊继续超高位游离至腹膜反折处，进一步显露“危险三角”和“疼痛三角”区域，分离面下缘呈现为一水平的基线，为补片的平整放置预留足够的下缘空间（图10-18）。

追平腹膜线的技巧主要是左手的牵拉和左、右手的对抗牵引。左手沿腹膜反折线牵拉不同的位置，右手通过对抗牵引做钝性为主的分离。在精索血管和输精管表面有一层薄膜覆盖（泌尿生殖筋膜），生殖管道的去腹膜化和追平腹膜反折线时尽量不要破坏这层筋膜，以保护精索血管和输精管不受损伤。偶尔遇到粘连较紧密的地方，宜将粘连提起，电凝，再撕开，以免损伤深部组织和毛细血管造成撕裂出血。

在牵拉输精管附近的腹膜反折线时，会绷紧一条阻隔在Bogros间隙与Retzius间隙之间的纤维索带，这条纤维索带称为“间隙韧带”（图10-19），有学者认为它是由腹横筋膜衍生而来的，并非真正意义上的韧带。要追平腹膜反折线需要将间隙韧带切开，这样才能贯通两个间隙，有利于之后补片的放置和铺平。

3. 腹膜切开线的上缘游离

为游离出充足的空间放置补片，腹膜切开线的上缘亦要做适当的游离，通常需游离2cm左右。方法是左、右手持钳分别钳夹腹膜切开线上缘的不同位置，向腹腔方向做牵拉和钝性分离（图10-20）。

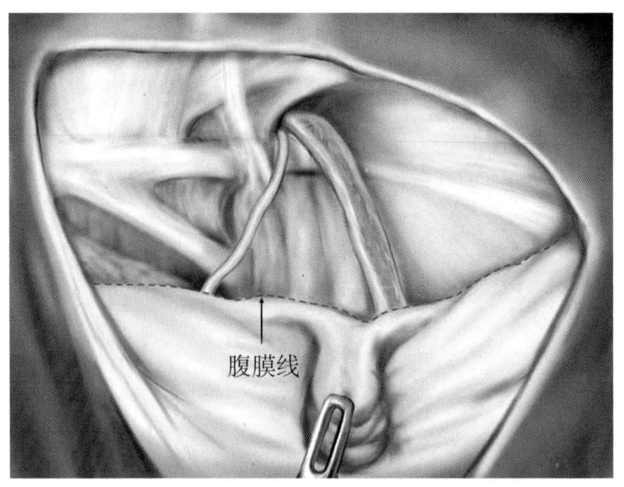

图10-18　追平腹膜反折线

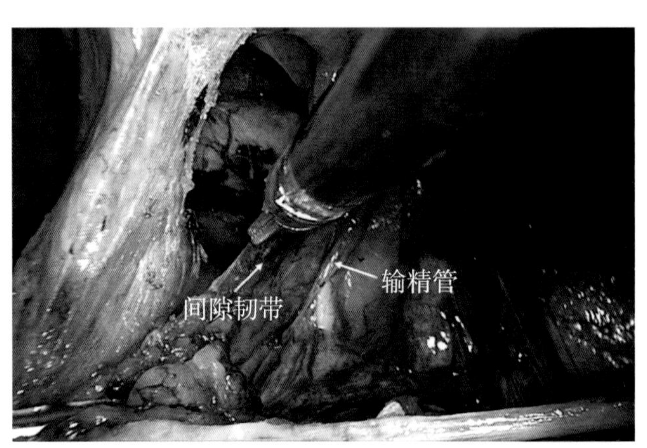

图10-19　切开间隙韧带

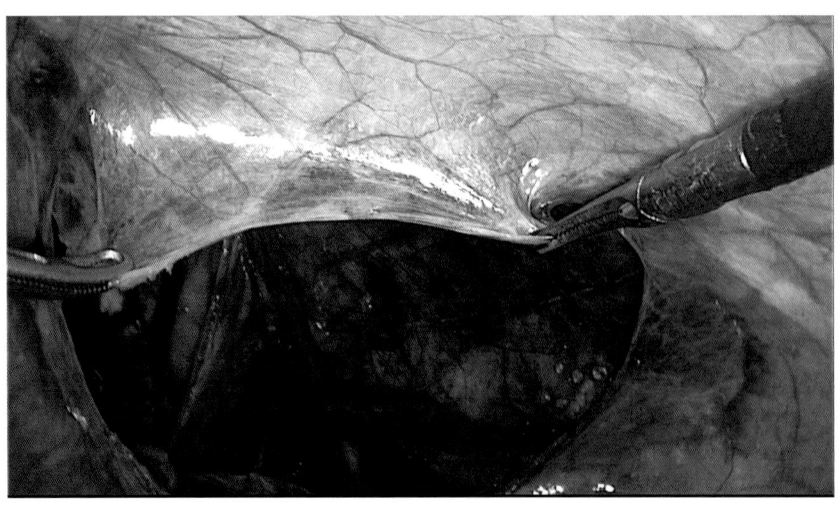
图10-20　游离腹膜切开线上缘间隙

六、放置补片

1. 补片的大与小

补片的大小以能覆盖整个肌耻骨孔为准，即内侧缘超过耻骨结节2cm，外侧缘达髂前上棘内上方，上缘超过弓状线2cm，下缘与腹膜反折线平齐。根据测量统计，一般以12cm × 8cm的补片为宜。补片过小则容易造成疝复发，补片过大需做裁剪。

2. 一般补片的放置

一般补片适当卷曲后经观察孔放入腹腔，在腹腔内展开。先铺放内侧，将补片内侧缘经Retzius间隙覆盖至耻骨联合，然后调整补片向外覆盖Bogros间隙，再调整补片的上、下缘。补片放置得当的标志是：①补片平整，边缘无卷曲；②补片覆盖范围至少超过缺损边缘3cm；③补片下缘如一面墙立于腹膜反折线上（图10-21）；④牵拉腹膜上、下缘，补片无卷曲或移动。

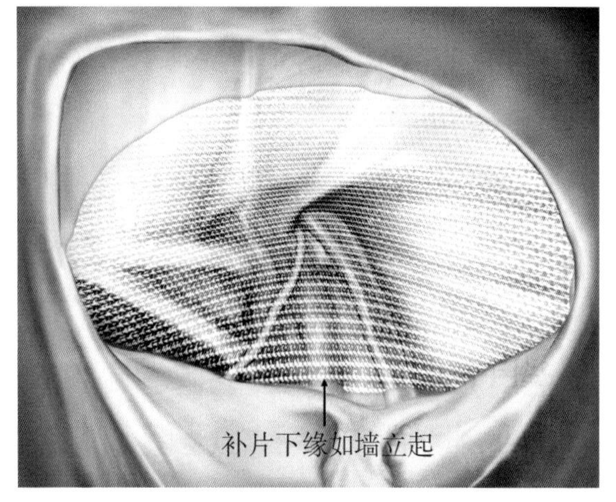

图10-21　补片如墙立于间隙内

3. 超软的大网孔补片的放置

超软的大网孔补片比一般的重量型补片较难铺平，铺放时经常会顾此失彼。对于此类补片可先将其卷曲成“6”字形，然后用一缝线将“6”字的同心圆部位打结固定（图10-22）。将补片经观察孔放入腹腔后，“6”字同心圆朝下，补片内侧缘经Retzius间隙放至中线，外侧缘放至髂前上棘内上方。然后先铺放好补片的上缘，随后剪断固定补片的缝线，将补片的同心圆部分自上而下如打开卷闸门一样展开（图10-23）。这样的铺放定位准确，补片展开后不需要过多调整，不容易移位。

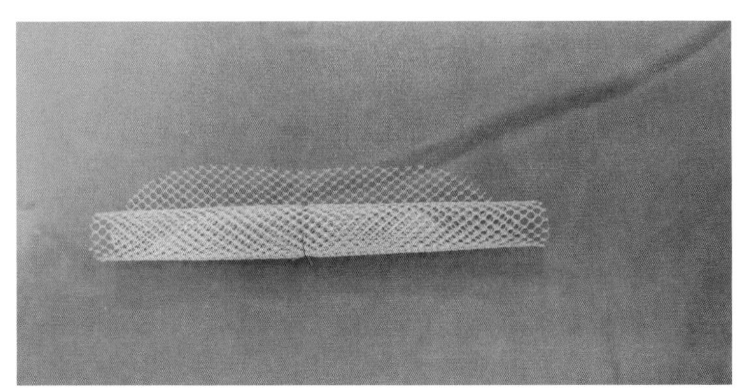
图10-22　将补片卷曲成“6”字形

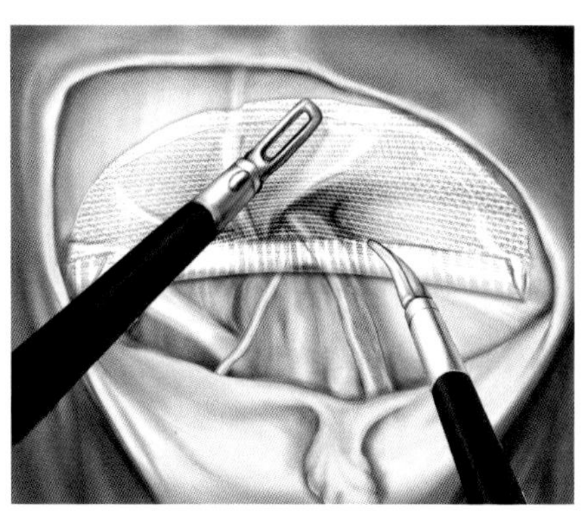
图10-23　补片如打开卷闸门一样展开

4. 自固定补片的放置

自固定补片上带有可锚定组织的微钩，有利于补片的固定，但不利于补片铺放时位置的调整。对于这类补片，可先将其下半部分向上对折（注意微钩朝向外侧），然后将对折部分再向上对折，并利用微钩结构将对折部分固定在补片的靠近上缘位置（图10–24）。铺放时参照超软补片的放置方法，先定位好补片的内侧、外侧、上缘，再将对折部分向下展开。

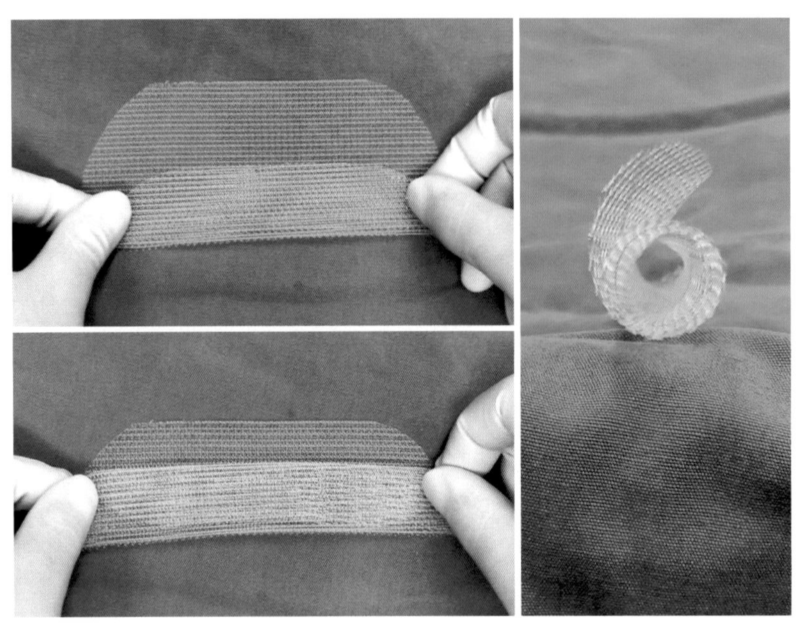

图10–24 自固定补片的折叠方法

5. 补片是否需要固定

根据临床观察和循证医学证据：①无论斜疝还是直疝，凡缺损<3cm者，补片固定与否复发率无显著差别。②对于缺损在3～5cm的斜疝，不建议使用轻量型补片，若使用重量型补片可不固定；对于缺损在3～5cm的直疝，必须处理假疝囊，并使用重量型补片，可不固定。③无论斜疝还是直疝，凡缺损>5cm者，建议使用重量型补片，并做补片固定。④双侧疝建议做补片固定，尤其是双侧直疝。

补片固定的方式可选择螺旋钉固定、医用生物蛋白胶固定。

补片固定的位置可选择以下几处：耻骨联合、耻骨梳韧带、腹直肌、补片外上缘。禁止在“危险三角”或“疼痛三角”打钉固定。根据笔者的经验，只要缺损或假疝囊处理得当，补片选择合适，补片覆盖范围足够且放置平整，大部分情况下补片是不需要固定的。若要固定也仅需做一两处固定，以最大限度地减少副损伤和术后疼痛的发生。

七、缝合腹膜

1. 直针缝合法

采用直针缝合的好处在于可减少旋转手腕的间断动作，同时减少两手之间的传递动作，将其转化为直针的连续穿越，大大提高了缝合的效率[7]（图10–25）。

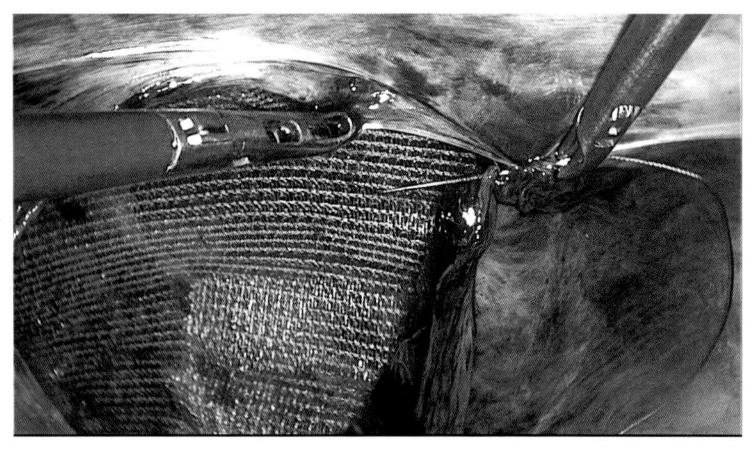

图10-25　直针缝合法

2. 关键技术

（1）左手的作用。缝合腹膜的过程中右手基本是持针不动的，而左手起主导作用，即左手持腹膜的一个“面”去找右手针尖的一个“点”，有效地提高了缝合的准确性和稳定性。

（2）拉线的方向。一般直针连续穿越6～8针时要收紧一次缝线，拉线的方向要与腹膜切口的方向一致，否则容易撕破腹膜（图10-26）。一般2～3针可完成腹膜的关闭。

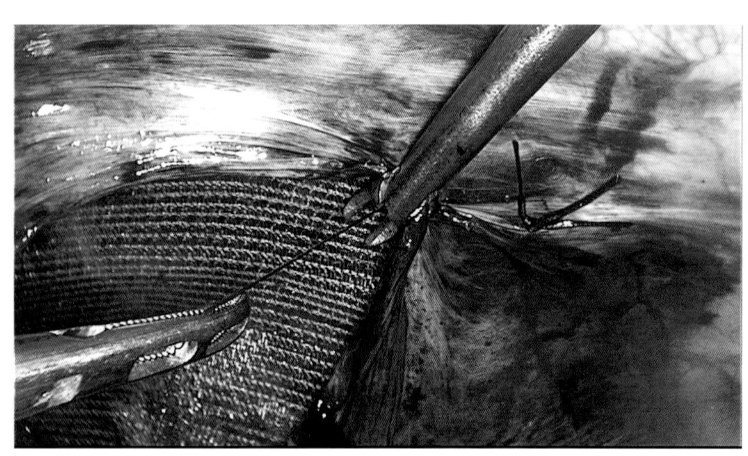

图10-26　拉线的方向

3. 腹膜“千疮百孔”时的处理方法

当腹膜张力过大或腹膜薄如蝉翼时，缝合过程中容易把腹膜撕破，甚至造成腹膜“千疮百孔”，大大增加了缝合的难度，应如何应对？笔者介绍几个方法：①若术中发现患者的腹膜较薄，张力较大，宜采用T形切开横断疝囊法来处理疝囊。这样可以利用疝囊腹膜做缝合，有效降低腹膜的张力。②降低气腹压力。术中采用的压力一般是12～14mmHg，缝合腹膜时可将气腹压力调至7～8mmHg。③利用脐旁皱襞缝合，即缝至切口内侧时利用脐旁皱襞与腹膜缝合，以弥补腹膜面积的不足。④减少连续穿越的针数。一般直针缝合一次可连续穿越6～8针，但当腹膜张力过大时，穿越的针数太多容易造成腹膜撕裂，宜适当减少穿越的针数。⑤上述方法均无法奏效时，可利用大网膜弥补腹膜的缺损。

4. 即将结束手术时的注意事项

结束手术时需注意以下几点：①再次观察补片是否在位，有没有卷曲；②观察术野有没有活动性出血或积血；③直视下拔除操作套管，观察穿刺孔有无出血；④把患者体位调至头高脚低位，利用腹腔脏器的压力压紧补片，同时消除气腹。

（江志鹏）

参考文献

[1] NOVITSKY Y W，CZERNIACH D R，KERCHER K W，et al. Advantages of laparoscopic transabdominal preperitoneal herniorrhaphy in the evaluation and management of inguinal hernias[J]. Am J Surg，2007，193（4）：466–470.

[2] HAWASLI A，THAO U，CHAPITAL A. Laparoscopic transabdominal preperitoneal inguinal hernia repair for recurrent inguinal hernia[J]. Am Surg，2002，68（3）：303–307.

[3] PELISSIER E P，BLUM D，MARRE P，et al. Inguinal hernia：a patch covering only the myopectineal orifice is effective[J]. Hernia，2001，5（2）：84–87.

[4] MCCORMACK K，SCOTT N W，GO P M，et al. Laparoscopic techniques versus open techniques for inguinal hernia repair[J]. Cochrane Database Syst Rev，2003（1）：CD001785.

[5] 陈双，李英儒. 谈腹股沟疝腔镜的腹膜外修补操作技术[J]. 中国普通外科杂志，2017，26（10）：1227–1229.

[6] 李英儒，江志鹏，周太成，等. 陈双腹股沟疝网塞–平片修补技术七步法：附视频[J]. 中华普通外科学文献（电子版），2017，11（2）：138–140.

[7] 周太成，于洪燕，江志鹏，等. 自制直针三尾免打结缝线在TAPP腹膜缝合的应用研究[J]. 中国实用外科杂志，2017，37（8）：907–910.

专家述评

TAPP是英文transabdominal preperitoneal hernioplasty的缩写，即腹腔镜经腹腹膜前疝修补术。TAPP术式是开展腹腔镜疝手术的基础，学习者通过TAPP可熟知腹前下壁后方诸层的解剖结构，也可为TEP（totally extraperitoneal hernioplasty）打下基础，甚至成为其后盾，即TEP不成功还可改为TAPP。TAPP还是治疗各种复发疝、复杂疝的利器。因此，疝外科医生必须学习和掌握TAPP操作。换句话说，若不会做TAPP，不能说完全掌握了腹腔镜疝外科技术。采用“七步法”去讲解TAPP操作，是为了提倡手术规范化，是告知读者如何分解手术动作和抓住操作的关键，分析手术中的难点并寻找解决难点的方法。

（陈双）

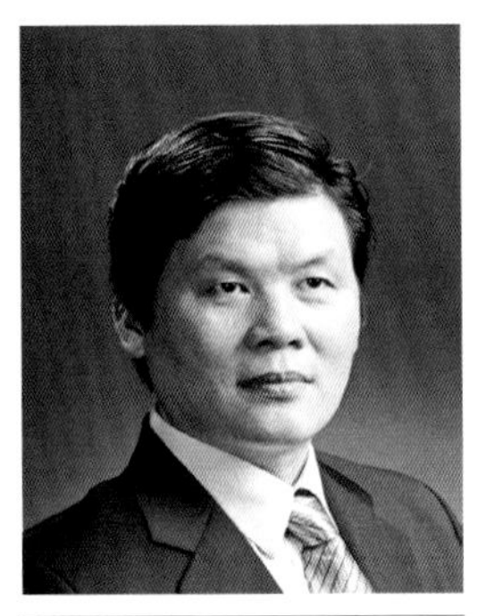

陈　双

主任医师，教授，博士研究生导师，留美博士后。中山大学附属第六医院教授，外科教研室主任，胃肠、腹壁及疝外科主任，中山大学疝病研究所主任。

教育经历：1982年大学本科毕业，获学士学位。1989年获硕士学位，1993年毕业于上海第二医科大学，获医学博士学位，师从著名外科学家林言箴教授。1999年至2001年在美国南加利福尼亚大学（USC）和加利福尼亚大学洛杉矶分校（UCLA）完成博士后研究。

学术任职：中国医师协会外科分会疝和腹壁外科专业委员会首任主任委员，中华医学会外科分会疝和腹壁外科学组副组长，广东省医师协会外科分会疝和腹壁外科专业委员会主任委员，广东省医学会疝和腹壁外科学组组长，广东省健康管理委员会结直肠专业委员会常委，广东省胃肠外科分会常委，广东省抗癌协会大肠癌专业委员会常委，中国研究型医院协会机器人委员会委员，美国疝学会（AHS）委员，国际内镜疝协会（IEHS）委员，亚太疝学会（APHS）委员。

学术期刊任职：《中华疝和腹壁外科杂志（电子版）》副主编。《中华胃肠外科杂志》《中国实用外科杂志》《中山大学学报（医学版）》《中华全科医学杂志》《外科理论与实践》《解剖与临床杂志》《结直肠肛门外科杂志》《中华普通外科文献（电子版）》等8家杂志编委。

科研项目：曾主持国家自然科学基金、广东省自然科学基金、教育部博士后科研基金和“211”工程项目等科研项目。

科研成果：曾获卫生部和广东省科技进步一、二、三等奖各1项。

著作与论文：已发表学术论文200余篇，编写学术专著9部。主编疝病专著3部：《腹股沟疝外科学》，2005年，中山大学出版社；《腹股沟疝的TEP手术》，2010年，中山大学出版社；《腹股沟疝腔镜技术培训教材》，2018年，中山大学出版社。作为副主编参与编写疝病专著2部：《疝和腹壁外科手术图谱》，2008年，人民军医出版社；《疝外科手术学》，2014年，华中科技大学出版社。

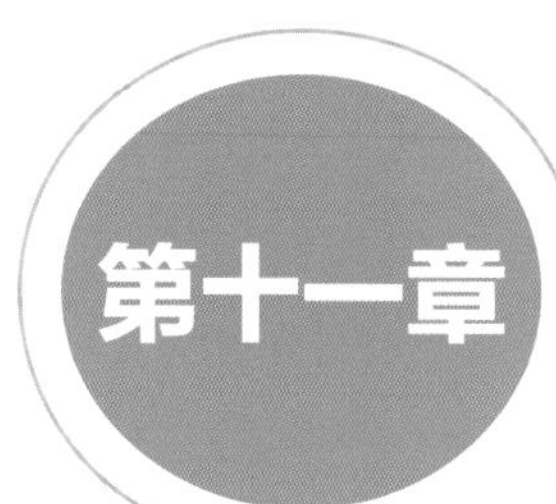

第十一章 腹腔镜完全腹膜外疝修补术

腹腔镜完全腹膜外疝修补术（TEP）是一种不同于TAPP的修补方法，其解剖和操作不影响腹内脏器。McKernan和Lawz于1993年首次介绍了完全腹膜外疝修补技术，他们报道了51例，其中11例为复发疝、12例为双侧疝[1]。从此TEP开始逐渐被疝外科医生所熟悉。TEP手术是在腹膜前间隙游离出潜在的空间，无须进入腹腔内，可以降低内脏损伤、术后麻痹性肠梗阻或切口疝（trocar疝）的风险。但相比TAPP，TEP需要人为创建空间，学习曲线较长，容易出现较严重的并发症。因此，规范TEP的操作、缩短其学习曲线，有利于该项技术的推广与应用。本章将要阐述完全腹膜外疝修补术的操作步骤，包括我们多年来的技巧和秘诀，手术可能的并发症及必要时术中难点的解决策略。

一、手术的适应证与禁忌证[2]

适应证：各类成人腹股沟斜疝、直疝及股疝。

禁忌证：患者不能耐受全身麻醉，或嵌顿性疝疑为绞窄性疝。

慎用的病例：有下腹开腹手术史、嵌顿性疝、巨大完全性阴囊疝、难复性疝和开放术式修补后的复发疝患者。初学者面对进入阴囊的较大的疝或病史较长、曾有嵌顿者时也要慎用。

二、手术台的整体安排设置[3]

1. 手术器械的准备

包括高清摄像系统、气腹机、图像采集系统、10mm 30° 镜头、气腹针、5mm套管、10mm或12mm套管、无损伤抓钳、单极能量设备、合成补片等。

2. 手术体位

患者取仰卧、双上肢收拢、轻度头低脚高体位，也可以考虑将患者调至轻度朝向术者的位置（大约15°），术者站在健侧，助手站在患侧或头侧。

3. 术前准备

完善血常规、血生化、凝血功能、胸片、心电图等检查，评估心肺功能。对于年纪大、有血栓风险的患者围手术期要注意预防静脉血栓。

术前采用标准方法进行皮肤准备，特别是脐部的清洁。术前排空膀胱，如果预计手术时间较长，可以麻醉后留置尿管，手术结束后拔除。铺巾需要顾及必要时中转开腹或转为TAPP的可能性。

三、操作步骤及细节

1. 放置套管（trocar）

（1）第一个套管的放置是开展TEP的第一个难点，很多初学者在放置第一个套管的时候就已经进入腹腔，为后续的操作增加了难度。套管的分布目前有三种方式：中线位、中侧位、双侧位，各有优缺点。

中线位布孔法：中线位是目前常用的布孔法，两个操作孔分别位于脐孔与耻骨连线上1/3和下1/3的部位，三个套管成一直线分布，或根据患者下腹的长度稍偏上分布，以利于操作，见图11-1。这种方法操作简单，缺点就是器械之间有时候会互相干扰，存在所谓的“筷子效应”，尤其是较为矮小的患者。

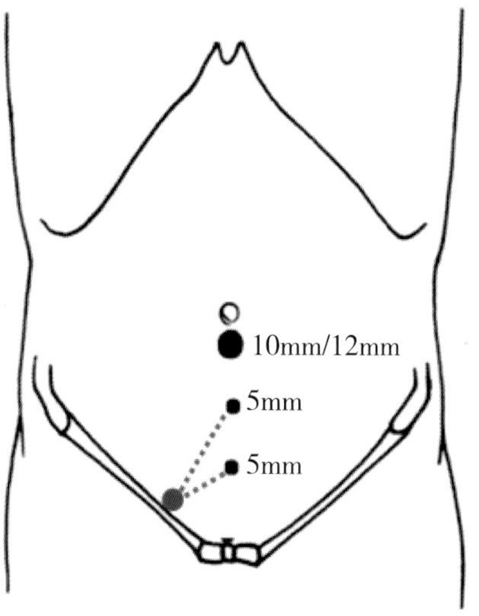

图11-1　中线位布孔法

中侧位布孔法：中侧位的第二个套管位于脐孔与耻骨连线上1/3，且稍向健侧偏移0.5～1cm处，第三个套管放置在平脐、腹直肌外侧（图11-2）。这种穿刺孔的分布可减少器械之间干扰，但需要一开始就充分游离外侧间隙，而且有损伤腹壁下血管的风险。

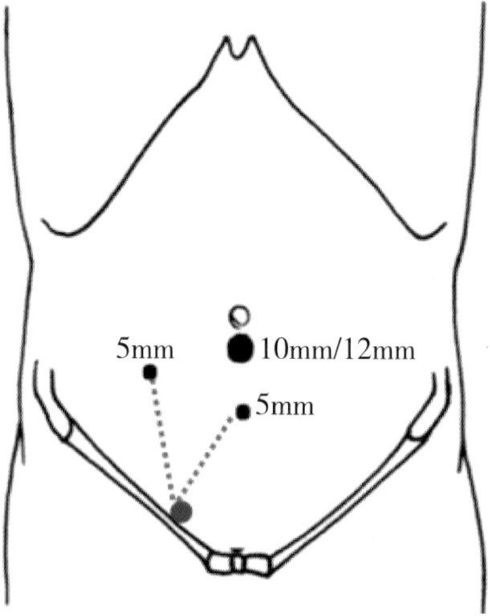

图11-2　中侧位布孔法

双侧位布孔法：双侧位的两个套管分布类似TAPP，均在腹直肌外侧脐下水平（图11-3）。这种方法器械之间不容易相互干扰，但需要比较好的穿刺技巧。初学者可以在手指的引导下穿刺，也可以用专门的方法，如逆向穿刺法。

（2）问题及技巧。此步骤的难点在于第一个套管的放置，步骤如下：①在脐下方（或者脐旁）偏患侧0.5～1.0cm处，切一个10mm左右的横切口或竖切口。②用拉钩将皮肤和皮下组织牵开，显露白色的腹直肌鞘前层。③切开腹直肌鞘前层可见到下方的腹直肌（注意：为保证层次正确，一定要见到肌肉组织），用拉钩牵开腹直肌，显露腹直肌鞘后层，伸入钝头卵圆钳稍加扩张与分离，扩大此间隙，将10mm或12mm的套管置入，拔除内

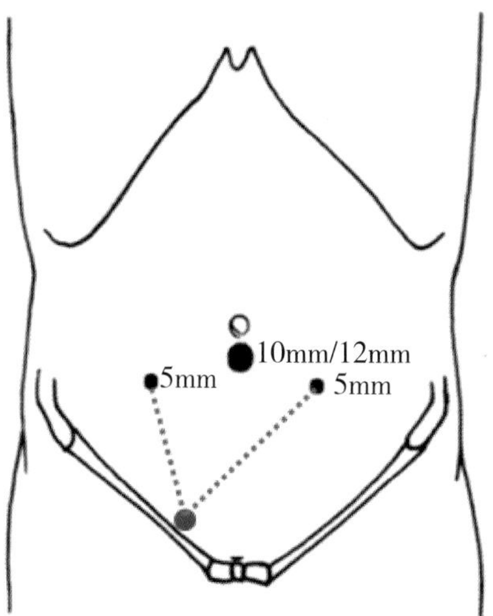

图11-3　双侧位布孔法

芯（图11-4），充入CO_2气体（压力设定在11～13mmHg），稍等半分钟至1分钟。

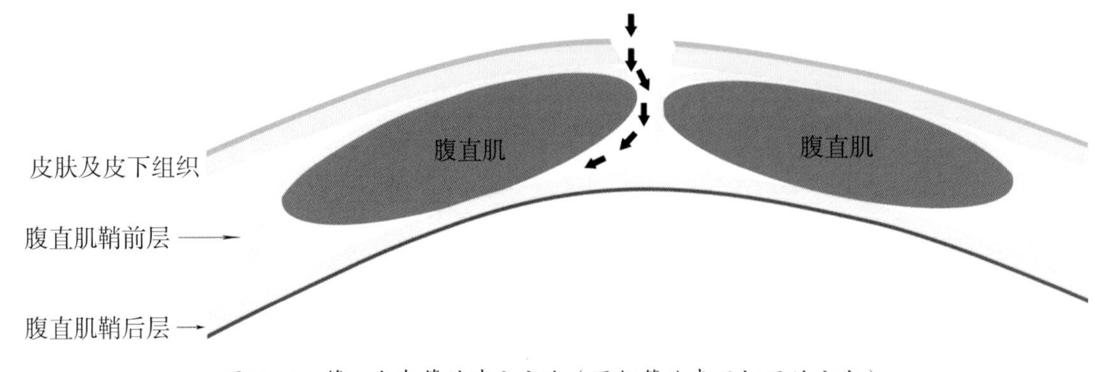

图11-4　第一个套管的建立方法（黑粗箭头表示切开的方向）

（3）细节。第一个套管不选择放在正中，一般选择放在偏患侧或者双侧疝中较大的一侧。因为脐下正中就是白线，白线是纤维组织，深浅不好把握，也不好找层次。笔者的选择是偏患侧，暴露腹直肌鞘前层并切开，见到下方的腹直肌后，用一小拉钩将腹直肌拉到一边，见到腹直肌鞘后层，然后放入第一个套管。

2. 操作空间的建立

（1）TEP手术是按解剖层面进行分离建立操作空间的，需要强调的是该术式并非是在腹部已有空间的基础上进行的，因此建立操作空间尤为重要，操作空间的建立有三种方法。

镜推法：实际上这种方法利用的是CO_2气体可依照前腹壁组织密度的不同，自动弥散入密度较稀疏的组织中的原理，从而达到省时省力的效果，故有“巧用气体”之说，这也是上述在放置第一个套管后，拔除内芯，充气后要等上一会儿的原因。然后，外加腹腔镜镜杆的推拨动作，继续充气，建立操作空间。在半环线以上的区域，腹直肌后是一个疏松的间隙，不会轻易走错。通过上、下、左、右摆动镜杆，可扩大腹直肌后的腹膜前间隙。在半环线以下区域，腹直肌鞘后层是缺如的，只有腹横筋膜延续，所以在CO_2气体所产生的一定压力的作用下，腹壁后层就会向腹腔内凸起。只要进入此间隙，空间就会有豁然开朗的感觉。这个空间是TEP操作的基础和关键。

手指法：术者用手指触觉去游离空间，方便灵活。缺点是可能有出血，影响视野，另外由于术者手指的粗细不一，因此可能会导致放置套管后漏气，此时需加缝一针。

球囊充气扩张法：世界上大部分的TEP手术包括很多第三世界国家的TEP手术都是用已商品化的球囊通过充气扩张来建立空间的。但可能由于费用较高等因素，在我国基本上没有开展此种方法。

（2）第二个套管（5mm trocar）一般在正中线上、脐与耻骨联合上1/3处。在镜推法建立的间隙空间内，在腹腔镜的直视下放入。然后插入腹腔镜电动力设备（电钩或电剪刀），进一步沿镜推的层面向下分离，扩大手术野的空间，直至暴露耻骨联合，为放置第三个套管做准备。在腹腔镜视野下放入第三个套管（5mm），沿下腹中线在脐孔与耻骨联合正中连线下1/3处穿刺入腹膜前间隙。套管分布在中线上的好处就是行双侧疝修补时比较方便。

套管的分布也可以是中侧位的，呈三角形。具体的做法是：于脐下切开第一个穿刺孔，在手指的引导下分离腹直肌后间隙，在手指的引导下放置第二个套管（脐与耻骨联合上1/3）、第三个套管（平脐，腹直肌外侧缘）。这种布孔方法更方便快捷，器械不容易打架，可以在直视下创建腹膜前空间，对处理大疝囊较为有利。

（3）问题及技巧。此步骤的难点在于对腹膜前间隙层次的把握。对于真正的TEP操作间隙，目前是有争论的，主要是腹横筋膜到底分几层尚未有定论。对于初学者，很难去判定腹横筋膜分几层。可以这么简单地理解：真正的TEP操作空间应该是紧贴着腹直肌鞘后层进行的，过了半环线（也称弓状线）后，就应该走行在腹横筋膜与腹膜之间的疏松层面，直到暴露耻骨联合。在创建腹膜前空间的时候，应牢记腹壁下血管应该在上方，紧贴腹壁走行，过了半环线后，黄色的脂肪层也是在上方紧贴着腹壁的。

（4）细节。在创建空间的时候，应时刻朝着耻骨联合的方向前行，必要时可以用手按压腹壁，以提示耻骨联合的方向。

3. “立山头”——游离两个间隙

（1）在进行第一、第二步的时候，其实已经把腹膜前间隙游离出很大一部分了，在继续往前下推间隙的时候，就自然进入Retzius间隙，视野中可见疏松白色的网状结构，用镜杆向前可触碰到耻骨联合。

这时候，应该用腹壁解剖标志为手术路径“导航”。一方面可参考前下腹壁体表标志，用手压一压皮肤，判断耻骨联合的方位。手术操作的方向要朝着耻骨联合的方向，不要偏左，也不要偏右。另一方面可以耻骨联合和白色耻骨梳韧带为标志（注意：穿过腹横筋膜后才能到达耻骨联合）。如果一直暴露不了耻骨联合，那可能是层次走深了，即太靠近腹腔或膀胱。应及时调整以见到耻骨联合为目标，到达耻骨联合后，向下游离1.5～2cm即可，不要更多游离，以免损伤耻骨后静脉丛。

找到耻骨联合和耻骨梳韧带是建立Retzius间隙的关键，用Retzius间隙可以确立正确层面和视野。到达耻骨联合后，继续往其下方分离2cm左右，勿分离过低，以免损伤接收前列腺及耻骨后方血液的静脉丛，一旦损伤，可能止血困难（首选以纱球按压）。向外侧暴露耻骨梳韧带的时候，注意不要损伤“死亡冠”血管（“死亡冠”血管是连接髂外和髂内系统变异的闭孔血管与腹壁下血管的吻合支，可能是动脉，也可能是静脉，也可能既有动脉又有静脉）。当Retzius间隙游离到达“死亡冠”处时可暂停。

Retzius间隙游离后，不要急于去找疝囊或分离疝囊，而应将视野转向外侧，从外上向外下游离，然后与中间操作空间汇合。通常这一过程会见到腹壁下血管，注意如果腹壁下血管在视野下方，说明操作层面走浅了（太靠近腹壁表面了）。应设法调整手术层面，将腹壁下血管放在视野的上方，越过腹壁下血管，向外下侧分离，进入Bogros间隙（图11-5）。沿此间隙，向上外侧到达髂前上棘，向下到达内环口水平，向底边到达腹膜反折处。

当Retzius间隙和外侧的Bogros间隙都分离完成时，疝的起始部就自然像“山头”一样“立”起来了，是直疝、斜疝、股疝还是复合疝，比照腹壁解剖标志（如腹壁下血管、耻骨梳韧带等）就可自然表现出来。所以说，TEP手术操作中不用刻意去找疝囊。

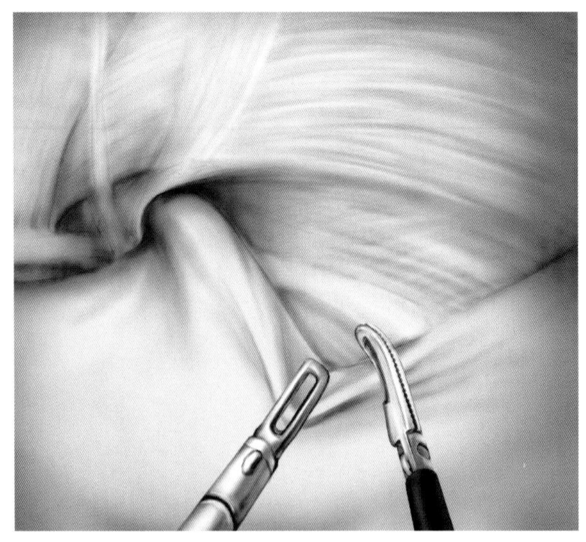

图11-5 沿疝囊表面腹壁下血管下方，向外侧分离即可进入Bogros间隙

（2）问题及技巧。要充分游离外侧的Bogros间隙，就要切开外侧半环线与腹壁的附着点。此处容易导致腹膜破裂穿孔，因此具体操作时左手应向下压腹膜，保证张力，右手电钩紧贴半环线与腹壁的交界线切开，不超过髂前上棘。打开半环线后，可充分游离Bogros间隙。分离Retzius间隙时损伤耻骨后静脉丛导致出血时，不宜盲目钳夹，应首先用纱布压迫，充分清理周围积血，看准出血点再止血。在游离Retzius间隙时，层次要正确，不能过深。

（3）细节。分离髂窝间隙的时候一定不能过深。正确的层面应该是仅把腹膜游离下来，而脂肪组织应保留在腹壁上，不能暴露其深部的肌肉。脂肪组织的深部往往走行着神经，如股外侧皮神经。

4. “拉山头，走山脊”——疝囊的分离

在建立好腹膜前间隙后，“山头”（疝囊）自然就立起来了。对于如何“拉山头，走山脊”，可参考“TAPP七步法”。在此强调拉动“山头”的关键是要切开或分开精索内筋膜（图11-6），其他不再赘述，主要是沿着疝囊上缘，向体表分离，直至见到疝囊与精索或附睾处的附着。至于如何使视野效果更佳，需要两手与镜头配合并正确牵拉。

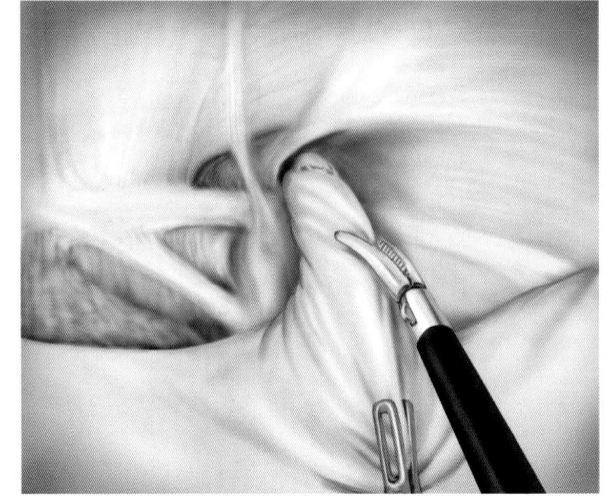

图11-6 左右手相互交替牵拉疝囊，切开精索内筋膜，直至暴露疝囊底

（1）直疝疝囊的处理。直疝位于腹壁下血管内侧的直疝三角区域，为一个平面上的缺损与凸出，因此在分离Retzius间隙的时候就可发现疝囊阻挡了手术视野。用分离钳左右手对抗牵拉，可较容易地将直疝疝囊完整分离、拉出，内翻入腹腔。此时，直疝的前腹壁上缺损可完整显露，缺损的内衬为松

弛的腹横筋膜，即所谓的“假疝囊”。小的假疝囊可不做处理，较大的假疝囊（≥3cm）要用分离钳抓住拉回，用套扎线套扎，或直接钉在耻骨梳韧带上（详细可参考TAPP直疝疝囊的处理），也可以用缝线将假疝囊缝合固定在腹直肌边缘。

（2）斜疝疝囊的处理。斜疝的腹壁缺损是在腹壁上的斜行缺损，故斜疝疝囊的走行也是由外上向内下，由腹腔向皮下斜行的。斜疝的分离需要调整30°镜头方向，要左右手通过器械操作配合完成。用形象的语言描述就是“拉山头，走山脊”，所谓的“山头”就是在腹膜反折处向上凸起的疝囊。“拉山头，走山脊”就是在疝囊的上方表面用左手持钳拉起疝囊，右手沿着疝囊的上缘向疝囊的远端分离，即沿着“山脊”去分离，通过不断牵拉分离，在疝囊的上缘找到其附着在精索上的末端。然后拉住疝囊的底部，逐步分离疝囊与精索的附着，直至将疝囊完整分离下来。

理论上，疝囊要完整剥离，但对于有炎症（包括无菌性炎症）、水肿或粘连紧密的疝囊，或疝囊较大或疝内容物难以回纳者，可以选择离断疝囊。离断前先游离疝囊与精索的粘连，在靠近内环口处结扎近端疝囊后离断，远端旷置。

对于疝内容物不能完全回纳者，还可以用“主动切开疝囊技术”[4]。其原理是当操作空间与腹腔内相通后，当两者气体压力一致时，腹膜不会不断向上“飘”或“顶”，而会静止在一个层面，方便疝回纳。若发现腹膜不断向上“飘”或“顶”，那可能是套管处有漏气。

对于分离疝囊或游离空间时腹膜有破损的，一般可用套扎器套扎处理，还可在腹壁上戳孔置入Vessel针放气。

（3）问题及技巧。“拉山头，走山脊”的困难点之一是镜头的视野问题。TEP由于空间有限，很容易出现镜头与电钩或操作钳垂直的情况，导致术者看不清被切割组织深部的毗邻结构，容易误伤重要器官。解决这个问题的诀窍是：①扶镜手把镜头转向3点钟或9点钟方向，侧看疝囊。②术者左手往内侧牵拉疝囊，使之展成幕布状，以看清疝囊下方的组织，保持张力，方便电分离。

腹膜破裂的处理：文献报道腹膜破裂的发生率为12%～47%。腹膜破裂可导致腹膜飘动，使操作空间变小。处理的方法是用夹子夹闭、缝合或用套扎线套扎。

（4）细节。分离疝囊时，切记电刀不是刀，其作用效果与压力和划的速度无关，而是与“刀头”接触的角度、面积与时间有关。在分离疝囊与精索粘连时，对于从精索发出的一些滋养疝囊的小血管，处理时要用钳尖夹住，电凝，再推开或拉开组织。熟练掌握后，可一气呵成，如行云流水般顺畅。

5. 生殖管道去腹膜化

所谓的生殖管道去腹膜化，是将腹膜后方的精索血管和输精管分离5～6cm。这一操作的目的是保证足够大的补片能够插在精索与腹膜之间。此步骤对TEP至关重要，说TEP手术是基于对肌耻骨孔的修补，是基于补片的修补，道理就在此。有些斜疝疝囊外有精索脂肪瘤，或者是与腹膜后脂肪相连的部分脂肪进入了腹股沟管，应该一并切除，否则这些脂肪会滑入腹股沟管，引起类似“腹膜外滑疝”，其临床表现常被误认为是疝复发。

6. 放置补片

腹膜前间隙的分离完成以后，可以看到腹股沟区域的整个肌耻骨孔，即内界为腹直肌，外界为髂腰肌，上界为联合肌腱，下界为耻骨支和耻骨梳韧带。

补片修复的原则就是要代替腹横筋膜来覆盖整个肌耻骨孔并与周围的肌性和骨性组织有一定的重叠。补片覆盖的范围上方要覆盖联合肌腱超过2～3cm，外侧要覆盖至髂前上棘，内侧必须覆盖腹直肌和耻骨结节并超过中线，下方的内侧要插入耻骨膀胱间隙而不能直接覆盖在膀胱上，下方的外侧必须做到生殖管道的去腹膜化[5]。建议补片的大小为10cm×15cm。补片的放置应注意优先将补片铺于外侧，因为分离了Retzius间隙，内侧有足够大的空间。若为双侧疝，中央部分需要重叠2cm左右。

一般来说，除直径＞3cm的直疝需要固定补片外，其他类型的疝不需要固定补片。补片的固定可采用缝合固定、钉合固定、医用生物蛋白胶固定等各种方法[6-7]。如果采用缝合或钉合固定，必须注意只有四个结构是可以用来固定的，即联合肌腱、腹直肌、腔隙韧带和耻骨梳韧带。严禁在危险三角、死亡冠、神经区域内钉合补片。

7. 排出CO_2，关闭穿刺孔

一手用器械将补片的下缘压住，另一手将疝囊提至补片中央，在直视下将CO_2气体缓缓放出，这样可保证补片被腹膜覆盖而不会发生卷曲。TEP中阴囊气肿的发生率高于TAPP，因此在拔除套管之前不要忘记将阴囊内的气体释放。如腹腔内存在CO_2气体，可用气腹针或5mm套管释放气体。

四、致敬经典

在腹腔镜腹股沟疝技术成熟的今天，回看27年前McKernan和Laws两位医生首先报道的腹腔镜TEP手术，不由得佩服他们的创新和探索精神。

其文献报道了34例患者51侧疝（29侧直疝，22侧斜疝），其中有11例是复发疝，有一位患者还复发了5次。可见他们选择病例是有一定难度的。由于经验不足，头10例患者中，有2例术中转了TAPP。所有腹腔镜手术的患者手术时间和术后并发症的发生率跟开放手术差不多，所有患者均在术后第一天出院，7天内恢复正常工作。

他们的手术是采用中线位布孔法，脐下放置观察孔，脐与耻骨联合中点放置12mm套管，耻骨联合上1横指放置5mm套管。腹膜前间隙的建立也是采用镜推法，只是当时作者在腹腔镜镜头前加了一个长1in（2.54cm）的可以用来游离空间的装置（blunt probe），气腹压力维持在8～10mmHg。

游离的范围跟现在的标准差不多，文献中强调精索脂肪瘤要切除。小斜疝可以剥离疝囊，大

的疝囊则要离断，远端旷置在阴囊里。放置8cm × 15cm的补片，补片中间建一个直径1cm大小的洞，目的是让精索从补片中间穿出，然后补片在精索后方交叉重叠，有点类似开放Lichtenstein手术的重建内环。补片使用了钉合固定或缝合固定。

上述文章的发表敲开了腹腔镜TEP手术的大门，McKernan和Laws的一些手术方法一直沿用至今，经受住了时间的考验。虽然补片放置在精索后面在今天看来好像不太合适，但对于在开放手术的年代，那样操作也是可以理解的。也正是由于这种经典的手术，才能让现在的医生站在巨人的肩膀上，看得更远。

（李英儒）

参考文献

[1] MCKERNAN J B，LAWS H L. Laparoscopic repair of inguinal hernias using a totally extraperitoneal prosthetic approach[J]. Surg Endosc，1993，7（1）：26–28.

[2] 中华医学会外科学分会疝和腹壁外科学组，中华医学会外科分会腹腔镜与内镜外科学组，大中华腔镜疝外科学院. 腹腔镜腹股沟疝手术操作指南（2017版）[J]. 中国实用外科杂志，2017，37（11）：1238–1242.

[3] 陈双，戎祯祥. 腹股沟疝的TEP手术[M]. 广州：中山大学出版社，2010：63–75.

[4] 汤治平，苏远航，陈双. 主动腹膜切开在完全腹膜外疝修补术中的应用[J]. 中华疝和腹壁外科杂志（电子版），2013，7（3）：3–4.

[5] 中华医学会外科学分会疝和腹壁外科学组，中国医师协会外科医师分会疝和腹壁外科医师委员会. 成人腹股沟疝诊疗指南（2014年版）[J]. 中国实用外科杂志，2014，34（6）：484–486.

[6] BITTNER R，ARREGUI M E，BISGAARD T，et al. Guidelines for TAPP and TEP treatment of inguinal hernia[International Endohernia Society（IEHS）][J]. Surg Endosc，2011，25（9）：2773–2843.

[7] BITTNER R，MONTGOMERY M A，ARREGUI E，et al. Update of guidelines on laparoscopic（TAPP）and endoscopic（TEP）treatment of inguinal hernia （International Endohernia Society）[J]. Surg Endosc，2015，29（2）：289–321.

专家述评

腹腔镜完全腹膜外疝修补术（TEP）已经成为腹股沟疝外科的常见术式，一般的医生完成TEP手术并不困难，但是要将手术做得精致，将手术变成艺术，就需要具备以下素质：

对腹股沟区的解剖，尤其是筋膜解剖有深入的理解；对各个手术技术细节有深刻的体会；对该术式的发展有宏观的把握。本章回顾了TEP手术发展的历程，在标准化手术操作的基础上，结合作者的经验体会，对重点的技术问题和技巧进行了深入的剖析，对其中的细节进行了强调。本章对TEP技术关键问题的剖析非常到位，有重要的借鉴意义。

（陈双）

第十二章 腹腔镜经腹部分腹膜外修补术

腹腔镜经腹部分腹膜外修补术（transabdominal partial extraperitoneal，TAPE），可以通俗地理解为融合TAPP和IPOM的一种技术。该技术可以用于切口疝、腰疝及复发性腹股沟疝的修补。

一、技术的起源

TAPE由Sharma等于2011年提出[1]，并被首先应用于耻骨上区的切口疝。Sharma的文章回顾性分析了72例患者，中位随访期为4.8年，复发率为0，最常见的术后并发症为血清肿和慢性疼痛，这提示TAPE手术治疗下段切口疝的疗效确切。Sharma等把膀胱区的腹膜打开，充分游离膀胱前间隙，清晰暴露双侧耻骨（图12–1）。在关闭疝环口后，把防粘连补片覆盖并超越疝环边缘5cm以上，下缘用钉枪固定于耻骨上（图12–2），并把膀胱边缘的腹膜缝合在补片边缘（图12–3）。

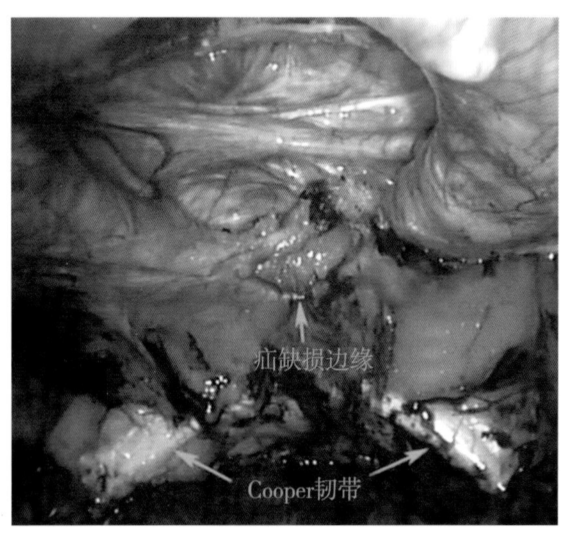

图12–1　清晰暴露双侧耻骨[1]

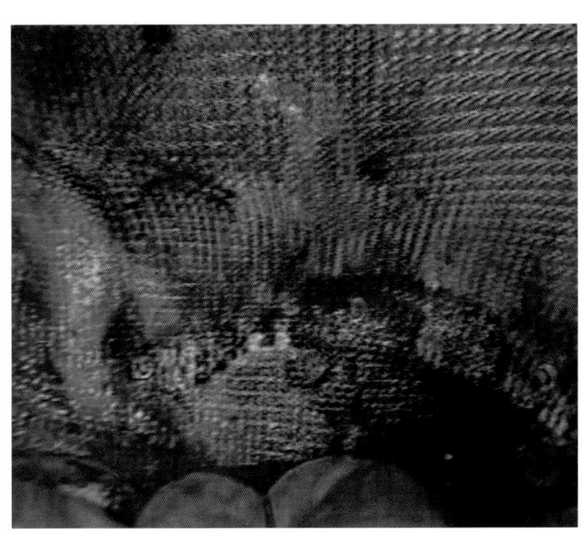

图12–2　补片固定[1]

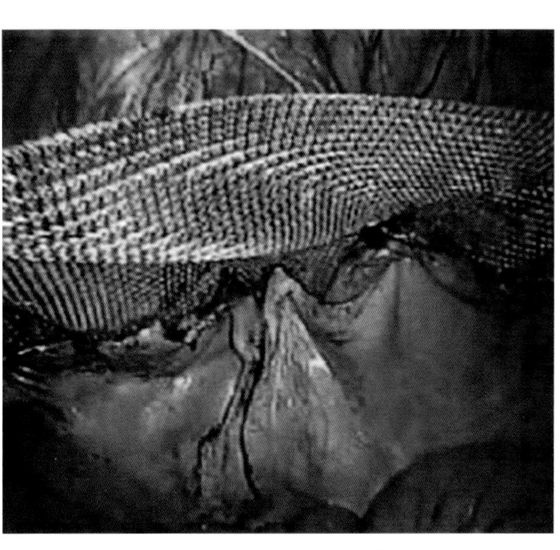

图12–3　腹膜缝合[1]

二、TAPE解决的关键问题

（1）既可以避免补片直接固定于膀胱表面腹膜时影响膀胱充盈，又预防了膀胱的膨出和疝复发。

（2）解决了腹膜缺损过大时不能缝合的问题。

三、适应证及关键技术因素

（1）适应证：TAPE可以用于距离耻骨5cm以内的切口疝、腰疝或者复发性的腹股沟疝的治疗。

（2）TAPE技术的关键点：①要充分游离膀胱前间隙（下段切口疝需完整显露双侧耻骨，腹股沟疝需显露同侧耻骨结节2cm以上），放置补片后需要把补片固定在耻骨上；②补片可以选择不吸收或部分可吸收防粘连补片；③膀胱处的腹膜反折或腹膜边缘需要与补片边缘缝合固定。

四、手术操作

以一例复发性腹股沟疝来说明手术的具体步骤。

病例资料：男性，50岁，5年前曾因左侧腹股沟斜疝在当地医院行开放疝修补，具体的手术方式不详，本次因诊断为左侧腹股沟复发疝入院治疗，采用TAPE手术，麻醉方式采用气管插管全身麻醉。

1. 放置套管

在脐上0.5cm置入10mm套管作为观察孔，建立气腹；直视下分别于左、右侧腹部平脐位置分别置入5mm套管。

2. 探查腹腔

见内环口处有网塞固定，与乙状结肠粘连，直疝三角有3cm×2cm缺损（图12-4）。分离乙状结肠与腹膜，松解粘连，游离乙状结肠。

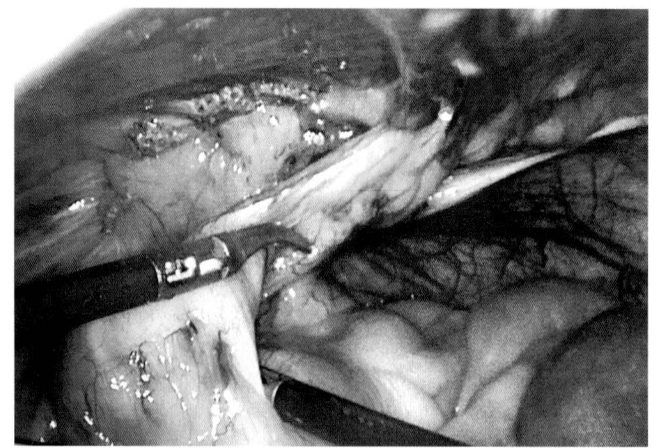

图12-4　直疝三角缺损

3. 切开腹膜

在疝环口上方水平切开腹膜，切开的长度要与TAPP手术相同，内侧达内侧襞、外侧达髂前上棘内上方。

4. 分离间隙

游离Retzius间隙和Bogros间隙，间隙的游离方法与TAPP手术相同，由于是二次手术且有网塞的影响，因此需要细心辨认解剖结构，避免损伤到输尿管、股动脉、股静脉等重要组织。回纳直疝疝囊，采用超声刀剪开内环口处部分补片，输精管和精索血管充分去腹膜化，要求同TAPP手术。

5. 置入补片

放置15cm×10cm的防粘连补片，内侧边缘超过耻骨结节2.0cm，外侧边缘达到髂前上棘内上方，上缘要超过疝环缺损上缘2.5cm以上，下缘与腹膜反折线平齐。注意防粘连面朝向腹腔，并采用钛枪固定，一般先将补片下缘固定于耻骨结节及耻骨梳韧带上，然后固定补片上缘及两侧缘，无腹膜覆盖的部分可参考IPOM的方法予钛钉固定，因其既有固定的效果，又能使补片紧贴腹壁，有利于腹膜间皮细胞爬行、生长于补片的表面（图12-5）。

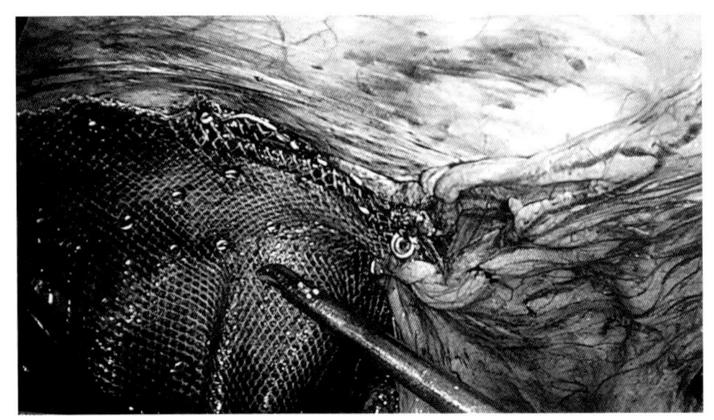

图12-5　补片的固定

6. 缝合腹膜

将腹膜的边缘与防粘连补片边缘采用连续缝合法缝合，缝合要均匀紧密，不留缝隙（图12-6），以免术后内疝形成。

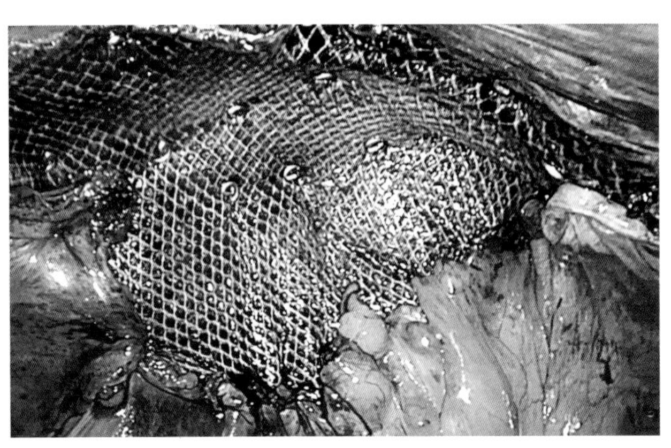

图12-6　缝合腹膜

五、讨论

一般的腹股沟疝第一次腹腔镜手术时，无论是采用TEP还是TAPP，游离足够的腹膜前间隙并不困难，耻骨上疝的第一次手术也同样如此。但是对于复发后的二次腹腔镜手术，经常遇到的困难是腹膜游离困难，容易破损，或者腹膜缺如，无法对补片进行完全的覆盖，腹腔镜经腹部分腹膜外修补术（TAPE）是TAPP和IPOM手术结合的产物，两者结合可以解决这个问题。该技术是一项实用的临床技术，可以灵活应用于疝修补术中。从疝的发生部位看，腹股沟疝和耻骨上疝都发生在腹腔的边缘，其他的疝，例如腰疝等也属于边缘疝，这部分疝的修补手术在腹腔镜下需要游离腹膜外的脏器以放置补片，例如游离膀胱或结肠等，因此边缘疝是比较好的TAPE适应证。该技术文献报道较少，但是从笔者的临床实践和已经发表的文献看[2-3]，其治疗效果与其他的补片修补术没有差异。

（李晓平　李亮）

参考文献

[1] SHARMA A，DEY A，KHULLAR R，et al. Laparoscopic repair of suprapubic hernias：transabdominal partial extraperitoneal（TAPE）technique[J]. Surg Endosc，2011，25（7）：2147-2152.

[2] LI J W, SUN J, ZHENG M H. Transabdominal partial extraperitoneal repair (TAPE) of lumbar hernia: a clinical study of 12 patients[C]. 中华疝和腹壁外科杂志第八届年会暨2015年北京疝和腹壁外科国际学术研讨会，2015：15.

[3] 潘茂恩，黄鹤光，陈燕昌，等. 腹腔镜经腹部分腹膜前修补术治疗下腹边缘疝的临床疗效[J]. 中华消化外科杂志，2019，18（11）：1037-1042.

专家述评

TAPE手术在治疗理念上并没有创新之处，同样属于疝的无张力修补术或疝成形术，因此不必担心治疗效果的问题。TAPE是一种灵活应用技术的手段，在腹股沟疝的TAPP手术中遇到腹膜不足以覆盖一般补片的情况时，TAPE可以解决术者的困境。在IPOM手术中遇到不能将补片覆盖在脏器上的疝，如不能将补片覆盖在膀胱上的耻骨上疝、不能将补片覆盖在结肠上的腰疝等情况时，TAPE也是理想的手术方式之一。TAPE手术的另一优点是手术时间短。因此，掌握TAPE手术可以使术者在术中有更灵活的手段，值得推荐。

（夏利刚）

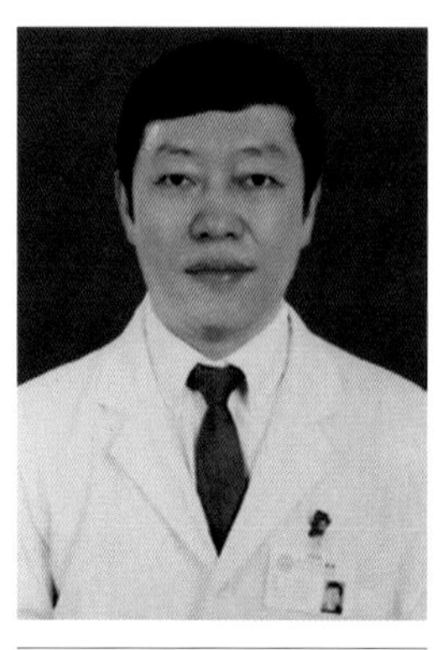

夏利刚

主任医师，深圳市人民医院胃肠外科行政主任，暨南大学硕士研究生导师。

学术任职：中国研究型医院学会微创外科学专业委员会青年委员会委员，中国医师协会内镜医师分会腹腔镜专业委员会委员，广东省医学会外科学分会副主任委员，广东省医学会胃肠肿瘤学分会常委，广东省抗癌协会胃癌专业委员会委员，广东省医师协会微创外科学会委员，广东省医师协会胃肠工作委员会委员，粤港澳大湾区疝外科医师联盟副主任委员，广东省疝与腹壁外科学会委员，深圳市医学会胃肠外科专业委员会主任委员，深圳市医师协会胃肠外科医师分会副会长，深圳市医师协会疝与腹壁外科医师分会副会长，深圳市抗癌协会大肠癌分会副主任委员，深圳市微创外科学会委员，《消化肿瘤》杂志编委。

出版《腹腔镜胃肠外科手术图谱》（副主编）、《腹腔镜胃肠外科手术学》（副主编）、《腹部外科急诊学》等多部专著。

第十三章 减孔TEP手术

目前，腹腔镜下腹股沟疝的推荐手术方式[1]主要有完全腹膜外疝修补术（TEP）和经腹腹膜前疝修补术（TAPP）。标准的TEP手术套管布局有中线法[2]、中侧法和双侧法[3]三种，按照几何原理三点确定一个平面，在解剖过程中，形成三角形是最好的暴露条件。但在特定条件下，比如在一些分型为Ⅰ、Ⅱ型（中华外科学会疝和腹壁外科学组分型，简称中华分型）的较小疝囊中，特别是直疝，减少一个操作孔同样可以达到应有的手术效果。深圳市人民医院夏利刚教授利用双通道观察孔做TEP手术，达到了减孔的目的。本章描述的是笔者利用单通道的常规观察孔进行减孔TEP手术的经验体会。

一、手术适应证

所有适宜行TEP手术的腹股沟疝当中，分型为Ⅰ、Ⅱ型（中华分型）的腹股沟疝，且术前术者考虑患者的疝囊属于易分离者。

注：手术适应证没有绝对性，只要术者认为“可操作”即可。

二、手术禁忌证

为了不延迟正常手术时间，不增加手术风险，建议巨大疝囊、女性腹股沟疝、病程较长的患者不采取该术式；另外在实施减孔操作过程中，如遇到操作困难，建议放弃该术式，及时增加必要的操作孔。

三、麻醉方式

建议气管内全身麻醉。

四、患者体位和术者站位

与常规TEP手术相同，不同的是该术式可由主刀医生一人完成，不需要助手（图13-1）。

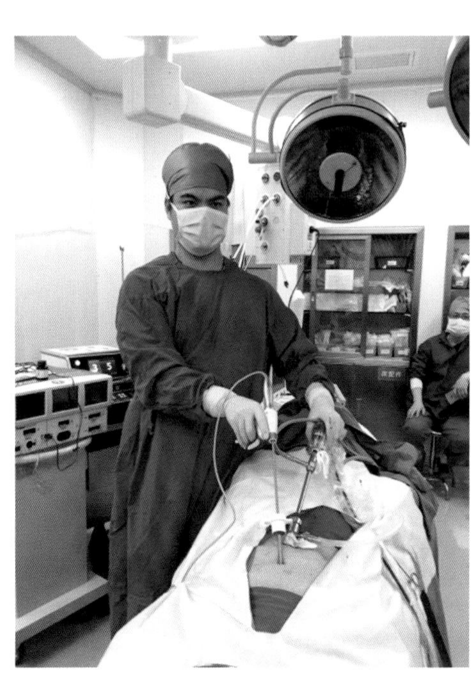

图13-1 笔者单人进行减孔TEP手术

五、手术操作

（1）于脐下做1cm的切口，进入腹直肌鞘后层前方，置入10mm（或12mm）套管，接进气管，建立气腔，用镜推法（或指推法或利用建立腹膜前间隙的专用设备）扩大Retzius间隙，达耻骨联合。

（2）于脐、耻骨联合连线上1/3置入5mm套管作为操作孔，进一步扩大Retzius间隙，至显露耻骨梳韧带。

（3）如遇到直疝、股疝，适当暂时加大气腹压力（气腹压力不能大于15mmHg，常规为10～12mmHg），直接单钳钳抓疝囊向腹腔侧撕拉，至疝囊完全分离。

（4）贴紧腹壁（为了避免造成腹膜破裂，有时分离层次偏浅）进入Bogros间隙，遇到间隙分隔韧带时，用剪刀剪开韧带，切勿使用热分离（单极电刀或超声刀），这是因为由于没有外加牵引力，使用热分离可使组织受热后皱缩，不利于分离。充分扩大分离Bogros间隙。

（5）将危险三角的腹膜游离，生殖管道去腹膜化，此处是最难分离的一处腹膜，建议采用分离钳，在远离内环口处将腹膜用分离钳撑开分离，先找到精索血管及输精管与腹膜之间的层面，再加大气腹压力，小力多次向腹腔侧牵拉分离腹膜。

（6）有些斜疝确实难以单钳分离，此时可在脐、耻骨联合连线下1/3穿刺endoclose针作为辅助钳（图13–2），协助分离回纳疝囊或结扎离断疝囊（图13–3），生殖管道去腹膜化。

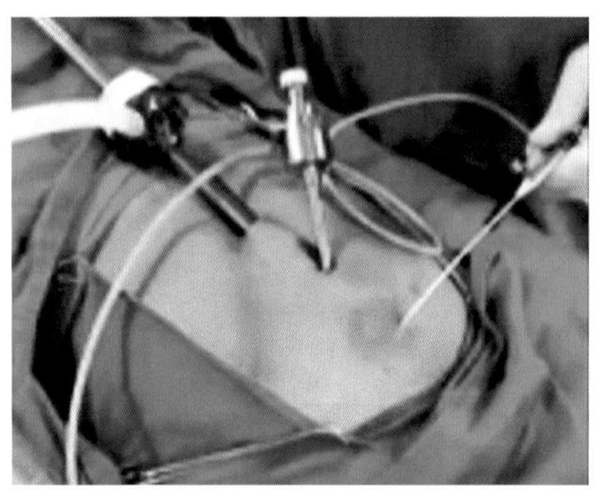
图13–2　穿刺endoclose针协助操作

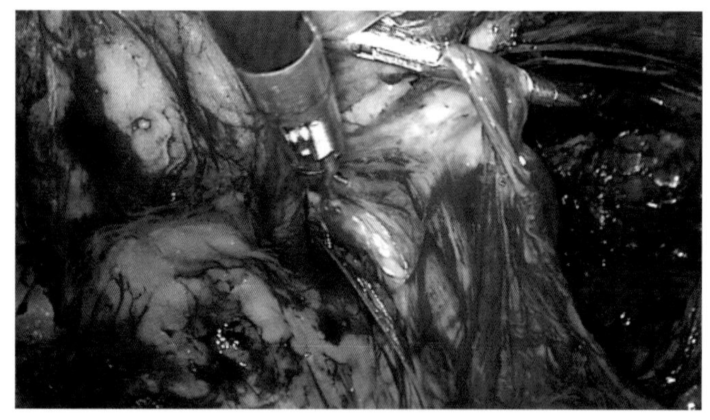
图13–3　用endoclose针协助分离疝囊

（7）完全游离肌耻骨孔后，置入补片，内侧覆盖腹中线，外侧达髂前上棘水平，上界越过内环口上3cm，下界越过耻骨梳韧带下2cm，并保证置于腹膜反折前方，释放气体，撤离腹腔镜，关闭套管孔。

六、手术注意事项

（1）实施减孔法TEP手术必须建立在可熟练完成三孔TEP手术的基础上，按诊疗指南[2]的建议，TEP手术的学习曲线是50例左右，笔者认为减孔TEP手术的学习曲线应在200例以上。

（2）建立间隙过程中，应尽量加大气腹压力，可加大至15mmHg，因此，年龄过大、组织太过疏松者不宜实施该手术。

（3）分离疝囊时为了制造反作用力，有时可以在腹壁用缝线或用布巾钳上提腹壁。

（4）遇到疝囊难以分离的斜疝，可使用endoclose针协助完成分离，由于针眼术后不明显、一般不留瘢痕，而5mm以上的操作孔切口术后均可遗留手术瘢痕，故使用endoclose针不算增加操作孔，可以接受。另外，endoclose针不能旋转，针头张开幅度很小，不能等同于其他操作钳，只能算是暂时协助完成动作的工具。但如果反复穿刺操作，针眼就会很大，甚至可能导致腹壁受损出血。

（5）难以在减孔的条件下完成手术时，应尽快建立第二操作孔协助手术，以免增加手术难度和手术时间，比如用endoclose针一个动作不能协助完成手术、需要反复穿刺的，或分型为Ⅲ型（中华分型）以上手术难度较大的患者，不建议采取该术式。

七、常见并发症

（1）减孔TEP手术的术后并发症与常规TEP手术的术后并发症相同。

（2）减孔TEP手术中更容易出现出血及腹膜破损的并发症。这是因为减孔TEP术中一旦出血，在没有双操作孔的情况下，出血较难控制，手术视野容易短时间内被血液染红，进而影响后面的解剖辨认。

八、难点和优点

减孔TEP手术的难点在于生殖管道去腹膜化和斜疝疝囊的游离。

减孔TEP手术的优点是：①可保证操作器械和光源有一定的角度，视野与传统三孔TEP一致，不会降低手术视野质量；②可减少穿刺孔，减轻创伤，术后患者对瘢痕更加满意（图13–4）；③无须特殊手术器材，如单孔腹腔镜通道或可转弯的操作钳等；④手术可单人完成，而且两手配合更加默契。

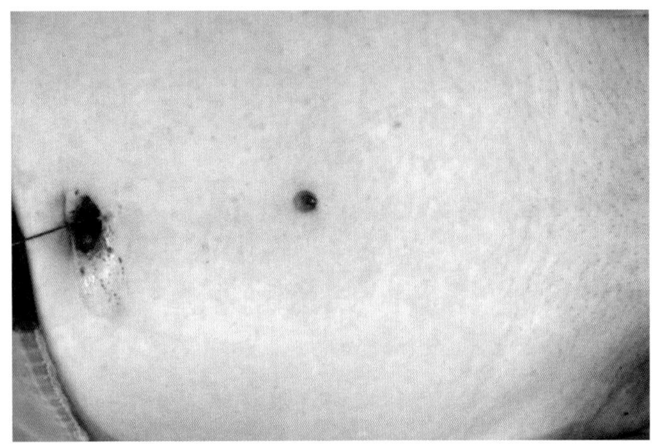

图13–4　减孔TEP手术术口

经过减孔，减少了手术创伤，同时也不会降低手术质量。

九、个人体会

（1）减孔无疑增加了手术操作难度，但可以达到更好的手术效果。也许有人会说为什么不干脆行单孔腹腔镜手术，笔者认为单孔腹腔镜手术的脐部术口还是比较大的，另外行单孔腹腔镜手术时操作钳与观察镜距离非常近，操作难度更大。

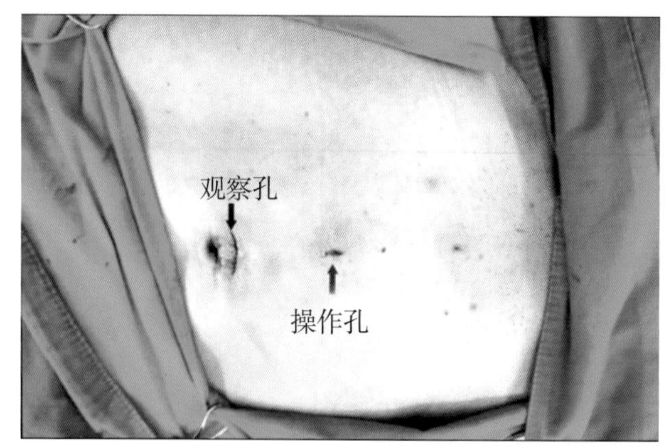

图13-5　减孔TEP的套管口

（2）由于术中没有反作用力的作用，因此有时腹膜不能有效牵开暴露，分离时容易误伤腹膜，特别是在生殖管道去腹膜化的时候，所以做减孔TEP手术要比做常规TEP手术更加耐心和细心。有时分离解剖存在困难，特别是斜疝疝囊的分离，这时可以用endoclose针作为操作钳来协助完成操作，术后只有两个套管口和一个针眼大小的伤口（图13-5），同样可达到减轻创伤的目的。

（郑燕生）

参考文献

[1] 中华医学会外科学分会疝和腹壁外科学组，中国医师协会外科医师分会疝和腹壁外科医师委员会. 成人腹股沟疝诊断和治疗指南（2018年版）[J]. 中国实用外科杂志，2018，38（7）：704-706.

[2] 中华医学会外科分会腹腔镜与内镜外科学组，中华医学会外科分会疝与腹壁外科学组，大中华腔镜疝外科学院. 腹股沟疝腹腔镜手术规范化操作指南[J]. 中国实用外科杂志，2013，33（7）：566-570.

[3] 陈双，江志鹏，李英儒，等. 腹股沟疝腔镜技术培训教材[M]. 广州：中山大学出版社，2018：171-193.

专家述评

腹腔镜疝修补术主要采取后入路修补肌耻骨孔，可以做到更大面积的补片覆盖，提高治愈率，减少复发率。常规的腹腔镜手术一般需要三孔，减孔法相对于三孔减少了创伤，比单孔法多一孔，方便了操作，但适应证要求高了些，甚至需加用endoclose针辅助操作，类似于三孔，不过仍具有一定的推广价值。

（秦有）

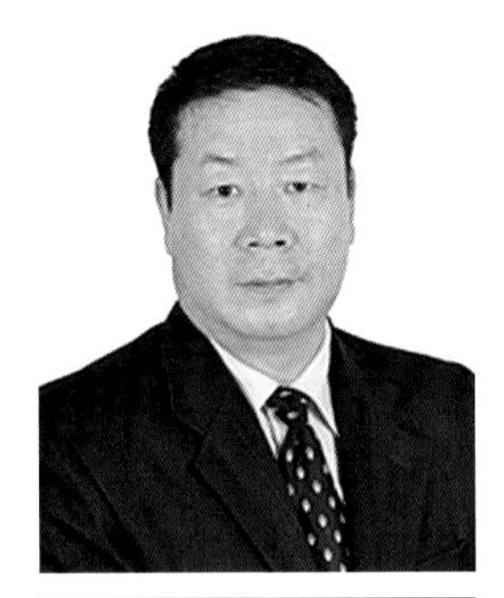

秦　有

教授，主任医师，广东省中医院芳村医院外科主任、甲状腺腹壁疝微创中心主任。

学术任职：中国中西医结合学会围手术期专业委员会主任委员，广东省中西医结合学会围手术期专业委员会主任委员，中国研究型医院学会甲状腺疾病专业委员会腔镜手术学组常委，中国医疗保健国际交流促进会临床实用技术分会委员，海峡两岸医药交流协会海西甲状腺微创美容外科专业委员会常委，广东省临床医学会甲状腺专业委员会副主任委员，广东省中西医结合学会普通外科专业委员会副主任委员，广东省抗癌协会甲状腺癌专业委员会常委，广东省医师协会甲状腺疾病专业医师分会常务委员，广东省医师协会甲状腺疾病专业医师分会腔镜手术学组组长，广东省医师协会疝与腹壁外科分会副主任委员。

第十四章 女性腹股沟疝保留子宫圆韧带技术

女性的腹腔镜腹股沟疝修补术（laparoscopic inguinal hernia repair，LIHR）较开放手术有着明显优势[1]。然而由于女性子宫圆韧带与腹膜之间关系紧密，不能像男性那样轻而易举将腹膜从输精管及精索血管上剥离，达到去腹膜化的目标，这就使子宫圆韧带成为LIHR中补片放置的绊脚石。大多数医生的选择是要么离断子宫圆韧带，要么将补片剪开后绕子宫圆韧带放置（图14-1）。笔者认为有更好的方法，本章按笔者的经验介绍了两种手术方法，既可保留子宫圆韧带，又不需剪开补片，可保证补片完整、连续。

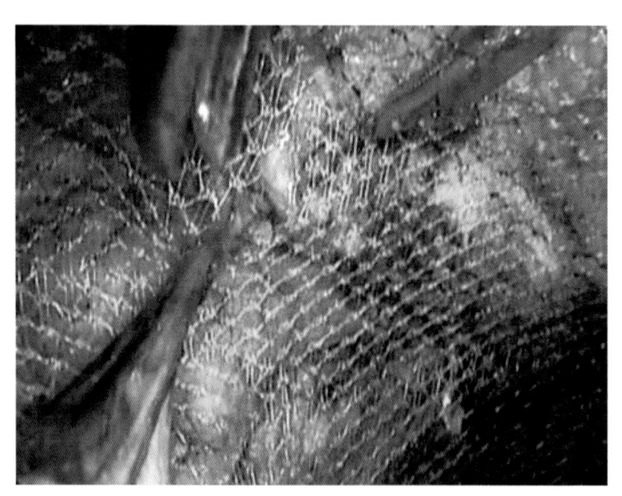

图14-1　补片绕子宫圆韧带平铺

一、手术适应证

成年女性腹股沟疝。

二、手术禁忌证

（1）不能耐受腹腔镜手术的成年女性腹股沟疝。

（2）手术区域存在感染可能，如嵌顿性腹股沟疝并肠坏死。

三、麻醉方式

气管插管全身麻醉。

四、患者体位和术者站位

与常规TAPP手术相同。

五、手术操作

（1）脐上做1cm的切口，置入10mm套管，建立气腹，置入腹腔镜，探查双侧腹股沟区，确认腹股沟疝的部位及类型，于双侧腹直肌外侧缘、脐水平下方3cm处各置入5mm套管作为操作孔；在患侧内环口上缘2cm处横行切开腹膜，内至脐外侧襞，外至髂前上棘，进入腹膜前间隙，内侧扩大Retzius间隙至耻骨联合中点，下至耻骨梳韧带下方2cm，如遇直疝、股疝，回纳疝囊，外侧扩大Bogros间隙，注意保护生殖股神经。

（2）如组织疏松，直接裸化子宫圆韧带。牵拉斜疝疝囊，由疝囊外侧缘追踪至疝囊底（以腹膜外脂肪为解剖标志），由此（如无斜疝，则此处为内环口）将疝囊（腹膜）自子宫圆韧带分离开，锐性分离打开子宫圆韧带外一层包膜（图14-2），可将子宫圆韧带完全裸化，同时腹膜保留完整，子宫圆韧带裸化6～8cm后，与耻骨梳韧带下方2cm处于同一水平，置补片于腹膜前间隙，子宫圆韧带保持原位，补片无须修剪，置于子宫圆韧带后方，展平补片后（图14-3）连续缝合切开的腹膜（图14-4），释放气体，撤离腹腔镜及套管，缝合关闭套管口。

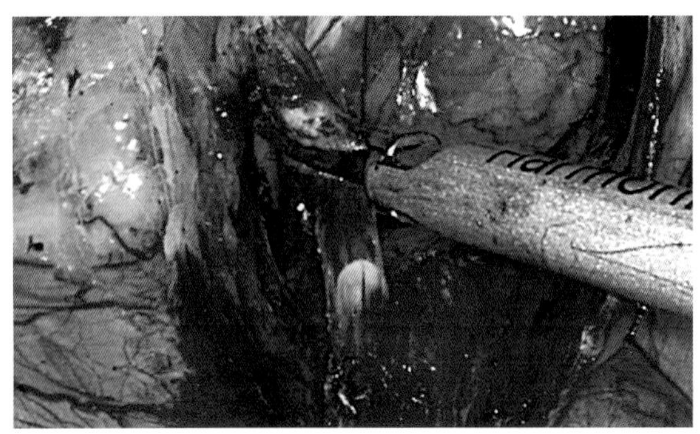

图14-2　将腹膜自子宫圆韧带剥离

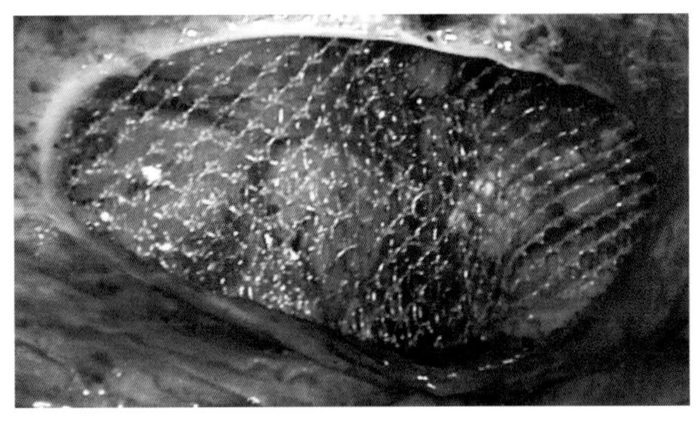
图14-3　平铺补片于子宫圆韧带后方

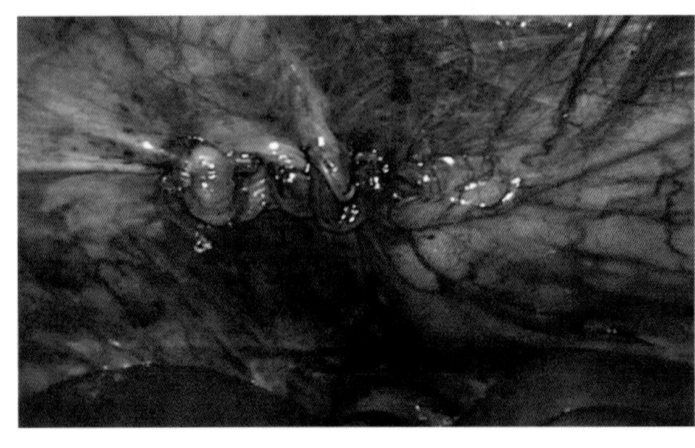
图14-4　腹膜一字形关闭

（3）如组织较为致密，T形切开腹膜。分离好Retzius间隙和Bogros间隙后，自内环口上方腹膜切开处沿子宫圆韧带两侧缘切开腹膜6～8cm，至与耻骨疏韧带下方2cm处于同一水平，腹膜呈T形切开（图14-5），置补片于腹膜前间隙，子宫圆韧带保持原位，补片无须修剪，置于子宫圆韧带后方，展平补片后（图14-

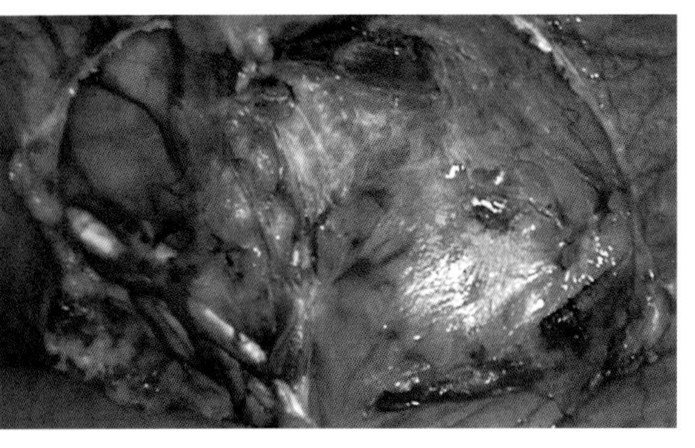
图14-5　T形切开腹膜

6），自外侧向内侧连续缝合横行切开的腹膜，再折返缝合至内环口处，向盆侧继续连续缝合子宫圆韧带两侧缘腹膜切开处，完全关闭腹膜（图14-7），释放气体，撤离腹腔镜及套管，缝合关闭套管口，术毕。

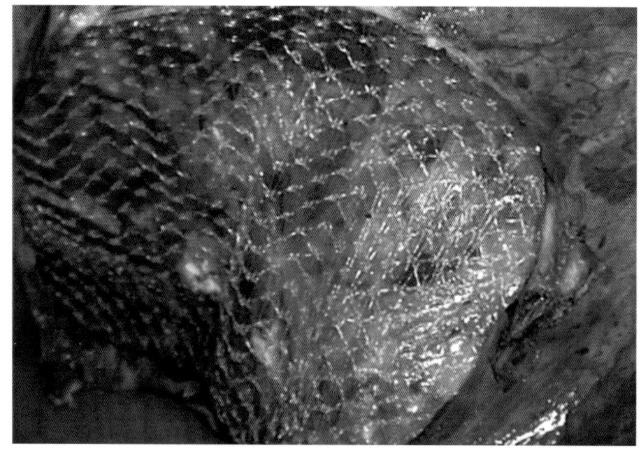

图14-6 平铺补片于子宫圆韧带后方

六、手术注意事项

（1）裸化子宫圆韧带时要打开子宫圆韧带上的筋膜（相当于精索内筋膜），这样才能很好地从子宫圆韧带上剥离腹膜。

（2）T形切开腹膜后，缝合腹膜时最好从外侧缝向内侧，到达终点后再返回缝合两针，转向盆侧腹膜（缝合子宫圆韧带两侧腹膜），保持一针连续缝合才可缩短手术时间。

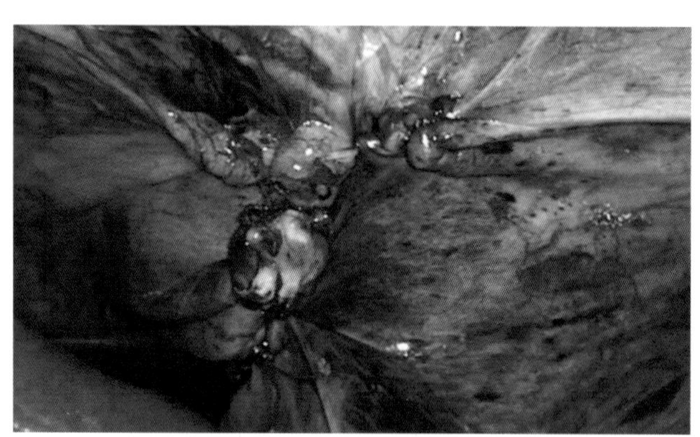

图14-7 腹膜T形关闭

七、术式优点

（1）可使子宫圆韧带保持原位，保留原有功能。

（2）可保持补片完整，保证补片边缘超过疝环2cm以上，远期修补效果更好（有待进一步研究证实）。

（3）完成学习曲线后，手术难度没有增加，且手术时间、出血量、近期术后效果与传统腹腔镜修补方法（离断子宫圆韧带或修剪补片）无异。

八、讨论与体会

目前，女性LIHR手术中对于是否切断子宫圆韧带并无定论，但子宫圆韧带具有一定的功能，主要是维持子宫前倾，其作用仅次于阔韧带[2-3]，切断子宫圆韧带可能会引起子宫内膜异位症、慢性盆腔炎，甚至造成不孕等并发症[4]。原因在于切断子宫圆韧带后会引起子宫后倾，造成经血逆流，从而引发子宫内膜异位，子宫过度后倾还会造成输卵管受压、不通畅而不孕[5]。另外，子宫圆韧带中间含有管性结构（可能是淋巴管），因此，切断子宫圆韧带后会增加局部渗出的情况，同时可引起大阴唇的部分淋巴回流障碍，导致大阴唇水肿。所以，保留子宫圆韧带有一定的必要性。

笔者认为保留子宫圆韧带的方法有：①分离子宫圆韧带上的腹膜及疝囊；②沿子宫圆韧带两侧纵向切开腹膜；③在补片上剪口，环绕子宫圆韧带放置补片，补片开口缝合或黏合。第一种方法较难达到，张光永等[6]搜集了共17例行LIHR的女性患者，其中仅有1例可完整分离子宫圆韧带上的腹膜及疝囊，但笔者发现大部分患者可做到剥离裸化子宫圆韧带（未实际统计），这与子宫圆韧带上的腹膜、疝囊附着情况有关，孙惠军[7]根据这一点，提出成年女性腹股沟斜疝的疝囊与子宫圆韧带有5种关系形态。第二种方法操作比较烦琐，对部分外科医生来说，特别是对基层医生来说，腹膜缝合是TAPP的一大难点，那么增加缝合则增加了手术难度和手术时间，张冬辉等[8]的统计表明，保留子宫圆韧带的操作平均会增加21.2分钟的手术时间，当然技术熟练程度的提高可避免这个问题。根据2013年中国发布的《腹股沟疝腹腔镜手术规范化操作指南》，李健文等[9]推荐第三种方法，但修剪补片的方法相当于造口旁疝修补中Keyhole手术的方法，而保持补片完整相当于Sugarbaker手术的修补方法，Sugarbaker手术的修补方法复发率更低[10-11]。因此，从腹股沟疝修补的意义上讲，保持子宫圆韧带及补片的完整性有很大的临床意义。

（郑燕生）

参考文献

[1] BITTNER R，MONTGOMERY M A，ARREGUI E，et al. Update of guidelines on laparoscopic（TAPP）and endscopic（TEP）treatment of inguinal hernia（International Endohernia Society）[J]. Surgical Endoscopy，2015，29（2）：289–321.

[2] 乐杰. 妇产科学[M]. 5版. 北京：人民卫生出版社，2002：10.

[3] RICAUX G，RUBOD C，DEDET B，et al. Comparative analysis of pelvic ligaments：a biomechanics study[J]. Int Urogynecol J Pelvic Floor Dysfunct，2013，24（1）：135–139.

[4] 罗靖，古少东，庞天龙，等. 腹腔镜下经腹腔腹膜前疝修补术中子宫圆韧带的处理[J]. 中国内镜杂志，2015，21（5）：548–550.

[5] 徐向辉，黄斌. 腹股沟疝采用腹腔镜治疗过程中对子宫圆韧带的处理及患者生育能力改变[J]. 中外女性健康研究，2017，12（24）：28–29.

[6] 张光永，展翰翔，刘少壮，等. 腹腔镜下经腹腔腹膜前疝修补术中子宫圆韧带的处理体会[J]. 腹腔镜外科杂志，2013，18（10）：721–724.

[7] 孙惠军. 女性腹股沟斜疝的圆韧带与疝囊关系分型和处理[J]. 中华疝和腹壁外科杂志（电子版），2014，8（4）：377.

[8] 张冬辉，张剑宝，庄哲宏，等. 成年女性腹腔镜腹股沟疝修补术中保留与切断子宫圆韧带的随机对照研究[J]. 中华疝和腹壁外科杂志（电子版），2017，11（2）：115–118.

[9] 李健文，王明刚，唐健雄，等. 腹股沟疝腹腔镜手术规范化操作指南[J]. 中国实用外科杂志，

2013，35（7）：566–570.

[10] 王莉莉，杨福全，郭自成，等. 腹腔镜下造口旁疝修补术Sugarbaker术与Keyhole术的Meta分析[J]. 中华疝和腹壁外科杂志（电子版），2017，11（5）：370–374.

[11] ANTONIOUS A，AGRESTA F，ALAMINO J M G，et al. European Hernia Society guidelines on prevention and treatment of parastomal hernias[J]. Hernia， 2018，22（1）：183–198.

专家述评

子宫圆韧带的意义最经典的解释是维持子宫的前倾前屈位，但是当人体生长发育完成时，子宫的前倾前屈位已经固定，此时的子宫圆韧带有无生理意义、是否还在维持着子宫的前倾前屈位是有疑问的。也有人认为子宫圆韧带可以对抗子宫脱垂，使子宫保持正常的位置，但是盆底外科中的两个基本理论，即船坞理论和吊床理论都没有提到子宫圆韧带的意义。子宫圆韧带是否有防止子宫脱垂的意义、是否可以切断是腹股沟疝外科争论多年的问题，一直没有定论。子宫圆韧带是由纤维和平滑肌组成的韧带样组织，靠近子宫的部位含有更多的平滑肌，越靠近外环口的部位平滑肌含量越少，而且子宫圆韧带在妊娠期可以像子宫平滑肌一样发生变化，增粗，妊娠结束后又逐渐回复到平时的状态，可见子宫圆韧带还是有其不同生理状态下的变化。抛开争论，如果技术上可以做到不切断子宫圆韧带，又能完美地进行腹股沟疝修补，那么子宫圆韧带切断与否的问题可能就意义不大了。本章中，郑燕生医生分享了自己游离子宫圆韧带的技术经验，具有实用的借鉴意义，值得参考。

（洪楚原）

第十五章 腹股沟疝TEP术中转TAPP的原因探讨

随着近年腹腔镜技术的不断发展，利用腹腔镜进行疝修补术已经逐渐成为临床治疗腹股沟疝的常用方法，其中以完全腹膜外疝修补术（TEP）和经腹腹膜前疝修补术（TAPP）两种方法最为常见[1-2]，这两种方法各有优点：TAPP术式在腹腔内操作，视野开阔，同时便于观察对侧有无隐匿疝，初学者容易上手，但需要切开、缝合腹膜，并且对腹腔脏器有一定的干扰，手术时间较长；TEP不用进入腹腔，从而避免了对腹腔脏器的干扰，也不需要缝合腹膜，但操作空间小，学习曲线较长。

但在实际手术操作中，即使熟练掌握TEP技术的术者，也偶有见TEP术式失败而转TAPP术式的例子，下面就失败原因进行初步探讨。

一、技术原因

笔者认为技术因素是首要原因，TEP术式跟手术医生的手术熟练程度、经验水平，甚至与主刀医生和扶镜医生之间的相互配合关系非常大。

1. 对患者的术前评估

手术医生必须在术前对患者病情进行全面评估，包括看患者有无下腹部或盆腔手术史（如膀胱、前列腺、直肠手术及剖宫产手术等），了解患者疝的发生、发展情况，有无粘连甚至嵌顿等情况存在。术前对病情进行详细、正确的评估，把握手术指征，往往是手术成功的关键。

2. 术中操作

TEP术式没有现成的空间，必须人为打造，人为打造的操作空间较小，操作难度大，多种因素可以造成技术操作的相关问题。

（1）穿刺孔的位置、布局。操作空间的建立相当重要，需要相当的技巧。目前，穿刺套管的布局主要有中线位、中侧位和双侧位法，切口应该略偏于患侧。中线位的布局可以通过镜推法建立空间，放置套管，比较常用，但容易产生筷子效应，对于初学者有一定难度；双侧位的套管布局，建立空间比较烦琐，并且比较容易损伤血管、穿破腹膜，造成手术失败；中侧位的套管布局，两个操作孔套管位于观察孔两侧，可以避免筷子效应，操作比较方便，但也要注意防止血管（如腹壁下血管）的损伤。在推进套管时用力也要恰当，要防止用力过猛将腹膜捅破。

（2）术中血管损伤出血也是影响手术成功率的一个重要因素。血管出血严重的话将会影响术野清晰度，给手术操作带来困难，术中应尽量寻找无血管区域。手术区域的血管除了髂血管、死亡冠、腹壁下血管等之外，还有一些小血管，例如：①腹直肌后方弓状线上方的腹壁下血管的脐支；②内环口周围腹壁下血管的小分支；③输精管的滋养血管及曲张的精索血管；④耻骨疏韧带后方的静脉丛。应尽量避开这些血管区域，以增加手术成功率。

（3）主刀医生及助手因素。在拓展Retzius间隙及Bogros间隙、游离疝囊、生殖管道去腹膜化等操作过程中，如果对组织进行暴力钳夹、撕脱，或用力方向不适当、不均匀，或助手配合不当，对解剖层次显露不清楚，就可能出现腹膜撕脱、血管损伤、出血的情况，导致间隙内气体进入腹腔，造成操作空间变小、消失、视野模糊。对于这种情况，初学者往往会出现慌乱，导致手术需要中转。而有一定经验的医师往往会比较镇定，先降低气压，然后立即用操作钳夹闭破裂口，通过套扎或者直接用血管夹夹闭破裂口的方法来补救，使手术得以继续进行。

3. 术中麻醉效果对手术的影响

一般手术都在全身麻醉下进行，也有人选择硬膜外麻醉，所以术中麻醉师的配合，包括肌松药物等的应用都会影响手术效果。

二、患者病史和疝类型对手术的影响

对于一些病史较长的巨大疝患者，如果合并有便秘或者慢性上呼吸道感染等慢性疾病，疝内容物因为经常与疝囊摩擦导致与疝囊紧密粘连，强行分离也会导致腹膜撕脱。对于滑动疝，部分初学者经常会将疝内容物误认为是疝囊壁进行分离切开，误伤肠管等组织，导致手术中转。对于嵌顿性疝，如果嵌顿时间过长，疝内容物水肿，疝囊充血、变薄、粘连，行TEP手术难度加大，则手术中转的概率会大大增加。对于有同侧腹膜前间隙手术病史的病例，因为手术瘢痕粘连会给手术腔隙的拓展造成困难，所以手术操作空间会变窄，这也是手术失败的原因之一。部分复发疝患者，可因补片感染、卷曲，或者胶水注射物粘连而出现腹膜部分皱缩，甚至出现补片穿破腹膜与肠管粘连，这种情况将很难保证TEP手术的成功率。

三、手术设备跟手术的关系

在部分基层医院，布孔使用的套管仍然是反复使用的金属套管。反复使用的套管尖端会变钝，如用力不当或保护措施不妥，则会增加套管穿破腹膜的可能性。腹腔镜是否高清决定了术野的清晰程度，清晰度不高的设备，往往有部分小血管出血导致视野模糊不清，在这种情况下操作容易损伤腹膜、血管，导致手术中转。

四、小结

TEP术式、TAPP术式都是目前治疗腹股沟疝比较好的方法，在用TEP术式进行疝修补时，为保障手术顺畅、减少手术并发症，术者必须具备一定的经验和操作水平，要有较好的TAPP术式熟练程度。Choi等[3]认为TEP术式的学习曲线是60例，且应选择恰当的病例，如单纯性的易复疝患者，特别是老年患者，组织疏松、粘连少，选择TEP术式较好。对于有同侧腹膜前间隙手术史的病例及复发疝、难复疝、滑动疝、嵌顿性疝、怀疑对侧有隐匿疝的患者应该慎重考虑采用TEP术式[4]。术中应合理利用气体的压力扩大操作空间，以便于解剖层次的操作。操作孔的布置也很重要，应尽量减少筷子效应及对血管的损伤，合理寻找无血管区域，否则将大大增加手术难度。在游离Retizus间隙及Bogros间隙、疝囊、生殖管道时，应减少尖利器械的使用，两个分离钳要保持一定的角度、张力，用力要均匀，防止突然使用暴力将重要血管、腹膜撕脱损伤，但即使发生撕脱也不用过于紧张，可以通过降低腹腔内气体压力、套扎等方法封闭裂口。对于一些严重粘连、嵌顿，特别是怀疑疝内容物有坏死的病例，为安全起见，最好还是改为TAPP术式进行修补。

（蔡泽贤　张庆峰）

参考文献

[1] 王宇，孙家邦，姜洪池，等. 普通外科学高级教材[M]. 北京：人民军医出版社，2017：97–109.

[2] 高毅丽，阮翊，虞鑫，等. 预防性应用抗菌素对传统腹股沟疝修补术切口感染疗效的Meta分析[J]. 中国实用医刊，2014，41（3）：74–75.

[3] CHOI Y Y，KIM Z，HUR K Y. Learning curve for laparoscopic tosaug extraperitonel repair of inguinal hermia[J]. J Canadien De Chirurgie，2012，55（1）：33–36.

[4] 朱加，孙冬林. TEP术式和TAPP术式两种疝修补术治疗腹股沟疝的对照研究[J]. 中国现代医药杂志，2010，12（10）：92–94.

专家述评

TEP手术和TAPP手术各有优缺点，TAPP手术是TEP手术不顺利时的转换术式，转换的指征在不同的术者有不同的标准。技术问题有共性，也有个性，不同的操作者体会也有差异。本章的作者总结了腹股沟疝TEP术式中转TAPP术式原因的共性问题，也分享了自己的手术体会，总结得很全面，有比较大的参考价值。

（洪楚原）

第十六章 腹腔镜技术治疗腹股沟嵌顿性疝

腹股沟疝是外科常见病和多发病，腹股沟嵌顿性疝也是常见的外科急腹症之一。据梅奥诊所（Mayo Clinic）的一项以普通人群为基础的流行病学调查研究显示，嵌顿和绞窄性腹股沟疝急诊手术的发生率似乎在下降。在近20年里，研究人群中因腹股沟疝嵌顿需要急诊手术的男性由18.2/（10万人・年）降至12.4/（10万人・年），女性绞窄性腹股沟疝由6.4/（10万人・年）降至2.4/（10万人・年）[1]。在北美和英国进行的临床随机对照研究发现，在无症状或轻度症状的腹股沟疝患者中，10年内嵌顿性疝的总发生率为2.4%[2]。腹股沟疝发生嵌顿后，如果不能手法复位，绝大部分患者须手术治疗。手术方式要根据嵌顿内容物的不同、内容物是否发生坏死及局部污染程度来选择。腹股沟嵌顿性疝传统上大都选择开放性手术，松解疝环，回纳疝内容物或者切除坏死的疝内容物。随着腹腔镜技术的广泛推广和普及，采用腹腔镜技术处理腹股沟嵌顿性疝已被越来越多的外科医生所接受，临床实践也取得了较好的应用效果，值得推广。

一、腹腔镜技术处理腹股沟嵌顿性疝的优势

开放手术处理腹股沟嵌顿性疝，很多情况下，应用麻醉药、肌松药后，嵌顿的疝内容物会因疝环松弛而在探查前即自行回纳腹腔，此时对于手术医生而言将面临重大的考验，是否探查腹腔让许多医生进退两难：如选择开腹探查，寻找已经回纳的内容物，需要冒着切口污染的风险，手术创伤更大，不利于术后恢复；如放弃探查，仅行疝修补，则会留下重大的隐患，术后回纳肠管可出现坏死、肠瘘，或引起严重的腹膜炎，甚至造成感染中毒性休克，严重威胁患者的生命安全。腹腔镜技术处理腹股沟嵌顿性疝，多采用TAPP技术来完成腹腔探查，该技术除了具有切口小、康复快等优点之外，还可避免上述难题。全身麻醉后探查腹腔，更能找到自行回纳的肠管，明确疝内容物的性质，有足够时间观察肠管活性，了解腹腔内的污染情况，探查是否存在逆行性嵌顿，是否存在对侧隐匿性疝，这些均是腹腔镜技术处理腹股沟嵌顿性疝的明显优势。

二、腹腔镜技术处理腹股沟嵌顿性疝的手术方法

1. 手术流程

采用全身麻醉，术前请麻醉科医师全面评估手术风险。术前预防性应用抗生素，根据术中病理情况再决定术后是否继续用药。考虑到回纳疝内容物手术操作的难度与风险，患者均采用TAPP

术式，于脐下缘做1cm的切口，穿刺气腹针，建立CO_2人工气腹，穿刺10mm套管，置入腹腔镜，进行腹腔探查，判断病变情况，于平脐两侧腹直肌外缘处穿刺5mm套管，置入腹腔镜器械，回纳疝内容物后完成TAPP。肠管嵌顿、绞窄的患者于腹腔内放置腹腔引流管，由一侧腹壁向盆腔方向放置，然后依次退出器械，排尽腹腔内气体后退出套管，缝合切口，待患者自主呼吸及意识恢复后返回病房。

2. 回纳疝内容物的方法

回纳疝内容物是腹腔镜手术治疗腹股沟嵌顿性疝的关键，其方法有多种：①全身麻醉、使用肌松药可以使部分嵌顿性疝内容物回纳腹腔，尤其TAPP术中患者取头低脚高体位，此时重力作用可协助回纳疝内容物。②术中通过外部手推和/或内部牵拉的方法回纳，需要注意的是使用无损伤的分离钳或肠抓持钳时，钳夹部位最好是水肿并不严重的肠系膜，因为嵌顿的疝内容物多存在水肿，组织脆性大，如粗暴地牵拉可能导致大网膜撕裂出血或肠管破损，造成不必要的副损伤，也会增加腹腔污染的风险。③空气置换法[3]。使用12～14F的硅胶管，通过穿刺器置入嵌顿的疝囊内，同时降低腹腔内气压，并快速注气，从而使疝内容物完全回纳（图16-1、图16-2）。④直疝松解首选切开腹股沟韧带，其次是切开腹直肌外缘；斜疝于联合肌腱外侧部切开内环进行松解；股疝一般切开腹股沟韧带和陷窝韧带进行松解[4]（图16-3、图16-4、图16-5）。

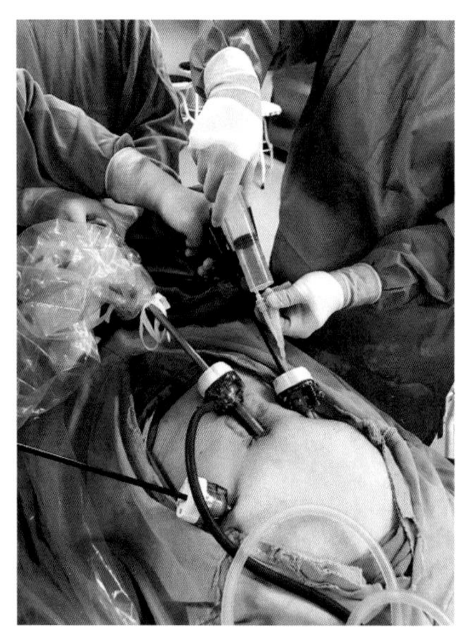

图16-1　体外用注射器由硅胶管另一头注气，将气体注入疝囊

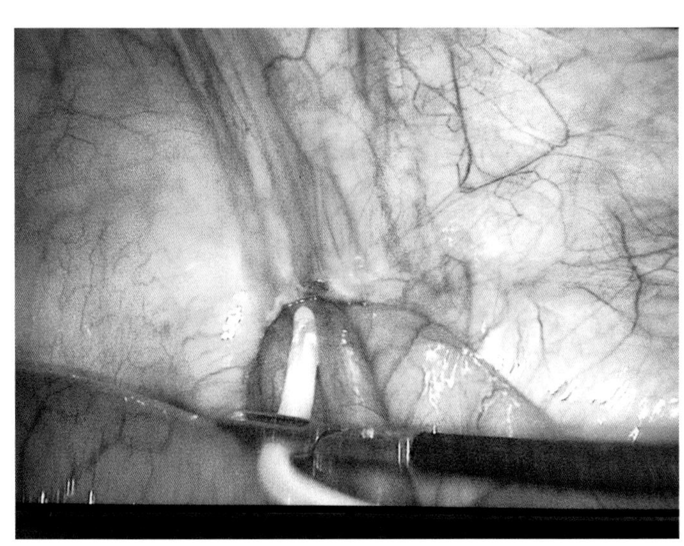

图16-2　腔内硅胶管末端置入疝囊内

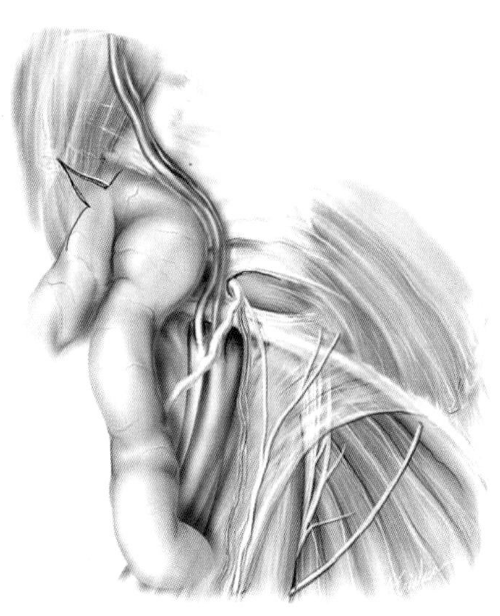

图16-3　直疝嵌顿松解部位

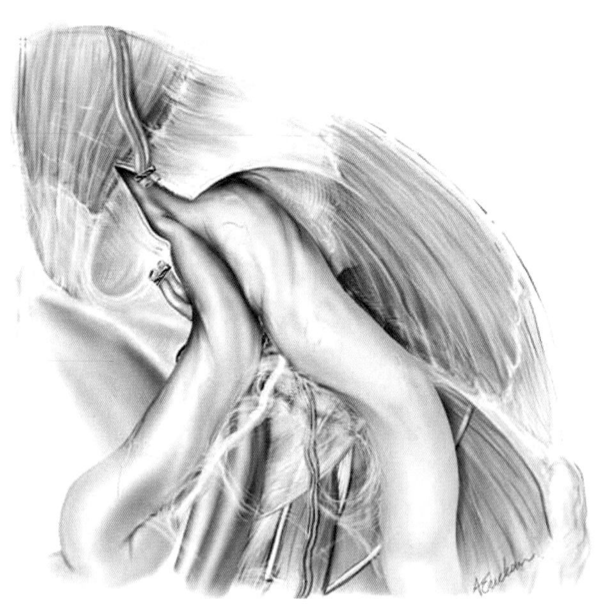

图16-4　斜疝嵌顿松解部位

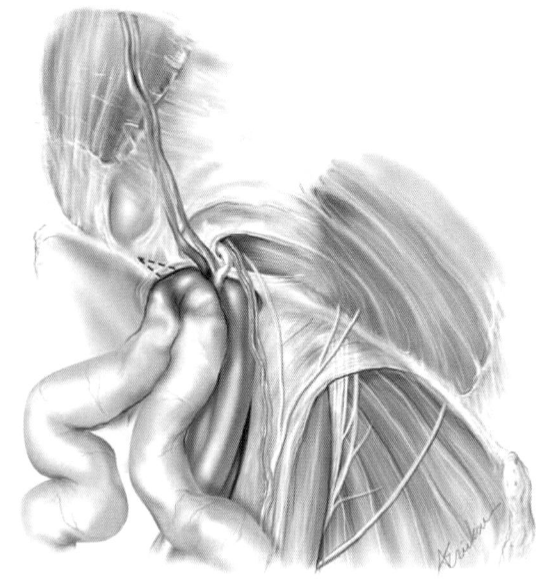

图16-5　股疝嵌顿松解部位

三、典型病例

（1）患者，女，79岁，因腹痛伴呕吐3天就诊，既往有冠心病、高血压。急诊留观诊断为急性肠梗阻，后发现右侧腹股沟肿物突出，考虑为股疝嵌顿而行急诊腹腔镜探查，发现为右侧股疝嵌顿，疝内容物为中段小肠（图16-6），术中向内侧离断腹股沟韧带后，松解疝环（图16-7），回纳疝内容物，发现嵌顿小肠坏死（图16-8），热水浸泡后，部分小肠肠管血运仍未恢复，扩大观察孔，行小肠部分切除，疝囊高位结扎，备二期行腹腔镜疝修补术。患者术后5天治愈出院。

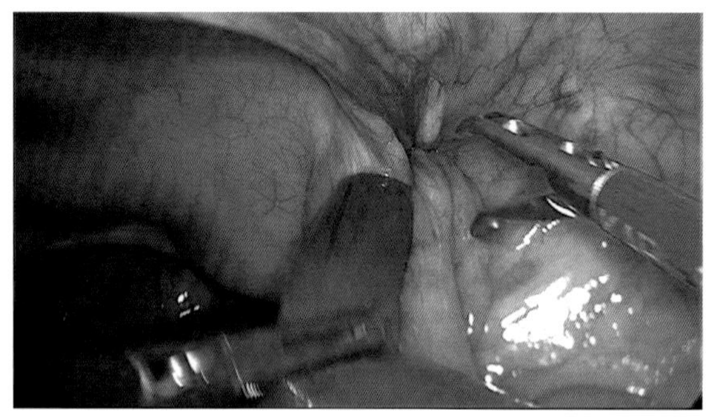

图16-6　股疝小肠嵌顿

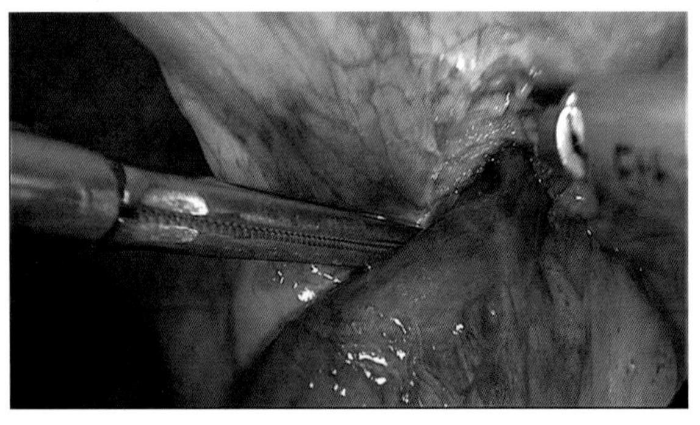

图16-7　在内环口内侧离断部分腹股沟韧带，松解疝环

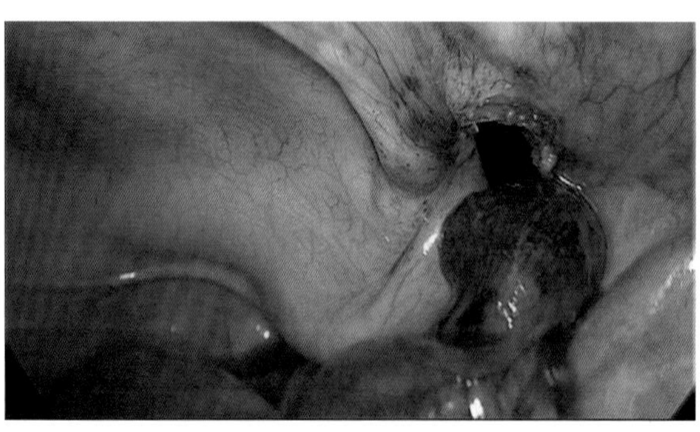

图16-8　小肠嵌顿后坏死

（2）患者，男，68岁，因腹股沟肿物突出5年、不能回纳3天就诊，诊断为右侧腹股沟嵌顿性疝，行腹腔镜探查，确诊为腹股沟斜疝嵌顿，嵌顿性疝内容物为整个回盲部及部分回肠、阑尾（图16–9）。这是Amyand疝的特殊类型。术中从腔外向腹腔方向推送（图16–10），从腹腔内小心牵拉肠管系膜，逐渐回纳整个回盲部，肠管及系膜无损伤，随即用热水浸泡嵌顿肠管，瘀血肠管血运逐渐恢复，行TAPP腹股沟疝修补术。患者术后3天治愈出院。

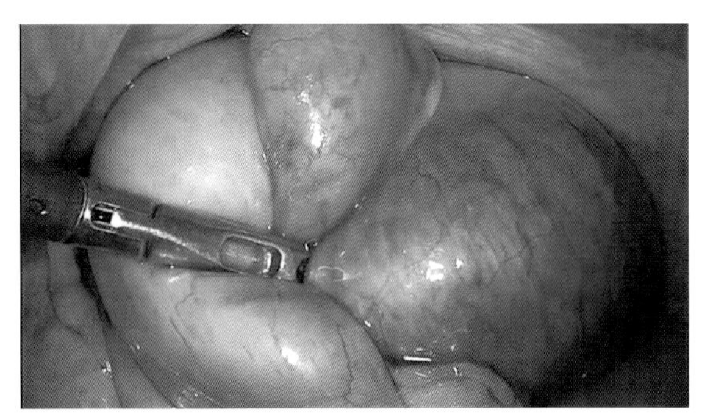

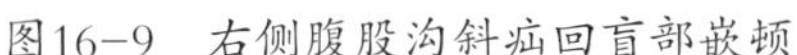

图16–9　右侧腹股沟斜疝回盲部嵌顿

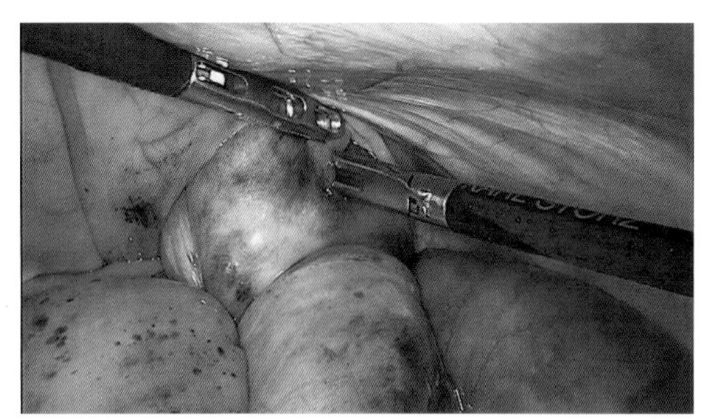

图16–10　在内外力联合作用下，疝内容物逐渐回纳

（3）患者，男，45岁，腹股沟肿物突出8年，不能回纳1天，无腹痛和呕吐。诊断为左侧腹股沟斜疝嵌顿。行腹腔镜探查，发现为左侧腹股沟斜疝嵌顿，嵌顿性疝内容物为大网膜（图16–11），术中耐心回纳全部大网膜（图16–12），探查疝囊内无残留的大网膜。行TAPP腹股沟疝修补术。患者术后2天治愈出院。

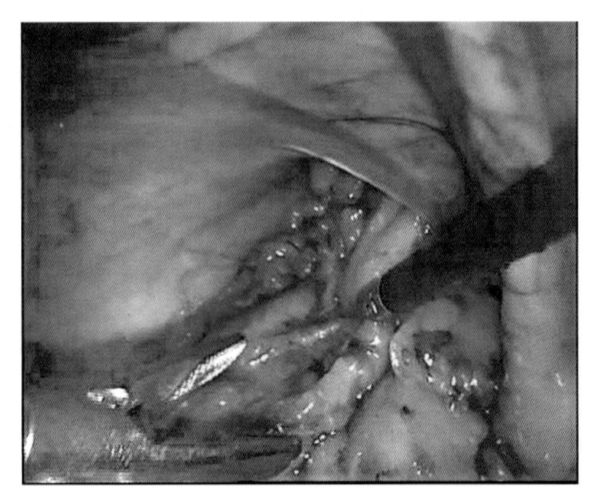

图16–11　左侧腹股沟斜疝大网膜嵌顿

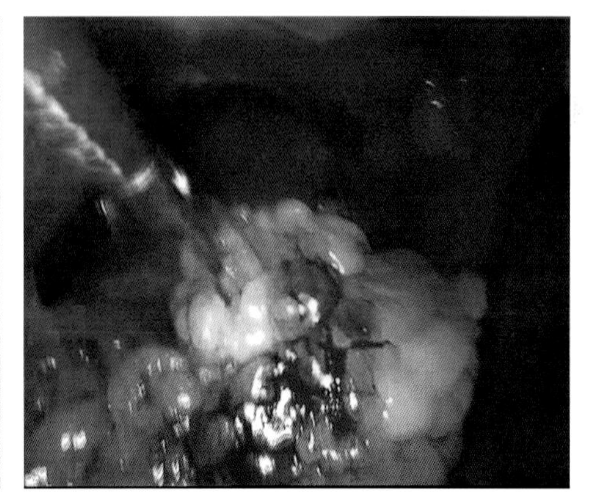

图16–12　大网膜完全回纳

（4）患者，女，81岁，反复呕吐伴腹胀8天，加重1天。于外院就诊诊断为“不完全性肠梗阻，双侧肺炎”，住院后予胃肠减压、抗感染、调节电解质紊乱、补液、营养、洗肠等对症治疗后病情好转出院，当天夜里再次呕吐胃内容物多次，伴腹胀，无腹痛，无畏寒发热。急诊查全腹CT提示：左侧闭孔疝并嵌顿，合并低位不完全性小肠梗阻（图16–13、图16–14）。急诊行“腹腔镜探查，左侧嵌顿性闭孔疝松解回纳+无张力修补术”，术中见嵌顿物为回肠部分肠壁（图16–15），将14F硅胶管置入疝囊后快速注入气体，利用空间交换法，回纳肠管入腹腔（图16–16），

观察20分钟后，肠管血运可，遂按TAPP常规手术，放置自固定补片，术程顺利，患者术后恢复好，3天后康复出院。

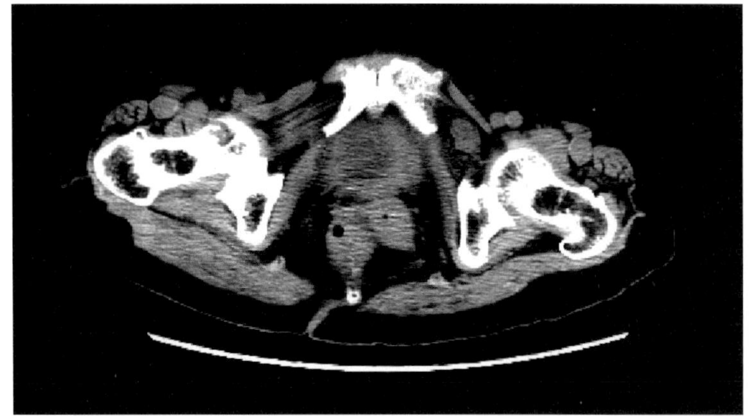

图16-13　左侧闭孔疝，嵌顿性疝内容物为小肠（1）

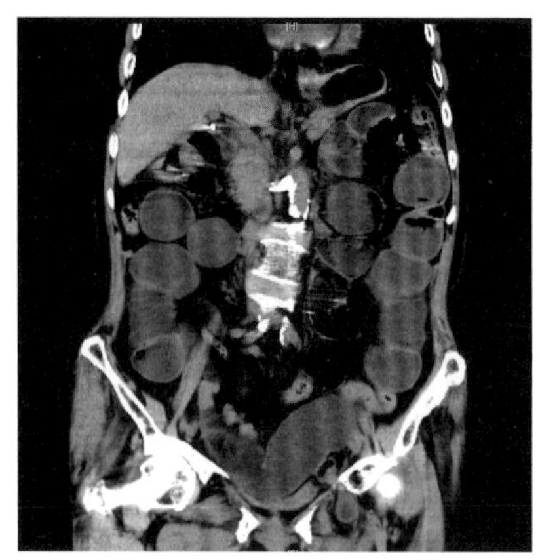

图16-14　左侧闭孔疝，嵌顿性疝内容物为小肠（2）

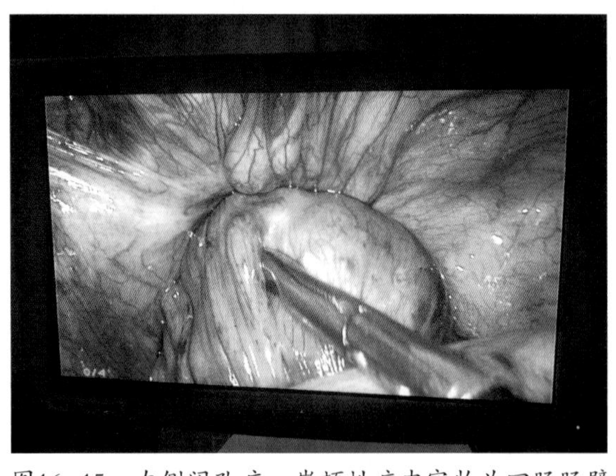

图16-15　左侧闭孔疝，嵌顿性疝内容物为回肠肠壁

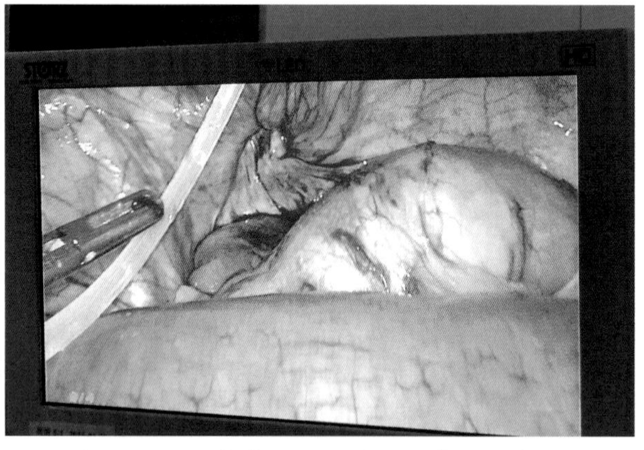

图16-16　注气复位后，嵌顿肠管血运尚可

四、讨论

对于腹股沟嵌顿性疝，有不同的治疗方法，是开腹行嵌顿性疝松解、回纳，还是腹腔镜下完成腹腔探查、疝环松解和疝内容物回纳？是否同期完成腹股沟疝的修补？不同学者持有不同观点。在腹腔镜和微创技术越来越普及的趋势下，不同国家大量的临床研究显示[5-7]，采用腹腔镜技术完成腹股沟嵌顿性疝急诊手术中的腹腔探查、疝环松解和疝内容物回纳，与开腹手术相比存在相对优势；同时，临床研究[8]亦认为，在患者存在肠绞窄、需要行肠部分切除但相对有污染的情况下，也可以同期完成合成补片的腹股沟疝无张力修补。当然，嵌顿性疝和绞窄性疝的治疗方案的选择，需要根据患者的年龄、嵌顿性疝的具体情况、是否存在合并症及外科医生的手术经验具体而定。无论外科医生在复杂的腹壁重建和疝修补方面的经验如何丰富，临床工作中始终要牢记的是：嵌顿性疝治疗的首要目标是保证患者的安全。

（钟克力　谢肖俊）

参考文献

[1] HERNANDEZ-IRIZARRY R，ZENDEJAS B，RAMIREZ T，et al. Trends in emergent inguinal hernia surgery in Olmsted County，MN：a population-based study[J]. Hernia，2012，16（4）：397-403.

[2] FITZGIBBONS R J，RAMANAN B，ARYA S，et al. Long-term results of a randomized controlled trial of a nonoperative strategy（watchful waiting）for men with minimally symptomatic inguinal hernias[J]. Ann Surg，2013，258（3）：508-515.

[3] 江志鹏，侯泽辉，刘伟，等. "空气置换法"在腹腔镜腹股沟嵌顿性疝手术中的应用[J]. 腹腔镜外科杂志，2019，24（10）：735-738.

[4] 张晨波，李健文. 应用腹腔镜技术治疗腹股沟嵌顿疝争议与挑战[J]. 中国实用外科杂志，2015，35（5）：502-505.

[5] PAYIZIWULA J，ZHAO P J，AIERKEN A，et al. Laparoscopy versus open incarcerated inguinal hernia repair in octogenarians：single-center experience with world review[J]. Surg Laparosc Endosc Percutan Tech，2019，29（2）：138-140.

[6] CHIHARA N，SUZUKI H，SUKEGAWA M，et al. Is the laparoscopic approach feasible for reduction and herniorrhaphy in cases of acutely incarcerated/strangulated groin and obturator hernia?：17-year experience from open to laparoscopic approach[J]. Laparoendosc Adv Surg Tech A，2019，29（5）：631-637.

[7] ATILA K，GULER S，INAL A，et al. Prosthetic repair of acutely incarcerated groin hernias：a prospective clinical observational cohort study[J]. Langenbecks Arch Surg，2010，395（5）：563-568.

[8] HENTATI H，DOUGAZ W，Dziri C. Mesh repair versus non-mesh repair for strangulated inguinal hernia：systematic review with meta-analysis[J]. World J Surg，2014，38（11）：2784-2790.

专家述评

腹股沟嵌顿性疝或绞窄性疝是外科常见的急症之一，传统上以开放手术治疗为主，随着腹腔镜技术的发展，腹腔镜技术也逐渐介入这个治疗领域，并有逐渐增多的趋势。本章的作者介绍了自己治疗腹股沟嵌顿性疝、绞窄性疝的经验和应用陈双教授的空气置换法的体会，介绍了疝环切开的技术原则和疝内容物回纳的技巧，并以实际的临床案例说明其经验的可行性，最后也就腹腔镜技术的应用做了简短的讨论，值得广大同道在实践中借鉴。

（夏利刚）

第十七章 小儿腹股沟疝腹腔镜手术问题与技巧

小儿腹股沟疝绝大多数是斜疝，施行内环口高位结扎术治疗效果确切。随着腹腔镜手术治疗小儿腹股沟疝的广泛开展，其安全性和有效性已得到充分验证，在微创和美容效果上较开放手术优势明显，已成为患儿家长及专业医生的首选术式。在此，笔者参考国内的《腹腔镜小儿腹股沟疝修补术手术指南（2017版）》[1-2]和国际小儿外科腔镜学组的《小儿腹股沟疝微创治疗指南（2016版）》[3]，结合自己长期积累的经验和教训，对小儿腹股沟疝腹腔镜手术的若干问题进行探讨，提出可操作的解决方法和技巧。

一、几点共识

在展开详细的探讨之前，有必要强调一下目前已经通过循证研究确立下来的几点共识，以免初学者在这些问题上再浪费研究时间和成本。

（1）初次手术的原发性小儿腹股沟疝，无论缺损大小，均可使用组织修补的方法得到妥善处置，无须使用补片材料修补[4]，尤其是禁止使用任何非降解的补片材料。

（2）完整环形缝合关闭内环口是小儿腹股沟斜疝手术的关键，非完整环形缝合关闭会导致较高的复发率[1]。因此笔者在相关手术技巧的介绍中始终以完整环形缝合关闭内环口为标准，否则以复发为代价来探讨技术改良只是徒劳。

（3）使用不吸收缝线关闭内环口可有效降低复发率，不建议使用可吸收缝线[1, 3]。有人以减少线结反应为理由选择可吸收缝线来关闭内环口，实际上使用不吸收缝线并非造成线结反应的关键因素。减少线结反应的可行措施还有很多，而选择可吸收缝线关闭内环口是用增加复发来减少线结反应，是得不偿失的。

二、小儿腹股沟疝手术的原理和要点

小儿腹股沟疝主要是在先天解剖因素和后天外力因素共同作用下发病的。先天解剖因素包括鞘状突未闭、腹股沟管短且直、存在腹横筋膜的先天缺损，后天外力因素主要是腹压增高、运动损伤。小儿腹股沟疝手术是针对先天解剖缺陷进行设计的，在教科书里表述为“内环口高位结扎术”，充分体现了小儿腹股沟疝手术的具体要点，即需要对“内环口”进行操作，而且要施行“高位结扎”。

对内环口进行操作这个要点是显而易见的，因为内环口是腹股沟管的内口，也是斜疝内容物由腹腔向外突出的起始部，在疝的起始部关闭缺损是最基本的要求，否则在内环口远端任何位置进行关闭只能称作缩小疝囊。例如有些术者在使用小切口进行开放手术时，常常不打开腹外斜肌腱膜，仅通过外环口向深面剥离疝囊后进行横断结扎，这样的做法是利用了小儿腹股沟管较短的特点，但往往无法充分显露内环口，横断平面不确切，很可能仅是缩小了疝囊，术后仍会复发。

小儿斜疝手术的精髓就在于高位结扎这个要点，可以从两个方面进行理解：其一是根据小儿腹股沟管短且直的解剖特点，治疗小儿斜疝需要恢复腹股沟管的长度和斜度，因此将内环口结扎点尽量向外侧和上方延伸，可以在关闭内环口后恢复足够的腹股沟管长度和斜度来对抗和缓冲小儿相对较高的腹腔压力；其二是小儿可能存在腹横筋膜的先天缺损，单纯缝合关闭菲薄的腹膜组织并不能达到理想的抗压强度，尤其是在巨大斜疝患儿中，内环口平面及远端腹横筋膜变薄、缺损，只有在内环口近端以上平面，才可能利用确切存在的腹横筋膜完成缺损关闭，以产生足够的抗压强度。

三、单孔法腹腔镜内环口高位结扎术的操作要点

回顾腹腔镜内环口结扎术治疗小儿腹股沟斜疝的发展历程，从早期对各种缝合方式的探索，到经皮腹膜外环形缝合内环口逐渐成为主流，目前已经进入单孔法手术广泛应用的成熟阶段，笔者都一步步见证过，因篇幅所限此处不再赘述，仅对目前主流的单孔法腹腔镜内环口高位结扎术的技术要点进行说明。

1. 手术适应证

从总体的小儿腹股沟疝手术适应证来说，在麻醉条件允许的医疗单位，6个月以上的患儿均可择期手术，若曾经发生过嵌顿需要手法复位者，无论年龄大小，建议复位后短期内尽早手术治疗[1]。而单孔法腹腔镜内环口高位结扎术治疗小儿斜疝，由于操作技术难度较大，因此对术者和患者有一定的要求。从笔者近年的教学经验来看，术者必须先有50～100例的二孔法腹腔镜内环口结扎术的手术经验，培养好腹腔镜手术的空间感和运用带线器械的手感，再逐渐过渡到单孔法操作；在单孔法手术早期实施的过程中，术者需要对患者进行甄选，可以从女性患儿开始尝试（无输精管干扰），再选择年龄大于3岁的男性患儿（内环口腹膜相对韧实平缓）[5]，待完全掌握带线针穿越输精管上方腹膜的手感和技巧后，再全面进行单孔法手术。

2. 进针点的定位

单孔法腹腔镜内环口高位结扎术需要定位内环口体表投影作为进针点，根据高位结扎的手术原理，进针点需尽量往外侧及上方延伸，以期结扎关闭内环口后尽量恢复腹股沟管的长度和斜度。若将内环口看作一个圆周，笔者建议选择内环口的外切缘作为进针点（图17-1），在腹腔镜监视下配合体表的按压进行定位。选择此处作为进针点，比起选择内环口内切缘或中轴线作为进针点，可在关闭内环口后延长腹股沟管1～2cm，这对于短且直的小儿腹股沟管是相当可观的改善（图17-2），虽然偏外侧的进针点会对内环口内侧缝合操作造成一定的困难，但操作上的困难还

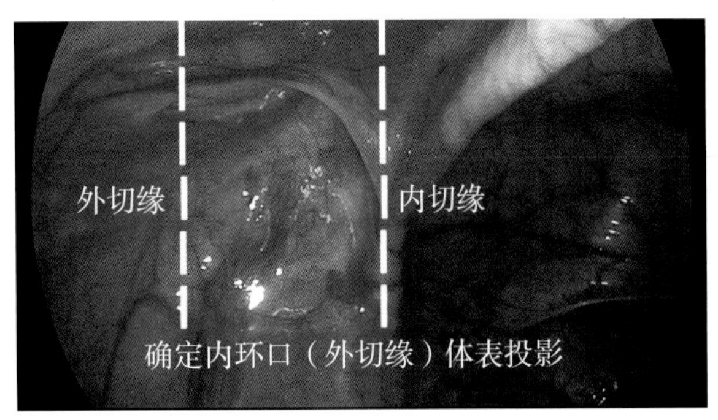

图17-1　选择内环口外缘作为进针点

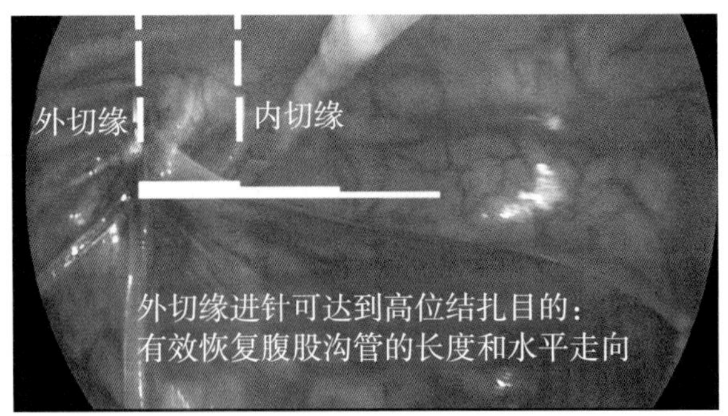

图17-2　缝扎完成后可改善腹股沟管的长度

是可以通过技术训练克服的。

3. 带线针穿越输精管和精索血管的技巧

如前所述，有效关闭内环口需要保证腹膜的完整环形缝合，而非跳跃式的荷包缝合。在女性患儿当中带线针可以从子宫圆韧带下方穿越，将内环口腹膜与子宫圆韧带一起缝合关闭，临床实践证明这样可有效减少复发，也可降低操作的难度。但在男性患儿中，输精管和精索血管在内环口处汇合，关闭内环口务必保证输精管和精索血管游离在结扎线圈之外，因此带线针在缝合过程中需要从输精管和精索血管上方穿越，同时还要保持腹膜的完整，在没有操作钳辅助牵拉腹膜的情况下，这成为单孔法手术的难点。

带线针器械的不断改进为克服这个技术难点提供了帮助，通过器械在腹膜外间隙注水以分离腹膜与输精管的粘连[2]，术者可以在没有操作钳辅助下完成带线针在腹膜外的潜行分离和推进。但实际操作中笔者发现，注水分离后腹膜往往会发白不通透，遮挡其后方的输精管及精索血管（图17-3），反而容易造成误伤或误扎。笔者建议在利用这类器械时，以注气代替注水，注气分离以后腹膜仍可保持相对通透，利于观察后方的输精管及精索血管。但是上述器械价格不菲，各地医疗器械配置也不尽相同，因此并非每位术者均有条件使用。其实在熟练掌握带线针穿越输精管的操作技术后，仅需使用一支可自行制作的带孔克氏针，即可实现安全、有效穿越输精管和精索血管，完整环形缝合关闭内环口。

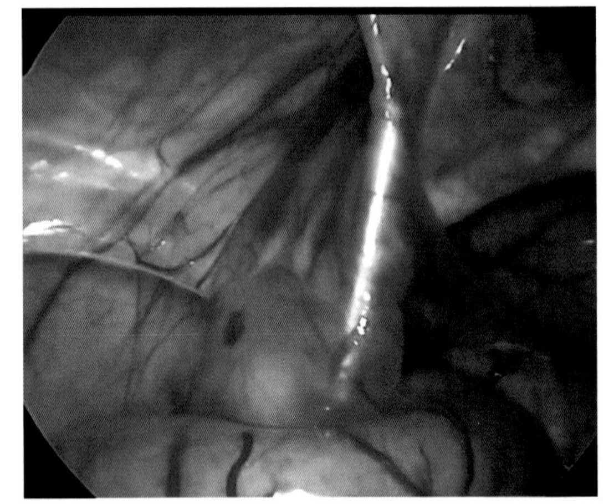

图17-3　注水分离后腹膜发白

关于这项操作技术，笔者总结了如下一些实用性较强的要领：对于内环口内半周腹膜比较平滑、输精管与腹膜间隙疏松者，可直接沿输精管上方间隙进针穿过。而在输精管骑跨髂外动、静脉的地方，这两条粗大血管与输精管之间往往存在一个桥拱式的空隙，可以利用这个空隙作为带线针的突破点（图17-4）。另外，必要时助手可向下牵拉同侧睾丸，使输精管保持张力并相对固定，让术者更容易穿越输精管与腹膜的间隙。

对于腹膜皱褶较多、输精管与腹膜间隙较紧密者，运用先经输精管下方、再经输精管上方2次穿行通过的分离方式，也可有效提高穿越的成功率，即带线针先在输精管下方潜行进针并游离腹膜外间隙至精索血管外侧，缓慢退针，再经输精管上方、垂直于输精管用针尖分离腹膜与输精管的粘连，最终经输精管上方穿过。究其原因，当输精管深面仍固定于腹膜后时，带线针在输精管上方推进较容易使腹膜产生滑动、卷曲，无法有效分离出输精管与腹膜的间隙，甚至会刺破腹膜，而先分离输精管与腹膜后的粘连，使输精管与腹膜可以在带线针推进中同时伸展而不产生相对滑动，更有利于分离出二者的间隙[5]。

单孔法操作的难点其实就是缺少了操作钳牵拉形成的腹膜张力，如果以上办法都无法实现带线针的穿越，仍有最后一招可以避免中转使用操作钳。就是使用长针头从内环口外上方经皮刺入腹腔，用针头固定、挑拨输精管内侧的腹膜，让腹膜产生一定的张力与带线针对抗，实现腹膜与输精管的分离（图17-5）。

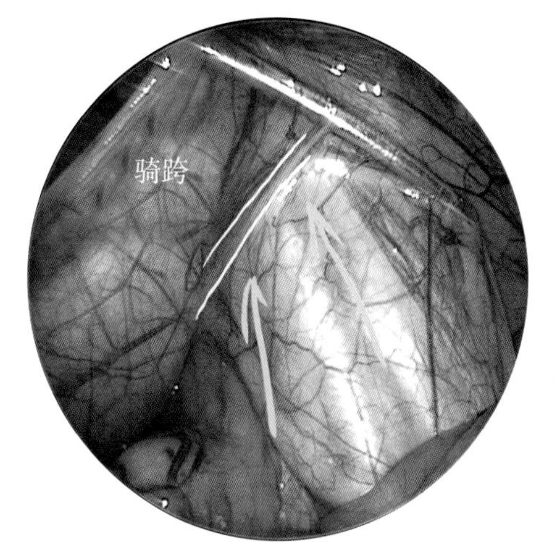

图17-4　输精管跨越髂血管处有一桥拱式间隙

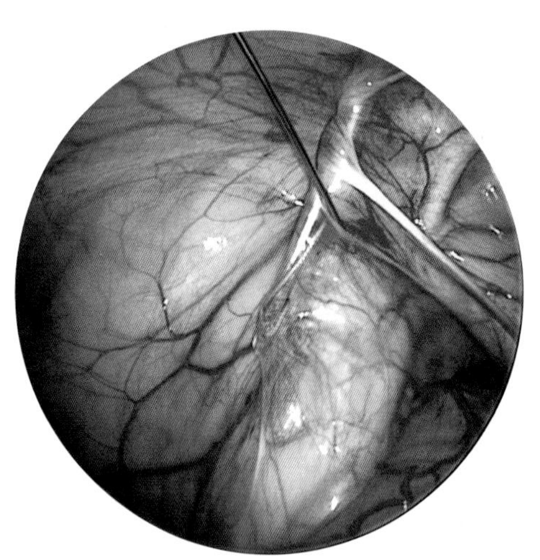

图17-5　经皮穿刺长针头辅助提拉腹膜

5. 筋膜修补的应用

Casten的功能性解剖理论认为，正常的内环是在腹横筋膜上的一个栅栏，其覆盖精索结构并从内环下降到阴囊[6]。腹横筋膜在腹股沟区有两个致密增厚处：①内环外侧缘的髂耻束（Thomson韧带），这是很坚实的部分并可延及到Cooper韧带；②内环内侧缘的凹间韧带（Hesselbach韧带）。当腹横筋膜受损导致内环的内侧缘和外侧缘的栅栏功能破坏时，在腹内压下内脏膨出即可形成疝[5]。因此在小儿腹股沟疝手术当中，完整环形缝合内环口并非只是单纯关闭腹膜，更是关闭腹横筋膜的缺损。

具体实施：①在缝合内环口内半周时在腹壁下血管后面斜向内下方刺入凹间韧带，在腹壁下血管内侧的腹横筋膜浅面推进（而不是在腹横筋膜与腹膜之间），达到或超过内侧髂耻束上缘后再绕回针尖向外穿越输精管和精索血管（在危险三角区域只能缝合腹膜组织），此时相当于内环口内半周在腹横筋膜层次上做了半荷包缝合；②在缝合内环口外半周时需要穿刺针在外侧髂耻束前面穿过（而不是髂耻束与腹膜之间），从而分别把内环口内上方的凹间韧带和外下方的髂耻束看作两扇门，当收紧线圈时即形成关门效应，达到筋膜修补的目的（图17-6）。

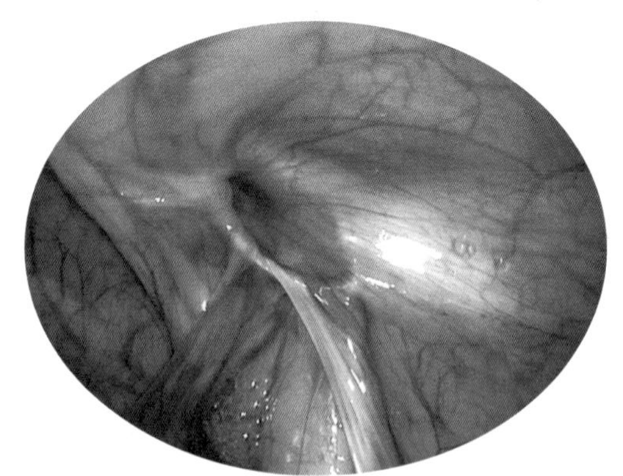

图17-6　腹横筋膜修补、关门效应

四、小儿腹股沟疝腹腔镜手术并发症的预防和处理

小儿腹股沟疝腹腔镜手术步骤简单、操作时间短，很多术者很快就能达到会做、能做的水平，但是否出现并发症仍然与许多细节问题有关，接下来笔者将以临床常见的并发症作为问题导向，继续探讨如何把手术做好、做精。

1. 术后复发

小儿腹股沟疝腹腔镜手术复发率较低，大多数医疗单位的复发率都低于1%，但就是因为良好的手术效果拉高了部分术者和患儿家长的预期，一旦出现复发即如临大敌。实际上术后复发仍不能完全杜绝，其是多种因素叠加所致，有患儿自身的因素，也有术者决策和操作的因素。患儿自身的因素包括：①术后有反复哭闹、咳嗽、便秘等增加腹压的事件；②胶原代谢异常；③先天筋膜不全或缺损；④嵌顿后内环口组织水肿、瘢痕化。术者决策和操作的因素包括：①未完整环形缝合内环口；②未做到内环口高位结扎；③使用可吸收缝线；④打结时结扎到多余的腹壁肌肉组织。

按照前文所述内容，准确实施各个操作要点，大部分的复发均可避免。但对于存在肌筋膜发育不良的巨大疝患儿来说，为了预防术后复发，除了结扎内环口以外，适当进行肌筋膜修补也是很有必要的[7]。在开放手术当中我们可以应用内环口成形术来实现这一点，但是在腹腔镜手术中，如何实现肌筋膜修补，目前尚无统一的共识。笔者曾尝试过多种修补方法，包括同侧脐内侧韧带覆盖、双重结扎内环口、经皮缝合弓状缘和髂耻束（图17-7），这三种方法主要应用在巨大疝患儿手术中，均需要在完整结扎内环口后，继续增加相关操作。但从实践的结果来看，笔者对使用脐内侧韧带覆盖的方法持保留态度，原因是该方法应用在巨大疝（内环口直径>1.5cm）患儿中效果不佳，仍然存在较高的复发率，而对常规的小儿疝（内环口直径≤1.5cm）患儿来说，按照前述要点施行完整环形缝合内环口已经足够，使用脐内侧韧带覆盖实乃多此一举，既增加了手术创伤和时间，也增加了术后疼痛和线结反应。其余两种方法实际是开放式内环口成形术在腹腔镜下的演变，通过对内环口处筋膜的织网式缝合，形成较强韧的瘢痕增生，从而产生抗压强度，临床实践结果较为理想。

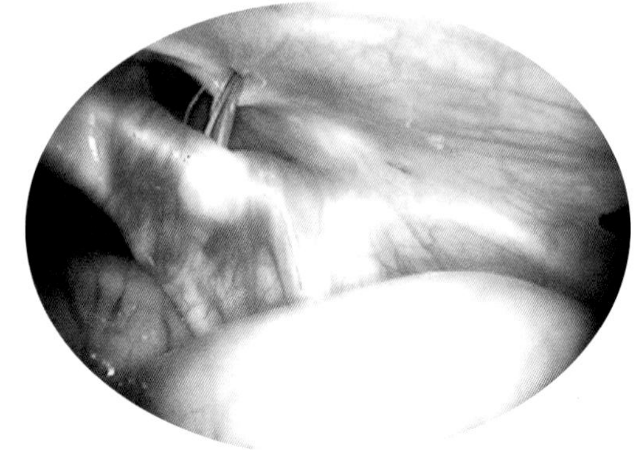

图17-7　缝合弓状缘与髂耻束缩窄内环口

另外，笔者通过不少病例的再次探查和手术后

发现，术后疝囊积液实际上是复发的一种特殊表现形式，对所有疝囊积液的患儿再次行腹腔镜探查，均可见原内环口处有不同程度的重新开放，因此在治疗上还是要按复发进行再次手术关闭内环口，正如鞘膜积液一样，在施行可靠的腹腔镜内环口结扎术后方能根治。

典型病例：男性患儿，6岁，左侧斜疝术后1年半，复发性鞘膜积液半年。见图17-8至图17-15。

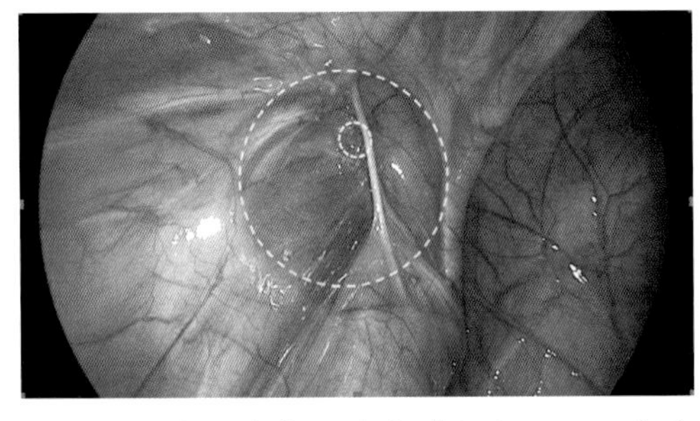

图17-8　内圈为交通性鞘膜积液开口，外圈为筋膜缺损形成腹股沟疝

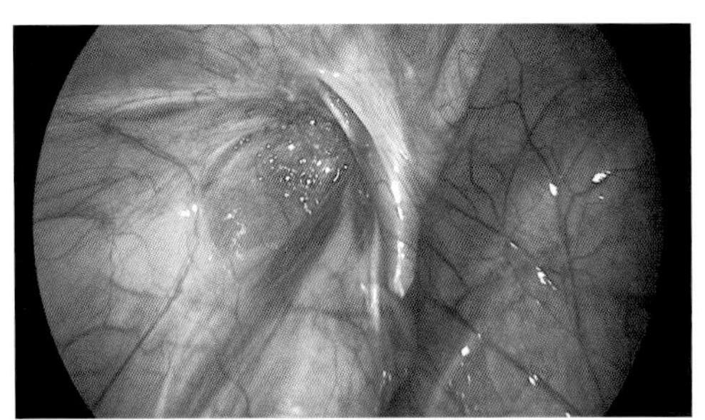

图17-9　定位内环口内切缘为进针点

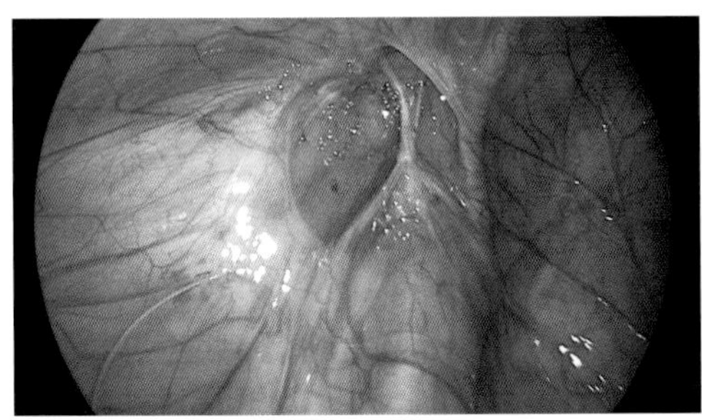

图17-10　环形缝合内环口一次以关闭腹膜缺损

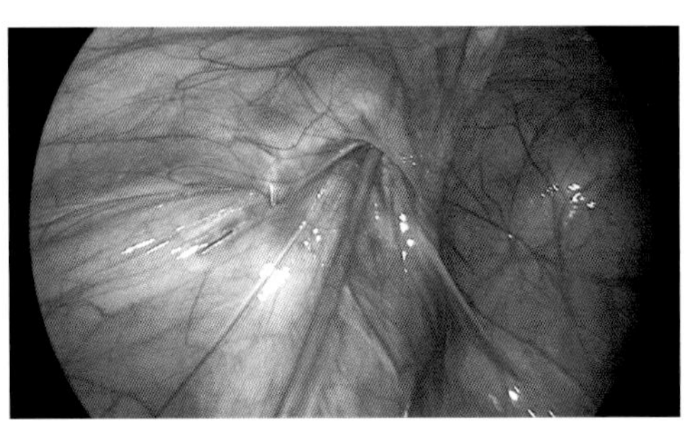

图17-11　收拢第一针结扎线，定位内环口外切缘为二次缝合进针点

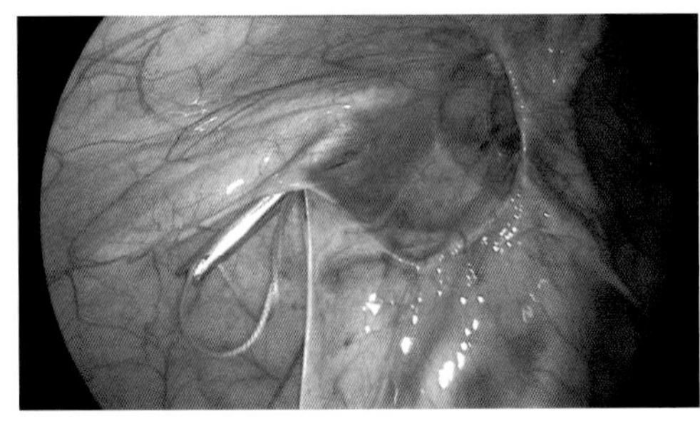

图17-12　定位内环口外切缘为进针点，二次环形缝合内环口以关闭腹横筋膜缺损

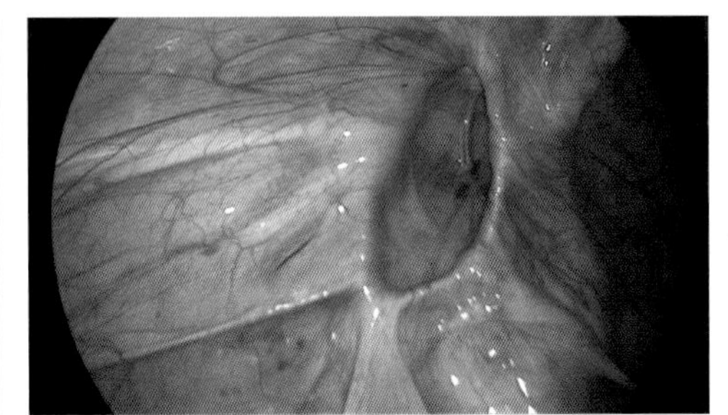

图17-13　完成内环口双重环形缝合

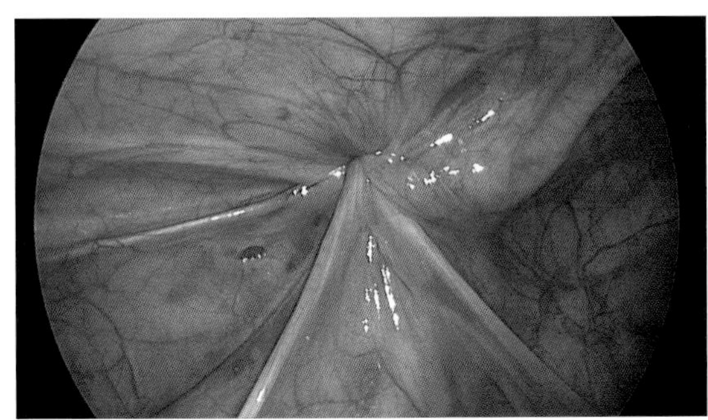

图17-14　双重结扎关闭内环口缺损

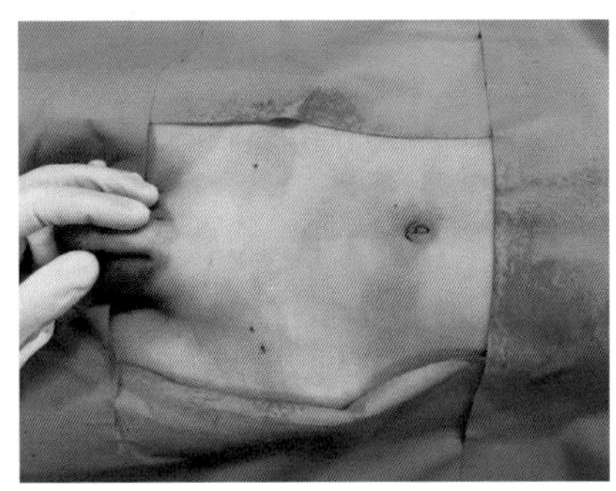

图17-15　双重结扎内环口体表进针点（左侧）

2. 术后疼痛

小儿腹股沟疝腹腔镜手术以伤口小、疼痛轻得到术者和家长的青睐，一般来说，因切口引起的疼痛缓解较快，一般24小时内患儿均可下地活动，而部分患儿因实施筋膜修补后存在张力，或女性患儿因同时结扎子宫圆韧带，所以术后疼痛时间会稍延长。但超出恢复时间仍存在剧烈疼痛、影响患侧下肢活动的，则需要警惕股外侧皮神经或生殖股神经的损伤。这两条神经均在髂腰肌表面经腹膜后间隙向下走行，至外侧髂耻束深面穿出盆壁，因此在穿刺针缝合内环口外半周时，若反复穿刺或潜行过深，则容易刺中神经纤维引起损伤。术者需认真辨认筋膜层次，缝合内环口外半周时仅挑起髂耻束和腹膜组织，不宜缝合过深。万一出现神经损伤，还需鉴别是否可逆，若术中缝合过深将神经结扎则为不可逆，需要二次手术探查、松解，若仅是刺中神经或有血肿压迫神经，则可使用止痛药物等待神经逐渐恢复。

3. 皮下线结反应

按照单孔法腹腔镜内环口高位结扎术的手术设计，缝线从穿刺点的进入和拉出都应该在同一个腹壁通道上，线结缚紧后即可深藏在腹膜外而非皮下，不容易出现线结反应或感染。若缝线进入和拉出走的是两条不同的腹壁通道，缚结后则会把部分腹壁肌肉、腱膜甚至皮下组织一起结扎，可造成术后疼痛、组织坏死液化，而组织坏死液化会导致线结松动、皮下线结反应，进而造成愈合不良、术后复发。预防皮下线结反应的关键就是两次经皮穿刺要保持在同一个腹壁通道内进针。目前一体化穿刺针可以完成带线和提拉功能，在缝合过程中不用退出腹膜外间隙，实现缝线进出保持在同一个腹壁通道。若没有器械的帮助，也可以用寻找参照系的办法保持两次进针在同一腹壁通道里：以手术室地面所在的水平面为参照，始终保持穿刺针或钩针垂直于水平面进针，进针时不刻意寻找穿刺的突破感，而是像穿刺5mm套管针一样边旋转边加力推进，直到针尖进入腹膜外间隙落空后，再沿着内环口的弧圈进行缝合。笔者并不建议用垂直腹壁的方式进针，原因是操作时腹壁可因受压而变形，并不是一个固定的参照平面，而使用固定的水平面（地面）作为参照，可以迅速找回原来的腹壁通道。

4. 医源性隐睾

输精管从内侧的盆壁上行经过内环口穿出腹壁向外下方折返，与自上而下走行的精索血管汇合成精索，连接远端的睾丸和附睾。在单孔法腹腔镜内环口高位结扎术中，收紧缝线进行内环口“关门”后，内环口内侧的腹横筋膜及腹膜均被向外向上牵拉，可导致输精管穿出腹壁的折返点向外向上偏移，传导至同侧睾丸则会向上回缩，移位明显者即可产生医源性隐睾。预防的关键在于术者结扎内环口收紧缝线时，助手应抓握住同侧睾丸向下牵引对抗，在收紧线圈的拉力和牵引睾丸输精管的张力两者共同作用下，输精管与腹膜将产生一定的分离，输精管折返点保持原位，腹膜得以向外向上收拢，最终可以各就其位，避免医源性隐睾的发生。

5. 脐部戳孔疝

小儿腹壁较薄，即使使用4mm的穿刺器，脐部的伤口仍然需要缝合关闭，不能心存侥幸，否则难免会发生脐部戳孔疝。另外在解除气腹时如放气过快，可导致大网膜从戳孔处突出，缝合伤口时如未能完全回纳，残余大网膜可嵌顿在伤口处无法愈合而形成戳孔疝。因此排气后穿刺器内要置入针芯或腹腔镜，再慢慢拔出。笔者建议脐部伤口使用可吸收缝线先8字缝合腹白线，再皮下内翻缝合完成关闭。如果术后脐部疝出少许大网膜组织，可严格消毒后用血管钳回纳；如疝出组织较多并有水肿，可提出少许大网膜，结孔并切除水肿的部分，其余大网膜回纳，缝合关闭脐部切口后加压包扎[8]。

（张庆峰）

参考文献

[1] 中华医学会小儿外科学分会内镜外科学组. 小儿腹股沟疝腹腔镜手术操作指南（2017版）：上篇[J]. 中华疝和腹壁外科杂志（电子版），2018，12（1）：1–5.

[2] 中华医学会小儿外科学分会内镜外科学组. 小儿腹股沟疝腹腔镜手术操作指南（2017版）：下篇[J]. 中华疝和腹壁外科杂志（电子版），2018，12（2）：81–85.

[3] DAVIES D A，RIDEOUT D A，CLARKE S A. The International Pediatric Endosurgery Group Evidence-Based Guideline on Minimal Access Approaches to the Operative Management of Inguinal Hernia in Children[J]. Journal of laparoendoscopic & advanced surgical techniques，2020，30（2）：221–227.

[4] 陈双，周太成. 有关儿童腹股沟疝外科治疗思考[J]. 中国实用外科杂志，2019，39（8）：795–797.

[5] 张庆峰，姚干，范国勇. 单孔法微型腹腔镜内环口结扎术治疗小儿腹股沟斜疝[J]. 中华疝和腹壁外科杂志（电子版），2015，9（4）：295–298.

[6] 马颂章. 腹股沟疝的分类和临床意义[J]. 腹部外科，2004，17（1）：6–8.

[7] 郭健童，梁健升，吴志强，等. 四种手术方法治疗巨大小儿疝的临床对比分析（附412例报告）[J]. 中华疝和腹壁外科杂志（电子版），2012，6（3）：875–878.

[8] 陈子民，叶明，王斌，等. 微型腹腔镜治疗小儿腹股沟斜疝并发症的原因分析及预防（附5450例报告）[J]. 腹腔镜外科杂志，2012，17（3）：212–215.

专家述评

从世界第一台小儿腹股沟疝腹腔镜手术开展至今，已经过去30多个年头了，我们有幸见证和参与了小儿腹股沟疝腹腔镜手术的各种探索，时至今日该手术也已成熟并且得到广泛开展。虽说小儿腹股沟疝腹腔镜手术简单易上手，但仍有许多术者知其然而不知所以然。本章系统阐述了小儿腹股沟疝腹腔镜手术的各种问题，希望能让大家对该术式的理论和实践有一个更清晰的认识。在目前成人腹股沟疝腹腔镜手术追求规范化操作的大背景下，也希望本章内容能引起大家对小儿腹股沟疝腹腔镜手术规范化操作的进一步重视。

（姚干）

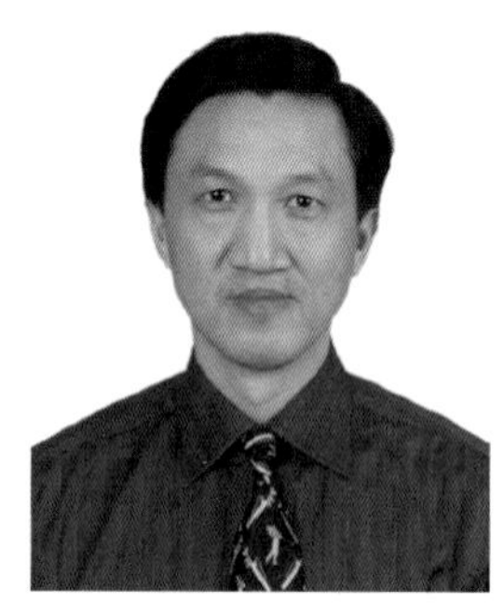

姚　干

主任医师，中山大学临床外科教授，佛山市第一人民医院疝和腹壁外科主任、小儿外科主任。

学术任职：中国医师协会外科医师分会疝和腹壁外科专业委员会委员，广东省医师协会疝和腹壁外科医师分会副主任委员，广东省医学会小儿外科分会常务委员，广东省医师协会小儿外科分会常务委员，粤港澳大湾区疝外科联盟副主任委员，广东省医学会微创外科学分会委员，佛山市医学会疝和腹壁外科学分会主任委员，国际内镜疝学会委员，美国疝和腹壁外科学会会员，《中华疝和腹壁外科杂志（电子版）》编委，《中华普通外科文献杂志》编委，大中华腔镜疝外科学院顾问。

3

第三部分

患者管理与医疗管理篇

腹股沟疝的治疗依靠外科手术，但不同患者的围手术期管理存在差异，需要个体化的管理，这个问题对老年腹股沟疝手术特别重要。此外，随着日间手术的兴起和流行，这方面的医疗管理问题也是目前的热点，但日间手术并不是普通住院手术的缩短版，而是有其特殊的理念，对此本部分也做了重点介绍。

第十八章 老年腹股沟疝的管理

腹股沟疝是常见的外科疾病，而老年患者是腹股沟疝的主要群体。据统计，截止到2016年底，我国大于60岁的老年人已经达到2.3亿，占全国总人口的16.7%；大于65岁的老年人有1.5亿，占总人口的10.8%。随着老龄化形势的加剧，这一比例还在继续升高。粗略估算，我国每年将新增老年腹股沟疝患者近270万例，其中约有70%的患者需要外科干预治疗，数量相当庞大[1]。老年人常常合并一些内科的基础疾病，如高血压、冠心病、糖尿病、慢性阻塞性肺疾病、脑梗死、肾功能不全等，这无疑给麻醉和手术的选择带来很多问题，如何保证围手术期的安全是每一个外科医生面临的难题。本章就老年腹股沟疝的特点、麻醉方式及手术方式的选择、围手术期的处理等问题进行阐述。

一、老年腹股沟疝的定义

依据世界卫生组织（WHO）对老年人的年龄分段：65～75岁为年轻老年人，75～90岁为老年人，≥90岁为长寿老人。而根据我国惯例，≥60岁即可称为老年人。文献一般将年龄≥60岁、罹患有腹股沟疝的患者定义为老年腹股沟疝患者。老年患者的各项身体功能在这一时期开始出现不同程度的退化，同时腹股沟疝发病率也呈明显上升趋势。随着近年来预期寿命的提高，≥80岁的老年人逐年增加，该时期腹股沟疝患者的基础疾病更加复杂，且往往病情迁延，出现难复性甚至嵌顿性腹股沟疝的患者更多。因此，患者年龄≥80岁的老年腹股沟疝可归为高龄腹股沟疝，其诊治策略与其他老年腹股沟疝也略有不同。当然，腹股沟疝治疗的风险与难度并不完全与年龄相关。

二、老年腹股沟疝的特点

老年患者的发病有遗传和后天因素，且多伴有心血管疾病、肺部疾病及其他导致腹腔内压力增高的疾病等，而患者又往往主观忌医导致延误治疗，因此其诊治具有复杂性和不确定性，存在手术及麻醉风险大、术后并发症多、复发率高等问题。

（1）遗传和后天因素的共同作用促成了老年腹股沟疝的高发病率和高复发率。部分患者由于局部腹股沟管区薄弱、鞘状突未闭等先天性原因在幼年时已有发病，到了老年，随着筋膜退化再次发病；部分患者由于各种原因（如高龄、大于20年的长期吸烟史等）引起组织胶原代谢及成分改变导致腹壁薄弱，或各种原因（如慢性咳嗽、便秘、前列腺增生等）引起腹内压升高导致发病或复发[2]。老年患者具有更多手术史，其中部分手术可能与腹股沟疝的发病有关——做过下腹部手术如前列腺癌手术的患者术后腹股沟疝的发生率显著高于普通人，这与腹股沟区神经破坏、肌肉筋膜萎缩难以维持站立位时的拉力密切相关。

（2）老年人更容易出现腹股沟疝嵌顿和肠坏死等情况。老年腹股沟疝患者对疾病的认识往往不足，手术意愿普遍较弱，尤其是高龄患者对手术可能出现的不良反应疑虑重重，甚至拒绝就医，导致疝嵌顿、绞窄的机会增加。

（3）老年腹股沟疝患者围手术期的处理更加复杂。老年患者共病（同时患 2 种以上慢性病，如高血压、糖尿病、慢性肾功能不全、冠心病、慢性阻塞性肺疾病等）情况更多见，导致围手术期的处理更加复杂，手术发生不良事件的风险显著增加。

三、适合老年腹股沟疝患者的麻醉方式

全身麻醉和椎管内麻醉患者术中舒适度高，肌肉松弛，方便手术操作。但对于高龄、合并有呼吸功能障碍、心血管系统不稳定或血栓形成的高危老年人群来说，全身麻醉反而增加了手术的危险性。椎管内麻醉效果确切，对呼吸功能的影响小，但是存在一定的失败率，而且在脊椎结构退化的老年患者中椎管内麻醉容易造成损伤。另外，口服抗凝药物也是椎管内麻醉的禁忌证。根据2018年的国际成人腹股沟疝指南[3]中的详细描述，结合美国老年患者围手术期管理相关指南及中国老年患者围手术期麻醉管理指导意见等，局部麻醉方案由于出现各类药物并发症的概率较小，更适用于进行可回纳的开放腹股沟疝手术的老年患者。2008年，有研究提取丹麦疝疾病数据库9 033例腹股沟疝病例进行分析，结果显示在大于65岁的患者中，椎管内麻醉的医疗并发症发生率为1.17%，而全身麻醉的为0.59%。所以，对于老年腹股沟疝患者，局部麻醉为最优选择，其次是全身麻醉，最后才是椎管内麻醉。

局部麻醉又可分为局部浸润麻醉和神经阻滞（腹横肌平面）麻醉两种可单独使用也可合并使用的方式。腹横肌平面麻醉对患者术中镇痛效果优于局部浸润麻醉，因此在有条件的医院应优先选择腹横肌平面麻醉。对于局部麻醉药的配比，笔者更倾向于“短长结合”，即短效的利多卡因与长效的罗哌卡因按2：1配比，这样可以保证麻醉起效快而且作用时间长，也利于术后镇痛，对老年患者的术后尿潴留也无任何影响。

四、老年腹股沟疝的保守治疗

对于老年腹股沟疝患者，由于顾忌老年人手术风险的问题，很多外科医生往往建议患者佩戴疝气带观察、保守治疗。警惕性观察等待是Fitzgibbons等[4]于2003年公布的针对成人无症状或轻微症状的腹股沟疝手术时机选择的临床策略。目前，越来越多的国内专家对将观察等待的临床策略用于老年腹股沟疝持反对意见。对于嵌顿或绞窄的老年腹股沟疝患者，应尽早手术治疗，避免尝试手法回纳后进行观察等待。国内疝外科专家陈双教授指出[5]：观察等待策略不适合我国国

情。所以对于老年腹股沟疝患者应该尽早积极手术，不宜保守治疗。

五、老年腹股沟疝的最佳手术方式

目前仍然推荐Lichtenstein手术作为腹股沟疝手术修补的金标准[6]，该术式在老年患者中尤其具有推广的价值。该术式的优点：①相对简单，只需对腹外斜肌腱膜下的间隙进行游离，可避免在腹膜前间隙中进行操作，减少了创伤及潜在的出血风险；②绝大多数患者在局部麻醉下即可完成手术，这也大大降低了麻醉带来的手术风险；③手术时间短、疗效确切，易于掌握和推广，不受下腹部手术史的影响。对于能够耐受全身麻醉和气腹的老年患者，腹腔镜下疝修补术也是安全可行的。

六、围手术期常见问题的处理

（1）老年人围手术期血栓如何预防？

静脉血栓栓塞症（VTE）是疝手术最严重的并发症之一，一旦发生会威胁患者生命，甚至可能因发生突然而无法抢救。VTE包括肺血栓栓塞症（pulmonary embolism，PE）和深静脉血栓形成（deep vein thrombosis，DVT）。老年人由于多伴有心脑血管疾病，其血管的顺应性下降，因此术后发生血栓的风险大大增加。为降低风险，可参考以下做法：术中使用弹力袜或间歇充气加压泵，术中操作轻柔，减少出血渗血，尽量缩短手术时间，术后给予镇痛，鼓励患者尽早下床活动，必要时行早期床上主动或被动运动，对临床可疑或高危的患者（如有DVT病史者）尤其应引起重视，积极完善各项检查，如下肢血管彩色多普勒超声、血浆D-二聚体测定等，必要时行胸部CT检查，以便早诊断、早治疗。通过VTE风险评估模型（Caprini模型），可对高度血栓风险患者给予药物预防，常用的药物是低分子肝素。目前推荐术前24小时给药，一般4 000U皮下注射，每天1次。术后24小时如无出血倾向可继续给予预防剂量。

（2）使用抗凝药物的老年患者是否需要桥接？

老年人是心脑血管疾病的高发人群，如有机械瓣膜置换术后、冠心病支架植入术后和慢性心房颤动（简称房颤）等情况，需要长期服用抗凝药物。通常意义上的“抗凝治疗”包括抗凝和抗血小板治疗。根据目前的《中国普通外科围手术期血栓预防与管理指南》[7]，疝修补手术应于术前停用抗凝或抗血小板药，停药后是否需要桥接，由患者停药后血栓形成的风险决定。

一般建议术前5天停用抗凝药物（常用的为华法林），也有研究建议术前1周停药。在停药的第二天开始应用桥接药物，术前24小时停用低分子肝素以减少出血风险。术前需要复查国际标准化值（INR）以确定凝血功能障碍已被纠正在可接受范围。当患者术后血流动力学稳定后，一般在术后12～24小时可恢复应用华法林。

常用的抗血小板药是阿司匹林或氯吡格雷，一般建议疝修补手术前停药1周，术后如无明显出血风险可在24小时后恢复应用。到目前为止，尚无研究表明停用抗血小板药后，需要肝素或其他药物的桥接。

（3）术前使用抗凝药物的嵌顿性疝急诊患者如何处理？

腹股沟疝嵌顿是临床上常见的急诊情况，延迟手术时机有嵌顿器官坏死的风险，甚至危及生命。一般如术前检查INR<1.5，手术应该可以安全进行，不需要特殊处理。对于术前口服华法林的患者，INR明显增大，建议术前予静脉输注新鲜冰冻血浆或凝血酶原复合物。术前口服阿司匹林或氯吡格雷的患者，可术前输注单采血小板或其他止血药物（如抗纤溶药物、重组凝血因子）。

（4）如何预防和处理术后尿潴留？

对于老年腹股沟疝患者，尿潴留是很常见的，如果不及时有效地进行处理，可能会造成生理紊乱，甚至引发严重后果（如急性心肌梗死、脑出血等）。尿潴留的发生不仅会给患者带来痛苦，还会引起相应处理所致的并发症，增加患者的医疗负担。

老年腹股沟疝患者术后发生尿潴留与多方面因素相关，主要包括年龄、手术因素、麻醉因素、液体入量、药物因素、尿道功能障碍史等。

对于老年腹股沟疝患者，为预防尿潴留的发生，术前1天开始的排尿训练很有必要。尤其对于行动不便的老年患者，学会在病床上排尿的正确方法十分重要。麻醉开始前尽量嘱患者排空膀胱，手术后，嘱患者尽早排尿是避免尿潴留发生的有效方式，临床上可尽早诱导患者进行主动排尿。对于已经发生尿潴留的患者，除导尿或膀胱穿刺造瘘外，尚有多种护理干预措施，如足底反射区按摩疗法、针灸法、诱导排尿法、电热腹带辅以药物热敷法、予α受体阻断剂等[8]。

术后尿潴留对患者的恢复极为不利，而且会延长患者住院时间，增加患者费用。解决术后尿潴留的问题关键还是在于预防。对于老年腹股沟疝术后尿潴留的高危患者，应注意术前准备、术中操作、术后护理等多方面系统化的评估和治疗，以降低尿潴留的发生率。

（5）如何预防和处理术后谵妄（postoperative delirium，POD）？

POD是指患者经历外科手术后出现的谵妄。目前还没有公认的界定方法，通常把术后第一天及以后发生的谵妄称为POD。根据美国精神病学会的《精神疾病的诊断与统计手册》第四版（DSM-Ⅳ）的定义，谵妄的患者具有以下特征：①意识水平紊乱（如对环境觉知的清晰度下降），伴有注意力难以集中、持续或转移；②认知功能改变或发生知觉紊乱（如记忆力下降、定向力障碍、语言不流利），并且不能用先前存在的或进展的痴呆解释；③以上紊乱通常在短时间（几小时到几天）内发生，且病情在1天之内有波动；④病史、体检或实验室检查所见提示上述紊乱是由一般医疗条件的直接生理结果所致。

与POD发生相关的因素主要包括高龄（65岁或以上）、认知功能储备减少（痴呆、抑郁等）、生理功能储备减少（自主活动减少、活动耐量降低、视觉或听觉损害等）、经口摄入减少（脱水、营养不良等）、并存疾病（脑卒中、代谢紊乱、创伤或骨折、终末期疾病等）、药物应用、酗酒等[9]。老年腹股沟疝患者合并上述情况的并不少见，因此应重视对POD的评估。对于腹股沟疝手术，尤其患者是老年人时，应着重注意以下促发因素：应用镇静药物、应用抗胆碱能药、酒精或药物戒断、环境改变、身体束缚、导尿、发热或低体温、疼痛刺激、代谢紊乱、低蛋白血症、脑卒中、低氧血症等[10]。

预防POD应详细了解患者的现病史、并存疾病、用药情况和手术治疗情况，识别危险因素，注意POD通常是易感因素和促发因素共同作用的结果。预防方式主要包括药物预防和非药物预防。目前常用的预防药物包括氟哌啶醇、胆碱酯酶抑制剂、右美托咪定等。非药物预防包括去除危险因素和支持治疗[10]。对于老年腹股沟疝患者，常见的危险因素为疼痛、营养不良、睡眠剥夺、活动受限、高危药物应用，其对应的干预措施包括止痛药物的应用、营养支持、减少睡眠干扰、早期离床活动及每日的理疗或康复训练、减少苯二氮䓬类和抗胆碱能药物等的应用。此外，家属的陪伴也有助于减少POD的发生[11]。

（6）是否需要预防性应用抗生素？

老年腹股沟疝患者是否需要预防性应用抗生素是临床医生非常关注的问题。虽然有临床研究结果显示高龄是感染的高危因素之一，建议老年腹股沟疝患者预防性应用抗生素，但是由于样本量较少，证据等级并不高，诊疗指南中也仅仅据此给出弱等级的推荐。目前可以明确的是，尚无证据支持预防性应用抗生素可以降低腹股沟疝切口部位的感染风险。

总之，老年患者是腹股沟疝患者中的特殊群体，由于患者年老体弱并且伴有多种基础疾病，因此围手术期的处理至关重要。作为疝外科医生术前应充分评估病情，选择合适的手术方式和麻醉方式，以免术后严重并发症的发生。

（耿岩）

参考文献

[1] 唐健雄，李绍杰. 重视老年腹股沟疝诊断和治疗[J]. 中国实用外科杂志，2018，38（8）：862-865.

[2] SANJAY P，WOODWARD A. Single strenuous event：does it predispose to inguinal herniation?[J]. Hernia，2007，11（6）：493-496.

[3] Hernia Surge Group. International guidelines for groin hernia management[J]. Hernia，2018，22（1）：1-165.

[4] LIU Z，LI S J，SU L，et al. Novel superhydrophilic poly（L-lactic acid-co-ε-caprolactone）/ fibrinogen electrospun patch for rat abdominal wall reconstruction[J]. J Biomater Appl，2015，30（2）：230-128.

[5] 陈双. 如何面对老年腹股沟疝[J]. 中国实用外科杂志，2018，38（8）：866-868.

[6] SIMONS M P，AUFENACKER T，BAY-NIELSEN M，et al. European Hernia Society guidelines on the treatment of inguinal hernia in adult patients[J]. Hernia， 2009，13（4）：343-403.

[7] 中华医学会外科学分会. 中国普通外科围手术期血栓预防与管理指南[J].中国实用外科杂志，2016，36（5）：469-474.

[8] 王菊. 老年腹股沟疝术后尿潴留的原因分析及护理干预[J]. 全科护理，2013，11（9）：854.

[9] SU X，MENG Z T，WU X H，et al. Dexmedetomidine for prevention of delirium in elderly patients after non-cardiac surgery：a randomised，double-blind，placebo-controlled trial[J]. Lancet，2016，388（10054）：1893-1902.

[10] AURINI L，WHITE P F. Anesthesia for the elderly outpatient[J]. Curr Opin Anaesthesiol，2014，27（6）：563-575.

[11] DEINER S，LUO X，LIN H M，et al. Intraoperative infusion of dexmedetomidine for prevention of postoperative delirium and cognitive dysfunction in elderly patients undergoing major elective noncardiac surgery：a randomized clinical trial[J]. Jama Surgery，2017，152（8）：e171505.

专家述评

老年人不是年龄增大的年轻人，随着年龄的增长，人的生理特点也在发生改变，即使是腹股沟疝的治疗，治疗原则和一些细节问题的处理也与年轻人有所不同。本章以老年人的生理改变为基础，对麻醉方式、手术方式的选择，手术后并发症的防治和管理，以及是否需要预防性使用抗生素等问题，都做了全面的论述，可以在疝外科的实践中参考借鉴。

（姚干）

第十九章 巨大腹股沟疝的围手术期管理

巨大腹股沟疝（giant inguinal hernia）是指当患者站立时，疝囊底部超过大腿内侧中点的腹股沟疝。巨大腹股沟疝可分为三型[1]：Ⅰ型指疝囊底部到达大腿内侧中点；Ⅲ型指疝囊底部到达或超过髌骨上缘；Ⅱ型介于前两者之间，疝囊底部到达大腿内侧中点与髌骨上缘之间（图19-1）。

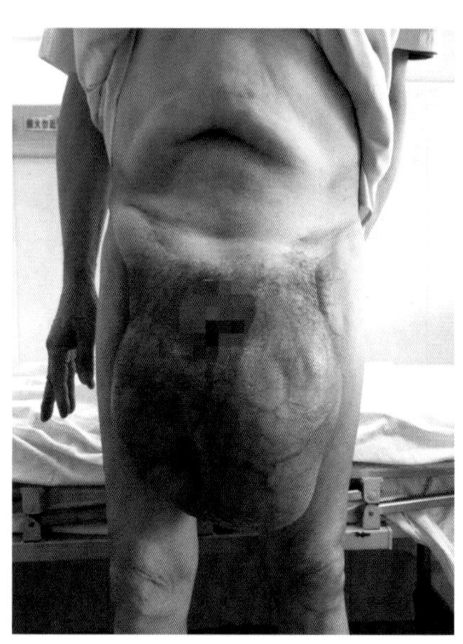

图19-1 巨大腹股沟疝

对于巨大腹股沟疝的诊治，目前还没有专家共识，没有诊治指南，没有标准的手术方法，只有散在的临床报道。因此，有必要将其专门列出进行讨论。其实，对于巨大腹股沟疝的治疗，可以参考我国的《腹壁切口疝诊断和治疗指南》[2]。因为巨大腹股沟疝的疝囊容积比通常可达到20%，存在腹壁功能不全（loss of abdominal domain）的问题，所以如果贸然手术将疝内容物回纳，最严重的并发症是出现腹内高压，甚至出现腹腔间室综合征（abdominal compartment syndrome，ACS），导致呼吸、循环衰竭而危及生命[3-4]。

本章结合《腹壁切口疝诊断和治疗指南》和笔者所在单位诊治巨大腹股沟疝的经验，着重讨论其围手术期管理，希望引起读者的重视，提高巨大腹股沟疝围手术期的安全。

一、术前评估

1. 影像学检查及疝囊容积比计算

一般情况下，腹股沟疝患者不常规进行CT检查，但巨大腹股沟疝患者一定需要进行CT检查并测量疝囊容积比（图19-2、图19-3）。通过CT检查可了解疝内容物的情况，尤其是了解是否存在结肠、膀胱或其他少见器官疝入的情况；测量疝囊容积比有助于评估手术风险，对于容积比超过20%的患者，一定要做好充分的术前准备。

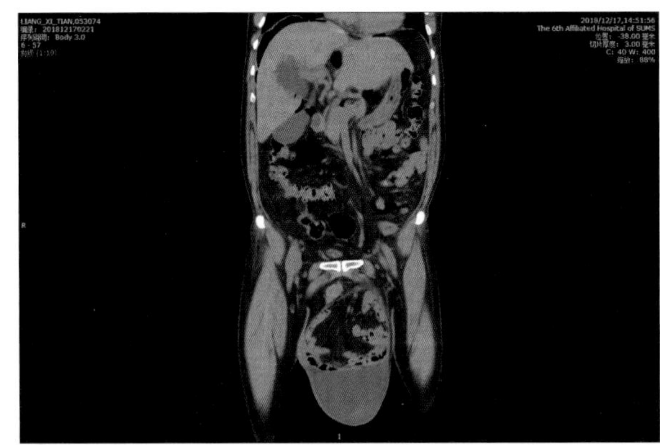

图19-2 巨大腹股沟疝患者CT影像（冠状位）

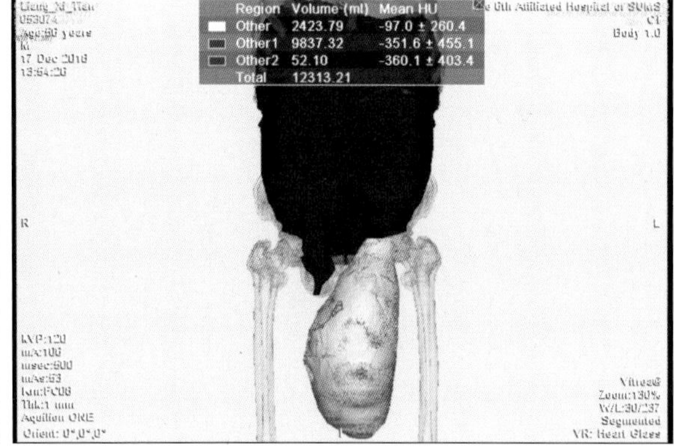

图19-3 巨大腹股沟疝患者CT容积比测量图像

2. 心脏功能评估

除了要熟知患者的基础疾病以外，推荐常规应用心脏彩超评估患者的心脏功能[5]。其中射血分数（ejection fractions，EF）是最常用的观测指标，它反映了心脏的收缩功能，正常值为50%～70%。射血分数在40%～50%为轻度降低，在30%～40%为中度降低，＜30%为重度降低。除此以外，以下简易的方法也可以判断患者的心脏储备功能。

（1）爬楼梯试验：让患者以平素速度与步伐，至少爬三层楼梯，若无心慌、气短等症状为正常。

（2）6分钟步行试验：在平坦的地面划出一段长30m的直线距离，让患者在其间往返走动，步履缓急由患者根据自己的体能决定。6分钟后试验结束，监护人员统计患者步行距离进行结果评估。健康人一般可以步行400～700m，步行426～550m为轻度心功能不全，150～425m为中度心功能不全，＜150m为重度心功能不全。

3. 肺功能评估

对于巨大腹股沟疝患者，推荐常规进行呼吸功能检查以评估患者的肺功能[6-7]。其中FEV1%（FEV1/FVC，第1秒用力呼气容积/用力肺活量）是较为重要的观测指标，正常值为83%，阻塞性或混合性肺疾病表现为轻度降低或明显降低，限制性肺疾病表现为正常或轻微升高。

根据FEV1%、FEV1占预计值的百分比和症状可对慢性阻塞性肺疾病的严重程度做出分级：

Ⅰ级（轻度）：FEV1/FVC＜70%，FEV1占预计值的百分比≥80%；

Ⅱ级（中度）：FEV1/FVC＜70%，50%≤FEV1占预计值的百分比＜80%；

Ⅲ级（重度）：FEV1/FVC＜70%，30%≤FEV1占预计值的百分比＜50%；

Ⅳ级（极重度）：FEV1/FVC＜70%，FEV1占预计值的百分比＜30%，或FEV1＜50%伴有慢性呼吸衰竭。

4. 其他基础疾病评估

除了心肺功能评估以外，尚要了解患者是否合并糖尿病、胶原性疾病等，以及是否有服用激素、免疫抑制剂或抗凝药物等。

二、术前准备

1. 基础疾病控制

包括糖尿病、高血压、慢性阻塞性肺疾病、前列腺增生、顽固性便秘等的控制。对于有服用激素或免疫抑制剂者，宜在内科医生指导下停药或减量，以免影响组织愈合和增加感染风险。对于长期服用抗凝药物如华法林、阿司匹林者，宜停用5～7天，并用低分子肝素做桥接[8]。

2. 心肺功能锻炼

具体措施包括：①积极控制心肺基础疾病；②吸烟者术前停止吸烟4周以上；③给予雾化吸入，改善呼吸道状况；④进行胸廓和膈肌锻炼，指导患者学习有效的深呼吸和腹式呼吸，可通过呼吸功能训练器或吹气球的方式辅助，锻炼时间一般为2～3周；⑤鼓励患者适当运动，包括平路行走或爬楼梯等[4]。

3. 腹腔扩容

对于疝囊容积比＞20%的患者，比较安全的做法是术前予以腹腔扩容，这样术后腹腔压力不会因为疝内容物回纳而骤增。推荐使用术前渐进性人工气腹（preoperative progressive pneumoperitoneum，PPP）的方法[9-10]（图19-4）。在B超引导下在远离疝囊的部位做腹腔穿刺置管，每天或隔天往腹腔内注气，根据患者的耐受情况，每次注气300～500mL，持续2～3周。人工气腹期间，通过吹气球或呼吸功能训练器锻炼深呼吸及肺功能。密切观察患者生命体征、呼吸情况及尿量变化，注意患者是否有腹痛、腹胀、腹肌紧张、皮下气肿等症状或体征。

中止人工气腹的指征包括[11]：①不可耐受的主观症状，如腹痛、肩背部疼痛、腹胀、纳差等；②呼吸、循环不稳定，尿量减少；③动脉血气分析提示低氧血症或二氧化碳潴留；④严重皮下气肿。

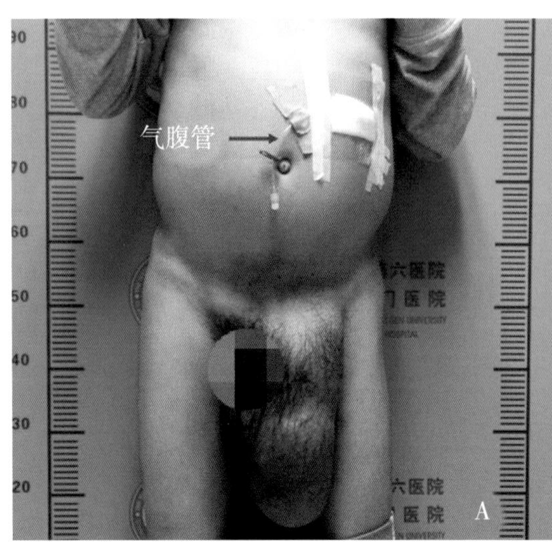

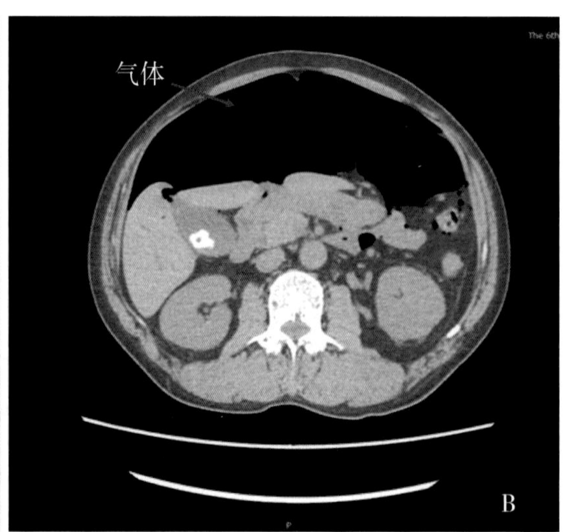

图19-4　渐进性人工气腹

A.人工气腹外观图，箭头所示为气腹管体外部分；B.人工气腹后CT横断面图像，可见腹腔内充有气体。

4. 增加腹壁顺应性

最近有文献报道利用肉毒素A（toxin A）注射介导腹壁肌麻痹能有效拉伸腹壁肌的长度，增加腹壁的顺应性，从而预防术后腹内高压的发生[12]。笔者所在单位曾对疝囊容积比达到27%和33%的患者使用过此方法，获得满意的效果。但由于此方法存在一定的风险，且尚未广泛推广使用，大多数医疗机构缺乏应用经验，因此仅推荐在有经验的机构使用。

5. 心理鼓励

由于巨大腹股沟疝患者通常病程较长，心理负担较重，容易精神紧张、焦虑不安，因此医务人员应和家属合作对患者进行心理疏导，解释手术的必要性和重要性，详细介绍治疗方法。同时，还可找同类疾病处于恢复期的患者与之交谈，现身说教，从而减轻或消除他们的怀疑和恐惧心理，使他们以良好的心态主动参与并配合治疗。

三、术后管理

巨大腹股沟疝患者术后除给予常规生命体征监护、低流量吸氧以外，还需要特别注意以下指标的监测和管理。

1. 24小时出入量及每小时尿量

液体管理对于巨大腹股沟疝术后患者尤其重要，管理不当容易导致水钠潴留而加重腹内高压。应做到量出为入，甚至适当出超。观察患者的每小时尿量，以便做出及时应对和处理，必要时予以利尿剂，以保持液体平衡。注意有无电解质紊乱，尤其要防止和纠正低钾血症，否则容易加重胃肠道胀气而增加腹内压力。

2. 膀胱压

膀胱压是比较容易测量且能较直接反应腹腔内压力的指标。正常情况下，膀胱压＜15mmHg。当膀胱压＞15mmHg时，应警惕腹内高压的发生；当膀胱压＞20mmHg时称为腹内高压，此时可出现少尿；当膀胱压＞25mmHg时，可出现腹腔间室综合征，导致呼吸、循环障碍。因此，对于巨大腹股沟疝术后患者应注意监测这项指标，以便及时做出处理。

3. 动脉血气分析

巨大腹股沟疝术后患者宜监测动脉血气分析，一般在术后第一天、第三天分别检测，若出现二氧化碳分压进行性升高，则不宜让患者出院，并警惕由于慢性通气功能障碍导致迟发性呼吸功能衰竭的可能。因此，出现动脉血气分析异常时，宜密切观察，并请相关专科会诊，及时处理。

（江志鹏）

参考文献

[1] VANO-GALVAN S，GUISADO-VASCO P. Giant inguinoscrotal hernia[J]. J General Int Med，2009，38（4）：1-1.

[2] 中华医学会外科学分会疝和腹壁外科学组，中国医师协会外科医师分会疝和腹壁外科医师委员会. 腹壁切口疝诊断和治疗指南（2018年版）[J]. 中华外科杂志，2018，56（7）：499-502.

[3] MERRETT N D，WATERWORTH M W，GREEN M F. Repair of giant inguinoscrotal inguinal hernia using marlex mesh and scrotal skin flaps[J]. Aust NZ J Surg，1994，64（5）：380-383.

[4] 陈双，杨斌. 腹壁巨大切口疝术前评估及准备[J]. 中国实用外科杂志，2008，28（12）：1017-1019.

[5] GILBERT K，LAROCQUE B J，PATRICK L T. Prospective evaluation of cardiac risk indices for patients undergoing noncardiac surgery[J]. Annals of internal medicine，2000，133（5）：356-359.

[6] GITT A. Exercise anaerobic threshold and ventilatory efficiency identify heart failure patients for high risk of early death[J]. Circulation，2002，106（24）：3079-3084.

[7] JENSEN K K，BACKER V，JORGENSEN L N. Abdominal wall reconstruction for large incisional hernia restores expiratory lung function[J]. Surgery，2017，161（2）：517-524.

[8] 中华医学会外科学分会. 中国普通外科围手术期血栓预防与管理指南[J]. 中华外科杂志，2016（5）：321-327.

[9] OPREA V，MATEI O，GHEORGHESCU D，et al. Progressive preoperative pneumoperitoneum（PPP）as an adjunct for surgery of hernias with loss of domain[J]. Chirurgia，2014，109（5）：664-669.

[10] DUMONT F，FUKS D，VERHAEGHE P，et al. Progressive pneumoperitoneum increases the length of abdominal muscles[J]. Hernia，2009，13（2）：183-187.

[11] 江志鹏，侯泽辉，李英儒，等. 术前渐进性气腹在造口旁疝修补术中的应用价值[J].中华消化外科杂志，2017，16（9）：939-944.

[12] TOMAS R，CARLOS M，JORGE E，et al. Use of botulinum toxin type A before abdominal wall hernia reconstruction[J]. World J Surg，2009，33（12）：2553-2556.

专家述评

腹股沟疝是外科的常见疾病，我国每年腹股沟疝的手术量接近300万例，很多医生都掌握了这种疾病的治疗方式。但巨大腹股沟阴囊疝则是另一种概念，一方面其手术难度大、复发率高，另一方面其围手术期风险大。我们也见过不少的例子，患者术后出现腹内高压或呼吸功能衰竭，最后要气管插管，转到重症监护室。其原因在于，大量的疝内容物还纳腹腔以后可能造成腹内高压，甚至腹腔间室综合征。因此，巨大腹股沟阴囊疝的术前评估、术前准备和术后处理至关重要。本章的内容基本总结了相关的注意事项和要点，希望各位读者加以理解。最后要提的是，对于这种巨大的腹股沟疝，最好推荐至专门的疝治疗中心进行治疗。

（陈双）

第二十章 腹股沟疝外科医疗管理的问题与对策

腹股沟疝手术治疗已经发展为现代疝病的重要治疗手段，由于腹股沟疝治疗的特殊性，腹股沟疝外科的医疗模式亦有其特点。医疗管理与医疗科技是腹股沟疝外科重要的组成部分，运作高效的医疗模式可以产生很好的科学、社会效益。

一、日间手术的核心问题

目前腹股沟疝的收治主要是传统的住院模式和日间手术模式。传统的住院模式是医院的日常医疗工作模式。日间手术模式近年为国内所大力提倡，也是腹股沟疝手术治疗理想的收治模式。但是日间手术不包括那些在门诊或诊所进行的手术[1]，也不等同于将传统住院手术的收治模式缩短在一天内进行，而是有其特点。

1. 日间手术的特点

日间手术在手术本身与传统住院手术并无本质的差异，与传统住院手术的不同点主要体现在术前和术后阶段。术前患者需要在门诊完成手术前的评估（包括麻醉评估）和手术前的各种检查，手术后经短时间观察即脱离医院和医生的监护，存在医疗安全上的隐忧。

2. 日间手术的医疗安全问题

由于日间手术的特殊性，医疗安全是日间手术的首要考虑因素。除了在医疗安排上选派年资较高、技术能力较好的医护人员并选择合适的患者外，最重要的是在管理制度上确保医疗运行的安全。这个制度主要是双评估制度和看护人教育制度。

（1）双评估制度。双评估制度是指手术医生和麻醉医生术前在同一诊室对患者进行评估，制订麻醉和手术方案，这个评估可以使手术医生和麻醉医生有面对面的交流，从而更加全面地评估日间手术的相关问题。患者分别在手术医生的门诊和麻醉医生的门诊评估的缺点是：手术医生和麻醉医生无法相互沟通病情，因专业知识和技能的不同，手术中可能出现的意外情况无法得到全面的评估，存在医疗上的隐患，也可能产生手术医生和麻醉医生相互推诿或埋怨的情况。出院后的医疗安全也是日间手术的核心问题。研究表明，患者术后30天的再入院率与患者的满意度相关[2]，出院后的再入院率也是日间手术的质量控制评估指标之一，在患者出院之前，也需要手术医生和麻醉医生同时查看患者，评估患者是否达到出院标准。医疗安全保障的根本是制度，不能单纯依靠医护人员的能力和细心等人的因素。

（2）看护人教育制度。由于日间手术患者出院后，脱离了医院和医生的监护，因此除了与医院保持通讯畅通外，还需要有合格的看护人。看护人需要付出时间和精力照顾患者，所以身体要健康，还要理解和掌握护理的相关知识[3]，因此需要对患者的社会因素进行评估，即向患者及看护人讲解日间手术的流程和医院可以提供家庭护理的相关支持措施，评估患者日间手术的意愿及其家庭支持是否满足日间手术看护的要求[4]。在安排日间手术的患者入院之前，需要有确切的看护人，并需要将基本的护理常识交代给看护人[5]，医院也要安排专人对看护人进行培训。笔者建议培训最好在专门的培训室进行，并需要看护人签署专门的文件。除此以外，医院应该建立完善的术后应急方案[6]，否则不应为患者安排日间手术。

3. 从资源投入的角度看日间手术

日间手术使床位和医疗资源的利用效率最大化，从整体的角度看，是有效节约医疗资源的措施。但是，日间手术需要高年资的外科医师、麻醉师和护理团队，工作安排紧凑，需要短时间内完成规定的医疗程序，在后勤支援上，也需要进行专门的保障，因此资源投入，包括人力资源和物质资源的投入，比传统的住院治疗高。从资源投入的角度看，日间手术是高投入、高产出的运营方式；从经营的角度看，需要有足够的业务量才适合进行日间手术的管理模式。

二、做好患者的病情管理以获得最佳的社会和心理效果

腹股沟疝外科治疗创伤相对较小，对重要脏器的影响较小，也不影响一般的活动，相对于其他类型手术有其特殊性。因此对患者的病情进行针对性的管理，可以获得特殊的社会和心理效果。

1. 传统的病情管理模式

传统的病情管理模式是手术后禁食6小时，然后恢复进食和日常活动，住院期间观察切口、换药，7天拆线，在此过程中根据患者的不适，进行针对性的症状管理。在此期间，由于切口的存在，患者无法进行淋浴，只能进行擦浴，以保护切口。

2. 让患者回归正常社会生活和心理状态的病情管理模式

采用加速康复外科的措施，如术后不禁食、不卧床，加上完善的疼痛管理、对切口细节的管理，可以实现患者回归正常的生活和正常的心理状态。首先是完善的疼痛管理，需要改变传统的出现疼痛再干预的对症处理策略，而是让患者规律服用镇痛药物，保持稳定的血药浓度，以达到完善的镇痛效果，使患者可以进行日常的生活活动；其次是切口细节的管理，采用切口保护胶保护切口，可使切口免受水的影响，患者手术后可以正常洗浴。

对于传统的病情管理模式，患者舒适性差，并始终处于患者的角色状态，是一种不利的社会和心理状态。对患者病情的管理细节进行改进[7]，可以让患者尽快回归正常的社会角色，也可以使患者保持最佳的心理状态，这种管理模式也有利于日间手术的开展。

三、医疗支付制度改革对腹股沟疝外科的影响

我国的医疗支付制度经历了按项目付费、单病种付费和按疾病相关组付费（DRGs）的三个主要的阶段，目前，国家正在大力推广DRGs付费，这对腹股沟疝外科的医疗模式产生了很大的影响。传统的按项目付费是一种后付费制度，根据实际产生的医疗项目进行付费，而单病种付费是一种打包付费制度，DRGs付费即在单病种付费的基础上更加细化和系统化。在DRGs付费的制度下，医院或科室对腹股沟疝外科的管理需要考虑运营成本和效益问题。从社会的角度看，日间手术可以解决就医难的问题；从医院管理的角度看，日间手术是提高资源利用效率，从效率中要效益的医疗运营模式。在国内的收费制度下，劳务费偏低，而手术耗材费用较高，研究表明腹股沟疝的手术效果与采用的疝修补网片没有相关性[8]，经济效益和质量安全是日间手术重要的评价指标[9]，因此在这种打包收费的情况下，采用何种疝修补网片是重要的成本考虑之一。

四、临床科研与大数据及随访管理

患者的临床资料是重要的科学研究依据，除了有管理地保存和整理患者的住院资料外，随访管理是国内医疗管理普遍缺乏的一环。患者的临床资料不限于患者的住院病历、手术记录、护理记录、相关检查资料等，可以用数据库的形式，尽量全面地保存患者的临床资料，甚至是目前看起来不相关的资料，在大数据分析上也可能发现其相关性，从而发现新的规律或知识。

腹股沟疝外科的随访管理对象包括适合观察等待的患者和手术治疗后的患者。对观察等待的患者应定期随访。手术治疗后的患者建议至少1年内复诊3～4次，有条件的机构可将术后随访时间延长至3～5年[10]，一般以术后1周、1个月、3个月、6个月为近期随访，以术后1年、5年、10年为长期随访。也有学者指出，根据德国疝病注册系统的数据，腹股沟疝5年复发率为57.46%，50年复发率为100%，因此建议将腹股沟疝术后随访时间延长至50年[11]。随访可以是单个科室的单中心随访，但覆盖率高、地区性或国家级的疝病注册登记随访系统可以获得大数据，可以对临床实践进行监测，具有高度的外部有效性，是对随机对照试验的重要补充，并且通过10年、20年甚至50年的随访，可以发现随机对照试验无法发现的问题，帮助各治疗机构优化治疗结果，并对不同技术方法进行对比效益研究，深入探讨临床实践中的一些细节问题。疝病注册登记随访系统还具备早期评估新技术潜在问题、担当预警工具的功能。目前，国际上最具影响力的疝病注册登记随访系统主要有5个，分别为丹麦疝病注册系统、瑞典疝病注册系统、德国疝病注册系统、欧洲腹壁疝病注册系统及美国疝外科协会质量协作系统。

（陈政波　曾学燚　李亮）

参考文献

[1] 中国日间手术联盟，中华疝和腹壁外科杂志（电子版）编委会，中国医师协会外科医师分会疝和腹壁外科医师专业委员会，等. 腹股沟疝日间规范化手术流程专家共识（2019版）[J]. 中华疝和腹壁外科杂志（电子版），2019，19（3）：193–197.

[2] PRABHU K L，CLEGHORN M C，ELNAHAS A，et al. Is quality important to our patients?The relationship between surgical outcomes and patient satisfaction[J]. BMJ Qual Saf，2018，27（1）：48–52.

[3] WITT W P，GIBBS J，WANG J，et al. Impact of inguinal hernia repair on family and other informal caregivers[J]. Arch Surg，2006，141（9）：925–930.

[4] 蒋丽莎，谢晓兰，戴燕，等. 四川大学华西医院日间手术入院前管理规范[J]. 华西医学，2019，34（2）：133–136.

[5] 马洪升. 日间手术：一种富有挑战性的日间手术模式[J]. 华西医学，2019，34（2）：113–115.

[6] 刘洋，张一敏，王小成，等. 四川大学华西医院日间手术出院后管理规范[J]. 华西医学，2019，34（2）：137–139.

[7] 李亮，洪楚原，隋梁，等. 无生活限制腹股沟疝外科手术实施效果分析[J]. 中华疝和腹壁外科杂志（电子版），2016，10（2）：94–97.

[8] LÖFGREN J，NORDIN P，IBINGIRA C，et al. A randomized trial of low–cost mesh in groin hernia repair[J]. The New England Journal of Medicine，2016，374（2）：146–153.

[9] 蒋丽莎，马洪升. 日间手术评价与监控指标初探[J]. 华西医学，2019，34（2）：202–205.

[10] 唐健雄，李绍杰，黄磊. 我国腹股沟疝手术规范化和质量控制存在的问题及对策[J]. 中国实用外科杂志，2018，38（1）：72–74.

[11] KOCKERLING F，KOCH A，LORENZ R，et al. How long do we need to follow–up our hernia patients to find the real recurrence rate?[J]. Front Surg，2015，2：24.

专家述评

日间手术是理想的腹股沟疝外科医疗运营模式，但是很多人将日间手术单纯理解为传统住院模式在时间上的缩短，以提高效率，提高资源的利用度。本章指出，腹股沟疝外科日间手术虽然在时间上缩短了，但是有科学的管理制度来确保医疗安全的问题，这个管理制度，包括双评估制度等，才是日间手术与传统住院手术的本质不同。作者还指出，日间手术需要更高密度的资源投入，是高投入高产出的医疗运营模式。本章虽然没有进行大篇幅的全面论述，但是围绕核心问题，深入浅出地说明了这个问题。此外，腹股沟疝外科由于其特殊性，不但适合日间手术，还适合让患者快速回归正常社会生活，产生更好的生物–社会–心理效果，这符合现代医疗理念。最后作者还对医疗支付、大数据、随访管理进行了论述，探讨了目前容易被忽略的问题。总体而言，本章内容理念先进，体现了现代医院的核心医疗思想，为腹股沟疝外科模式提供了有意义的参考。

（胡世雄）

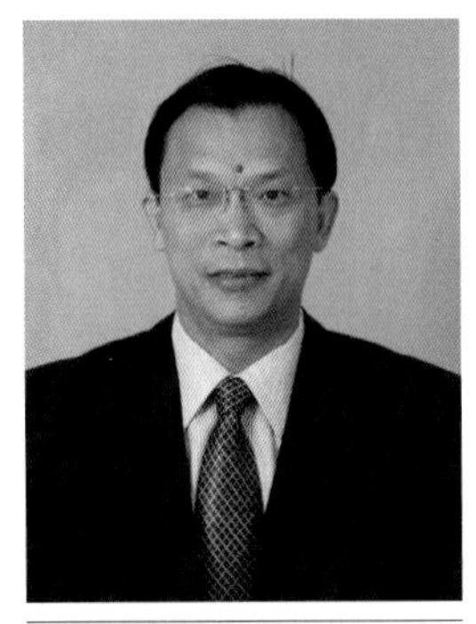

胡世雄

医学博士，主任医师，教授，广东省人民医院普外科疝中心主任。

学术任职：中国医师协会外科医师分会胃食管反流疾病诊疗专业委员会委员，中国医师协会疝与腹壁外科分会中青年委员，广东省医师协会疝与腹壁外科分会副主任委员，国际内镜疝学会中国分会委员，粤港澳大湾区疝外科医师联盟副主任委员，广东省医学教育协会普外科学分会专业委员会常务委员，中国医疗保障国际交流促进会疝外科健康促进学组常务委员，中国医疗保障国际交流促进会临床实用技术分会腹壁修复与重建外科学组委员，全国卫生产业企业管理协会外科技术创新与推广分会理事，全国卫生产业企业管理协会疝与腹壁外科产业及临床研究分会常务理事，全国卫生产业企业管理协会疝与腹壁外科产业及临床研究分会日间手术与分级诊疗专业组常务委员，中华医学会杂志社中华疝与腹壁外科学院讲师，《中华疝和腹壁外科杂志》第四届编辑委员会委员。

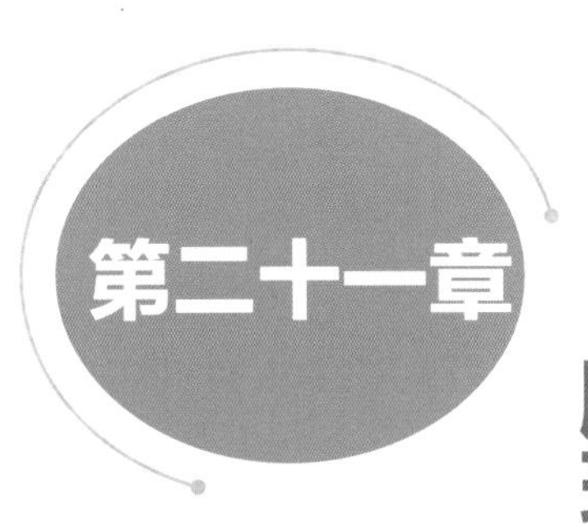

第二十一章 腹股沟疝外科的护理与护理管理新理念

腹股沟疝在临床上较为常见，患者发病年龄范围较广，发病严重者会影响其身心健康和生活质量。到目前为止，成人腹股沟疝只有通过外科手术治疗才能获得痊愈。与传统的手术技术相比，现代外科技术已经广泛渗透到腹股沟疝外科的各个领域，腹股沟疝手术的理念也发生了很大的变化，但是护理观念还不能很好地跟上外科的发展，因此一些理念需要更新。

一、腹股沟疝术后压沙袋的问题

按照传统的临床护理理念，腹股沟疝手术后需要压沙袋，目的是压迫止血，减少血清肿的发生。传统的手术因使用金属刀具，止血不完善，加上腹股沟区血运丰富，手术后容易渗血，因此需要压沙袋，以达到防止手术后出血的目的。但是现代外科技术已经发生了根本的变化，电外科设备的广泛应用，使外科手术基本可以做到零出血，这在疝外科体现得更加充分。现代的疝外科以筋膜解剖为手术指导，可以更充分地做到手术零出血，手术后渗血的情况罕见。因此在现代的外科条件下不需要压沙袋。此外，血清肿是组织的渗出性改变，与手术创伤等因素有关，沙袋压迫难以达到治疗目的。实践中也发现伤口局部沙袋压迫存在不易固定、随时可能滑落或偏离压迫点的现象，同时长时间强迫体位制动，会增加患者下肢静脉血栓形成和压疮发生的风险。如果出现手术中止血不完善、渗血明显的情况，例如复发疝的手术，或者患者是容易出血的体质，则可以采用伤口局部沙袋压迫的方法。腹股沟疝无张力修补术以合成材料为补片来加强腹股沟管的后壁，或覆盖整个肌耻骨孔及其周边区域，以达到修补的目的，这符合机体的生理，具有创伤较小，患者术后恢复很快、在早期即可自由活动等优势[1]。腹股沟疝无张力修补术复发的风险很低，包括手术后短期的复发和远期的复发，患者可以放心地下床活动，以减少相关并发症的发生。

二、关于患者早期下床活动和出院后恢复正常生活的指导

研究表明，腹股沟疝无张力修补术后早日下床活动可以减少并发症的发生，有利于患者克服患者角色的不良心理定位，可以在生理和心理上促进患者的康复。因此促进患者早日下床活动是术后护理的一个关键。但实际情况却不尽如人意，术后患者由于各种各样的原因不愿下床活动，

从而影响了术后的康复，导致其容易发生腹胀、尿潴留等并发症。

（一）耐心沟通

腹股沟疝无张力修补术的患者因为对自己的病情不了解，对手术作用机制不了解，所以在护理过程中容易产生焦虑、抑郁等不良心理，导致不配合护理治疗，或者排斥护理治疗。通过耐心沟通使患者了解到早日下床活动的必要性，可以达到鼓励患者术后尽早下床活动的目的。要从心理上对患者进行疏导，使患者认识到尽早下床活动可以加速切口部位的血液循环，从而促进切口愈合，减少术后并发症的发生。面对患者的不配合，护理人员不能采取简单粗暴的催促和命令行为，而要在护理过程中对患者进行必要的心理护理，对患者讲解腹股沟疝的发病机制、临床表现，讲解无张力修补的治疗效果、术后早日下床活动的必要性及患者配合护理的恢复效果等，从而满足患者的心理需求，提高患者临床治疗、护理依从性。与此同时，护理人员要积极与患者家属进行沟通，做通患者家属的心理工作，使患者家属配合护理工作[2]。

（二）指导患者循序渐进地进行下床活动

腹股沟疝无张力修补术后下床行走必须要综合患者尤其是年老体弱者的自身情况及病情，循序渐进地进行，不可一味地追求早。在下床活动时，活动量需要循序渐进，根据患者耐受程度，针对性地逐步增加活动量。医护人员可以协助患者先坐于床沿，双腿下垂，再下床站立，稍走动，逐渐增加活动的范围和时间。在活动过程中，需要注意患者的保暖，每次活动需要控制不能过量，避免增加腹压的姿势与动作，例如下蹲或长时间站立。活动过程中如果患者出现了心慌、脉快、出冷汗等情况，应该立即扶助患者平卧休息，并及时耐心安抚患者情绪，避免患者出现负面情绪。

（三）应用新设备

在医疗条件允许的情况下，可以应用无线穿戴设备监测患者的活动量，以获得患者合理的活动量范围，指导患者术后正确地安排活动，提高患者活动时对于护理的依从性。应用新设备在大大减少护士工作量的同时，由于反馈数据的支持，也使护士对患者术后活动量的护理干预有了全程、连续和动态的评估，保证了医护人员合理安排患者术后早期下床活动范围的针对性和准确性，有利于减少手术并发症的发生，促进患者的康复。

（四）指导患者出院后恢复正常生活

患者出院时，基本都会问何时可以恢复正常生活，何时可以进行体育运动或体力劳动，有的男性患者还会关心何时可以正常进行性生活。具体的答复需要根据手术方式决定，并需要咨询手术医生的意见，一般使用补片的腹股沟疝无张力修补术，无须担心复发的问题，正常的生活不受限制，但体力活动或激烈的体育运动不适合进行，根据具体的情况，可以在术后1～3个月恢复体力劳动和激烈的体育运动。男性在射精时，会出现腹部肌肉的强力收缩，可能导致腹内压增高，并且性生活可能导致腹股沟区疼痛，因此也应暂缓进行，以术后1～3个月后恢复为好。传统的组织修补手术，即不使用补片的手术，目前开展较少，手术后应在更长的时间内避免体力劳动和激烈运动。

三、腹股沟疝外科的管理新理念

随着当今社会人们生活水平的提高和医疗技术的高速发展，人们对护理工作管理的重视力度不断加大。护理工作同患者健康息息相关，人们对护理服务质量也提出了更多更严格的要求。腹股沟疝的护理管理也需要随之进行改善。由于腹股沟疝外科治疗具有程序性明显的特点，因此更有利于实施新的管理理念。日间病房可以缩短患者无效住院时间，有效缓解住院病房和门诊、急诊病房出现的患者积压情况，充分提高床位使用率，减轻患者经济负担，让患者可以在一个自己熟悉的环境里调养身体，较快地脱离患者角色[3]，这是目前腹股沟疝外科管理的成功实践之一。

（一）人性化管理是重要的一环

人性化管理将患者作为工作中心，可有效提高患者对护理人员的信任度，减少护理缺陷和护理纠纷的发生。人性化管理的核心理念是护理工作管理者持续为患者创造出更具人性化的护理服务，充分调动护理工作的人性化，使患者能够感受到医护人员的人文精神和来自医护人员的人文关怀[4]。腹股沟疝患者术后早日下床活动，可以促进患者肠道功能的早期恢复，预防组织粘连，促进切口早期愈合，减少并发症的发生，有利于患者康复。但是，在实际操作中，患者由于对此缺乏科学的认识，不能够遵嘱执行，对自己的身心健康产生了不利的影响。通过人性化管理提高患者的护理依从性可以有效地避免这种情况的发生。同时，人性化管理还要积极主动地倡导和营造良好和谐的人际关系，如护患关系、医护关系、护护关系、上下级关系、护理组织和其他组织之间的关系，使医护之间能密切合作，上下级之间同心同德，发挥最高的工作效率。

（二）细节优化管理是关键的一环

细节优化管理，顾名思义，是将管理过程中的各步骤进一步细致化，且对其进行质量的有效提升。另外，在此管理过程中，进一步拓宽管理干预面，融入护理人员的需求，注重护理人员自身的特长，并体现在护理工作的安排上，从而使护理人员的特长得到更好的发挥，实现效率最大化。这对护理质量及效率的提升均发挥着积极的作用，同时也更有助于提升护理人员的工作积极性。

（三）建立护理管理应用分层级理念

以护理人员的水平与经验为基础，通过各自的工作职责开展护理层次的划分，可以对层级护理管理的成效与进度进行有效的质量控制，对护理方案根据实际情况不断进行优化，从而保证科室内部护理工作可以有序高效地开展。激发护理人员的工作积极性与责任感，有利于提高腹股沟疝外科的整体护理能力，使各层级护理人员的自身才能得到充分展现。

优质护理是临床上普遍探索的护理模式，它强调以患者为中心，以人为本，切实站在患者的角度实施针对性护理干预，为患者提供优质、全方面、良好的护理服务，提升服务的质量。

四、腹股沟疝的护理新进展及康复评估

临床路径作为一种规范化的医疗管理模式，始于20世纪80年代初期的美国，在疾病诊断定额

支付制度（DRG / PPS）的规定下，为缩短患者的住院时间和控制医疗成本发展而来。根据我国实际情况，国家卫生管理部门组织有关专家研究制订了22个专业112个病种的临床路径。腹股沟疝作为一种常见病、多发病，亦早期纳入了临床路径管理，并取得了良好效果[5]。

快速康复外科护理是在常规护理基础上，应用快速康复外科理念，选择有多项循证医学证据的护理方法对常规护理予以优化，并体现在临床路径的实施和优化上。腹股沟疝患者的快速康复外科护理主要体现在以下方面：对入院流程做了相关优化以使患者可以快速入院；术前告知患者腹股沟疝的发病知识、手术治疗作用、配合要点、快速康复外科护理的理念和实施目的，并将常规的术前禁饮禁食时间缩短为6小时，在术前2小时给予葡萄糖补充能量；术中加强对患者生命体征的监测，并借助输液加温、保温毯等方式保持患者的体温稳定；术后护理早期鼓励患者进食清淡易消化的流食并早期下床活动。快速康复外科护理可以显著地加快患者恢复。由于腹股沟疝手术对生命的重要脏器和机体的运动系统不产生实质的影响，影响患者术后早期运动的因素主要是疼痛和导尿管，因此快速康复外科提倡不留置或尽量少留置导管；对于腹股沟疝外科而言，完善的疼痛管理，可以让患者在无痛的情况下实施护理，达到更好的护理效果。

疝和腹壁外科已经成为医学学科分类中独立的学科，其治疗理念也发生了很大的变化，因此护理理念也应随之改变，这个问题在腹股沟疝外科上体现得最为明显。随着社会和经济的发展，一些新的医疗运营和管理理念也在推广，因此病房管理和护理管理也应与时俱进，做出相应的改变，以适应时代和学科的发展。

（陈惜遂　江碧珠　谢肖俊）

参考文献

[1] 王平. 2018年国际腹股沟疝指南解读：成人腹股沟疝管理（二）[J]. 中华疝和腹壁外科杂志（电子版），2018，12（6）：401-405.

[2] 吴晓芬，吴碧昭，陈秋霞. 医护一体化促进腹部手术患者术后早期下床活动的效果观察[J]. 中国临床护理，2017，9（2）：123-125.

[3] 俞德梁，宁鹏涛，王娟，等. 关于日间手术定义与首批推荐适宜手术的思考[J]. 医学与哲学（B），2015，36（24）：5-7，14.

[4] 罗琪，文桂梅. 人性化护理在临床普外科护理管理中的应用价值探究[J]. 心理月刊，2019，14（6）：7-8.

[5] 曾碧，张同燕. 无张力疝修补术的围手术期临床路径护理[J]. 四川医学，2013，34（6）：929-930.

专家述评

疝和腹壁外科已经成为独立专科多年，但是任何新鲜事物的出现和发展都是不均衡的，特别是在国内，地区发展差异明显。这个问题也体现在疝和腹壁外科的发展上，在同一单位，特别是没有专业疝和腹壁外科的医院，医疗和护理对腹股沟疝的外科理念也可能存在差异。目前腹股沟疝的一些护理理念陈旧，不少医院仍然采用20年前的护理理念，与学科的发展严重脱节，与当前的外科技术发展、医学理念格格不入。本章对新的护理理念进行了较为完整的概括和介绍，还提倡心理护理，应该说符合当今最新的腹股沟疝外科护理理念。此外，本章还就一些新的护理管理和病房管理理念进行介绍，也值得广大同道，特别是护理相关人员参考。

（隋梁）

4

第四部分

并发症与特殊病例篇

本部分介绍腹股沟疝手术的相关并发症和并发症的预防及处理，并以特殊病例的形式，对罕见和特殊的腹股沟疝并发症的相关问题进行细致的讲解，提出预防和处理的策略。这些病例在临床上难以遇到，多数读者没有直接的经验体会。这种特殊病例的介绍可以使读者分享到笔者的经验和思考，对提高医疗质量有重要的意义。

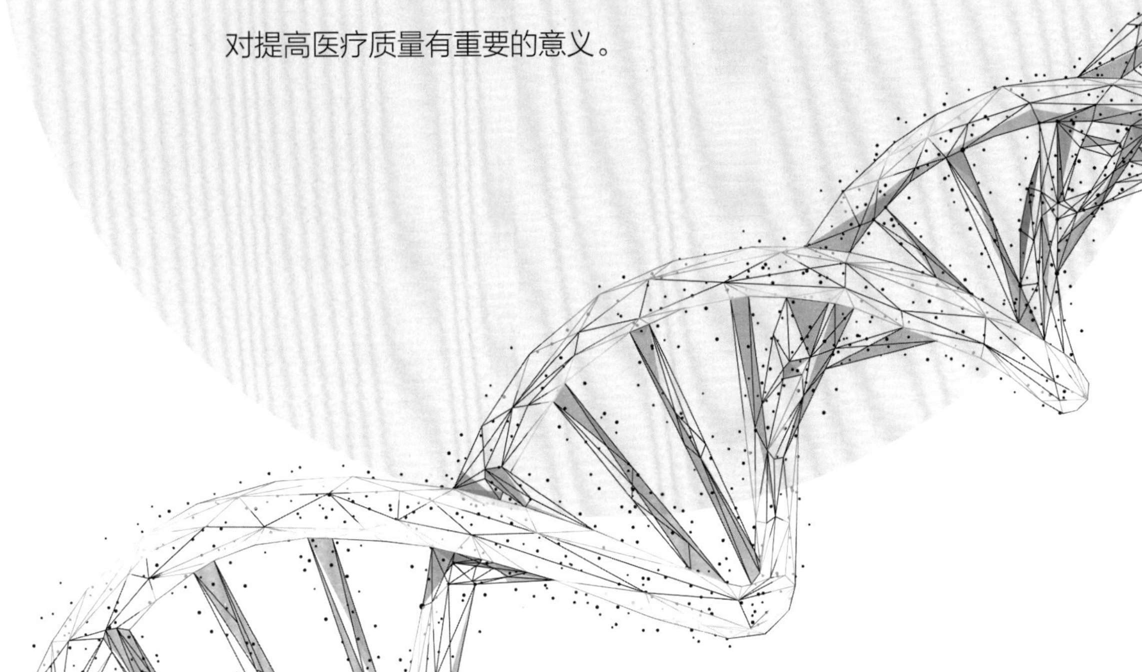

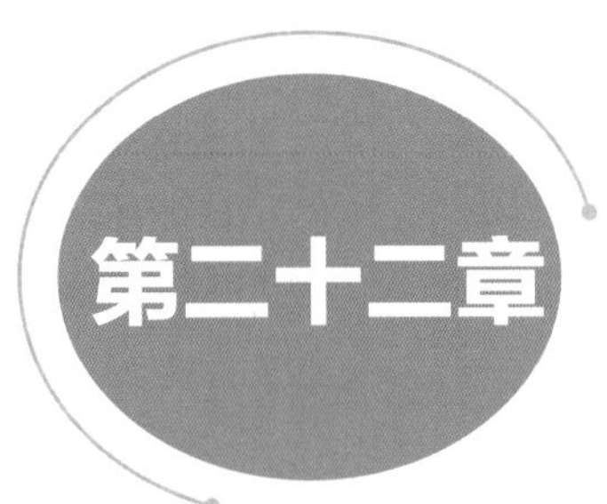

第二十二章 腹股沟疝手术的常见并发症

腹股沟疝手术相关的并发症很多，本章并非对其进行面面俱到的描述，而是对其中主要的四大并发症，即出血、感染、术后疼痛及复发进行深入的探讨，重点分享笔者的预防及处理经验。

一、出血

常见的腹股沟疝修补术有TEP、TAPP、开放前入路疝修补术等，任何一种术式都无法避免出血，以下分术中出血和术后出血逐一阐述。

（一）术中出血

1. 套管孔出血

临床上除TEP观察孔是开放式逐层切开置入套管以外，其余的观察孔套管的置入都是采取盲穿法，因此常引起脐周穿支血管及腹壁血管损伤出血[1]（图22–1）。

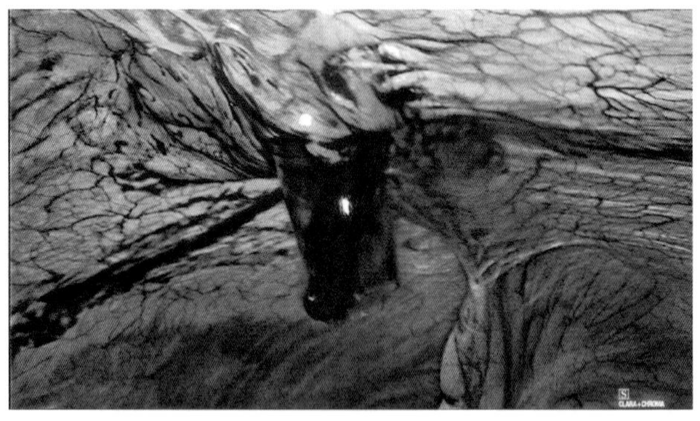

图22–1 套管孔出血

（1）预防方法：①了解腹壁血管走行，避开血管穿刺。常选择的穿刺口位于腹白线、腹直肌外缘，如TEP的中位线布孔法。②在切开皮肤后用止血钳先钝性分离、逐步入腹，再使用套管沿该“隧道”置入。③置入观察孔以外的其他套管时，在穿刺前通过腹腔镜的光源由内向外照射腹壁，使腹壁血管透光显影以避开血管（图22–2）。

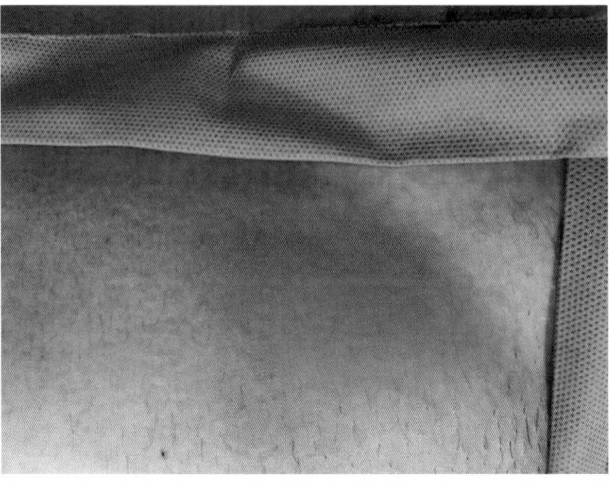

图22–2 腹腔镜光源透视腹壁血管显影

（2）处理方法：①对于静脉出血或者出血量和出血速度不大的微小动脉出血，可以先置入套管压迫，观察无活动性出血后，先进行手术，待手术结束后再拔除套管观察是否已经止血。对于仍未止血的，要明确出血点，有时出血点就位于皮层或紧贴皮下，很容易暴露止血。②如腹腔镜下可见出血部位，即使用双极电凝止血（图22-3）。③如果出血位于套管孔深部，在能直视的情况下，可采用“鱼钩针”（弧度大而短的特殊缝针）在切口内缝扎止血。④对于不能直视的出血部位，特别是较粗的腹壁动脉血管分支损伤时，出血一般较猛，而且很快会在腹膜外形成血肿，影响观察，此时钳夹纱布由腹腔内向腹外压迫止血是较为有效的方法。如长时间压迫仍不奏效，则对出血部位进行缝扎是最为可靠的方法。由于手术切口小而深，常规缝扎无法操作，笔者采用由“疝针”将缝线带入体内，再将缝线由体内带出体外的缝合方式缝扎（图22-4至图22-7）。

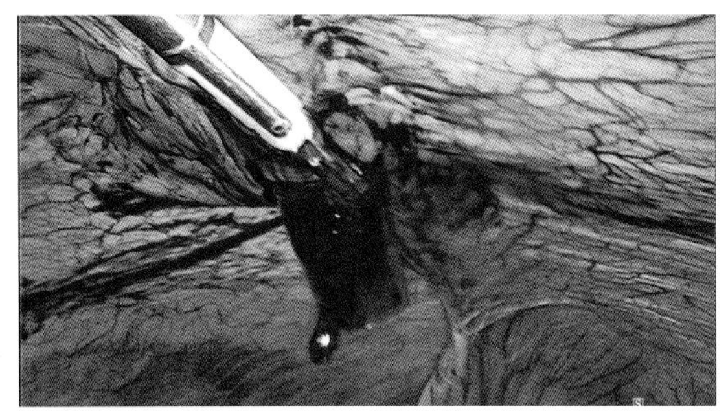
图22-3 双极电凝止血

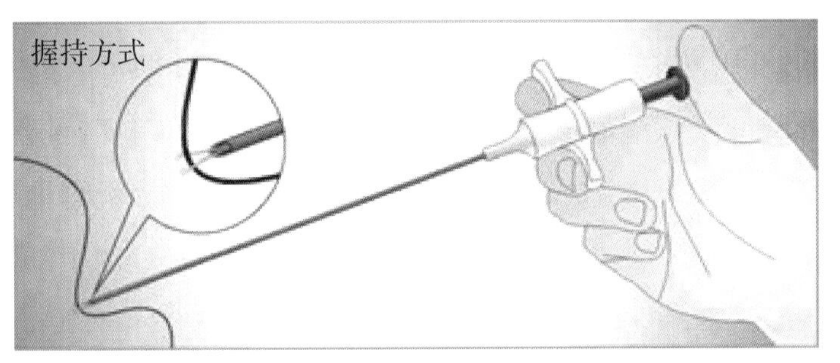

图22-4 钳夹缝线

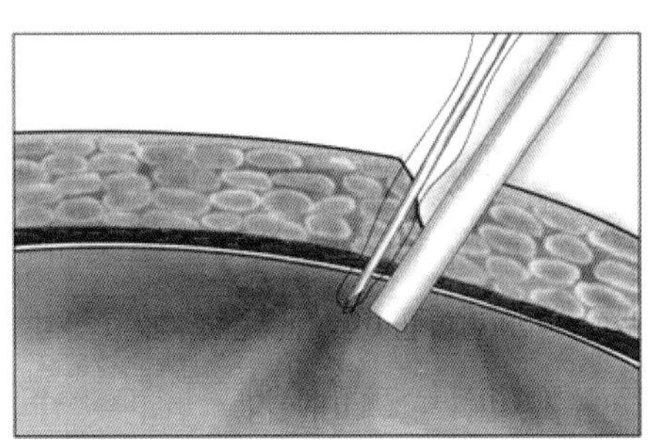
图22-5 将缝线由体外带入腹腔

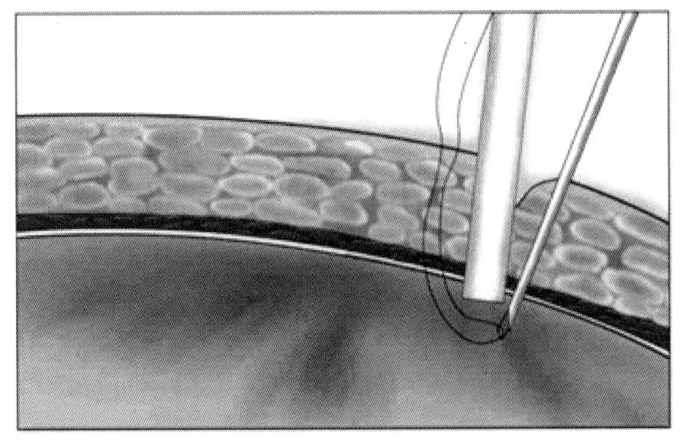
图22-6 将缝线由腹内带出体外

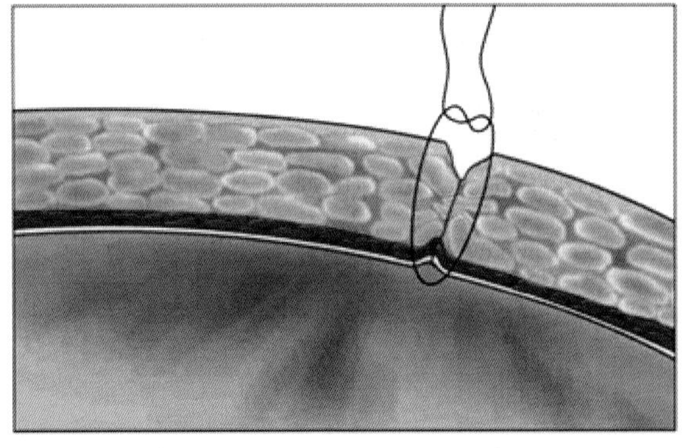
图22-7 打结止血

2. 腹壁下血管损伤出血

腹壁下血管是TAPP、TEP术中的重要解剖标志，损伤概率较小。对手术层面解剖不清、粗暴操作可损伤该血管[2]（图22-8）。

（1）预防方法：TAPP术中进入腹腔后可清楚地看见腹壁下血管，气化腹膜（图22-9）可使腹膜与腹壁下血管分离，避免腹壁下血管损伤。

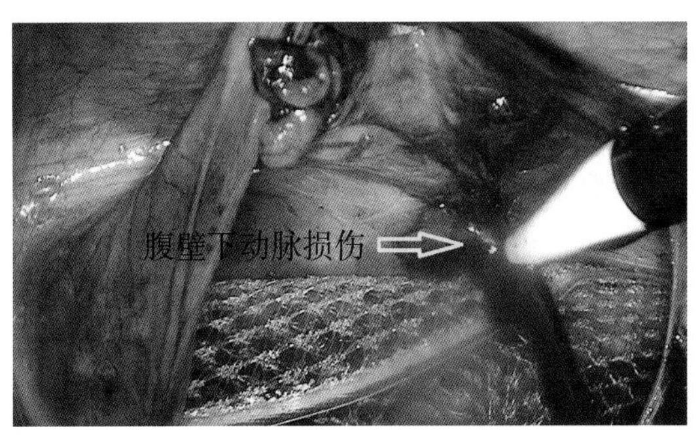

图22-8 使用电剪致腹壁下血管损伤出血

（2）处理方法：较小的损伤，一般压迫便可止血。较明显的损伤，压迫无效时可游离腹壁下血管根部结扎止血[3]（图22-10）。

3. 死亡冠出血

死亡冠是髂外动脉、腹壁下动脉和闭孔动脉之间的耻骨后的吻合支，血管壁薄，紧贴耻骨（图22-11）。因为Retzius间隙较疏松，所以手术中一般不会损伤该血管。有报道在使用钉枪钉合补片时可损伤该血管，且止血困难，需长时间压迫止血甚至开腹或介入止血。有报道采用球囊辅助弹簧圈栓塞术[4]可成功治疗死亡冠出血。

4. 精索血管损伤出血

生殖管道去腹膜化时，如果腹膜与生殖管道粘连严重，可致精索血管出血，一般这样的出血规模较小，压迫常能止血。也可直接双击电凝止血（图22-12），但要注意不要钳夹过多，以免损伤睾丸动脉。

5. 髂血管损伤出血

髂血管位于输精管、精索血管及腹膜反折所围成的三角区（危险三角）的深面（图22-13），容易辨识，极少损伤。如果髂血管损伤，使用“普理灵”镜下缝扎或者中转开腹缝合血管裂口可止血。值得警惕的是髂静脉损伤时，因其血压低于腹腔压力，所以即使有明确的损伤仍可能无出血，应注意观察。在遇到无法控制的出血时，及时中转开腹止血。

（二）术后出血

术后出血多为术中止血不彻底、过多钝性分离及疝囊远端出血所致[5]，一般出血较轻，出的血可沿生殖筋膜向会阴部蔓延，常在阴茎、阴囊皮下见瘀血，可待其自行吸收

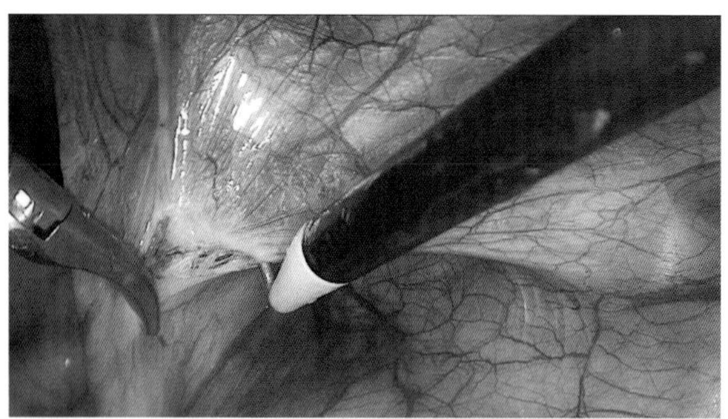

图22-9　气化腹膜

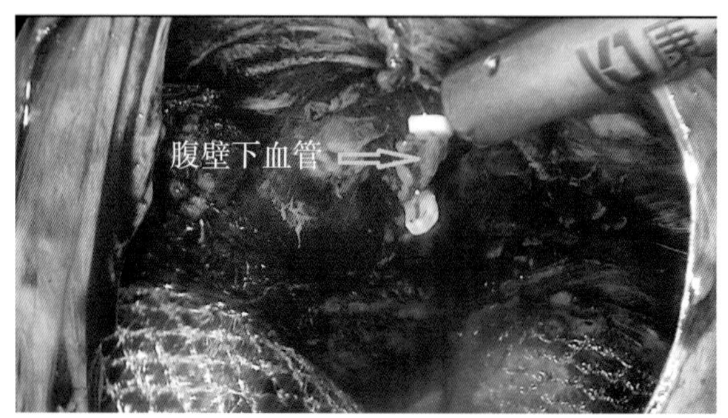

图22-10　游离腹壁下血管根部结扎

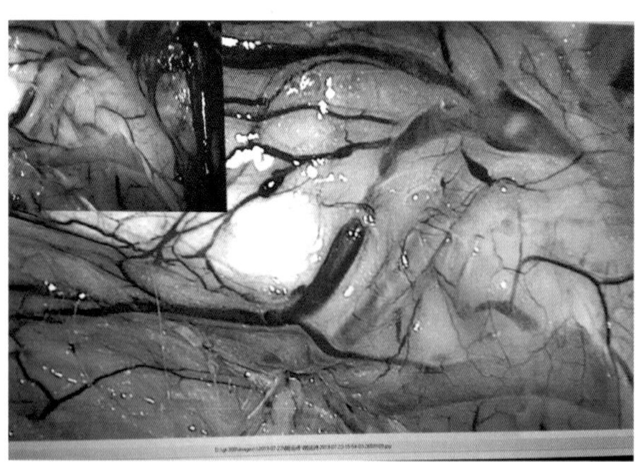

图22-11　死亡冠

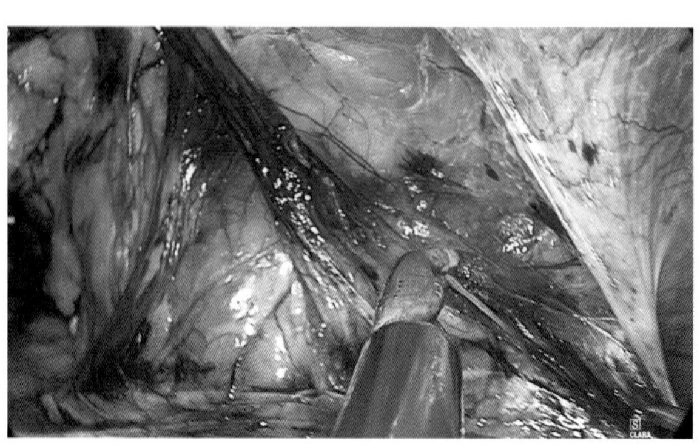

图22-12　电凝止血

或行局部热敷、红外线理疗。

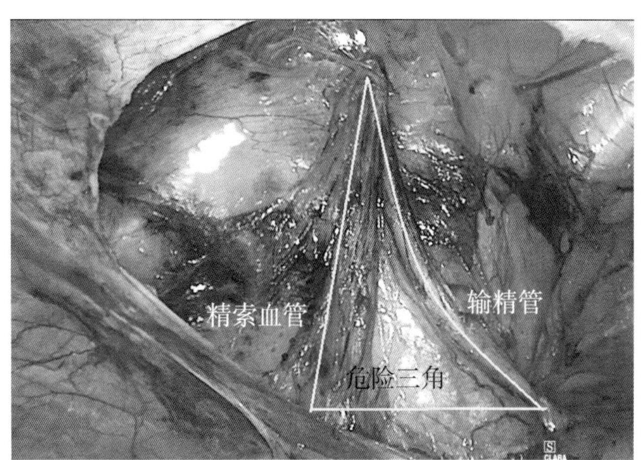

图22-13　危险三角

（1）预防方法：术中减少钝性分离，远端疝囊断端止血，操作动作轻柔、准确。腹腔镜下应优先考虑用电凝钩分离、切断及止血；术后常规采用盐袋或沙袋加压伤口，根据术中出血情况放置引流条（管），24小时后热敷或用硫酸镁外敷，以促进吸收。

（2）处理方法：如疝囊较大，出血多积于阴囊内，需尽早彩超定位引导穿刺抽出积血。

二、感染

腹股沟疝是普通外科的常见疾病之一，占腹外疝的90%以上。目前，使用合成补片进行无张力修补术已成为临床治疗腹股沟疝的标准术式[6]，但手术部位感染（surgical site infection，SSI）（图22-14）是腹股沟疝无张力修补术较常见的并发症之一，其发生率在1%～14%不等[7]。一旦发生感染，可能需要再次手术，这不仅影响患者的预后，也增加了患者的医疗费用，因此，通过识别腹股沟疝无张力修补术后感染的危险因素，预防SSI的发生显得极其重要。

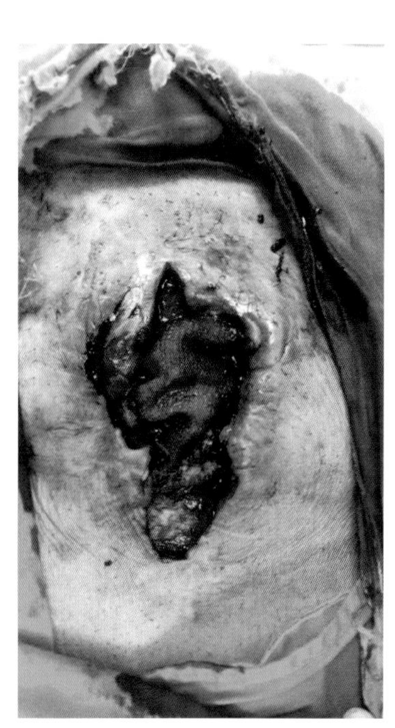

图22-14　感染切口

（周太成教授供图）

（一）术后感染的预防

预防感染其实更多的是要重视细节，可总结为以下几点。

（1）严格术区消毒。行TAPP及TEP术时，观察孔均在脐部附近，部分患者脐窝较深，应注意清洁、消毒。

（2）不过早拆开疝补片的包装，以减少疝补片在空气中暴露的时间。

（3）补片裁剪时不直接接触皮肤或其他部位[8]。一般补片不需要裁剪，但在女性腹股沟疝手术中，如保留子宫圆韧带或根据具体的修补大小可能会修剪补片。

（4）不使用丝线缝合固定补片。丝线为多股编织缝线，有藏匿细菌的可能，可引起切口感染，推荐使用单股不吸收缝线固定补片[9]。

（5）可选择生物补片并铺平。生物补片一般来源于动物皮肤组织器官去细胞基质和人尸体皮肤去细胞基质材料，对感染有较强的适应能力，可用于合并感染的腹外疝修补[9]。

（6）缝合时不留死腔。

（7）合理使用抗生素[10]。感染切口分泌物的细菌培养结果以革兰氏阴性菌为主，且不同病原菌对抗生素的耐药性不同，临床上需联合用药，并结合药敏试验结果进行调整。

（8）术前对患者的基础疾病进行防治并加强营养。糖尿病患者术前应控制好血糖，营养状态差的患者可在术前进行肠内营养纠正[11]。

（二）疝切口感染的处理

（1）感染形成后，局部的处理和充分的引流是最重要的措施。首先要细致地把控患者术后任何一个与感染有关的症状，比如疼痛、红肿、发热，要尽早发现并给予干预。

（2）有些感染位于较深的部位且局限，局部往往无明显的红肿。一旦怀疑有感染，需借助超声、CT、诊断性穿刺等手段明确。如果感染处于早期，没有太多坏死组织，往往扩开伤口引流换药即可。如果感染已经造成较多组织坏死，则要当机立断，拆除缝线，充分敞开切口清创引流，这样最为理想。

（3）使用持续负压引流技术（VSD）。VSD技术原理是持续的负压吸引分泌物及坏死组织，–125～–450mmHg（–0.017～–0.060MPa）的压力可增加局部的血运，而封闭式空间可避免体外杂菌感染。采用VSD技术，通常3～7天换一次药即可，工作量小，减轻了频繁换药给患者带来的痛苦[12]。应用VSD技术，部分补片（大网孔聚丙烯）可不取出或仅部分取出[13-14]。图22-15至图22-19所示为VSD技术所需材料。

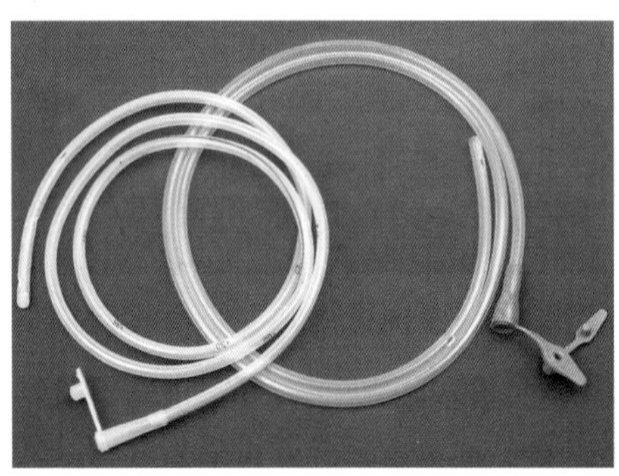
图22-15　引流管

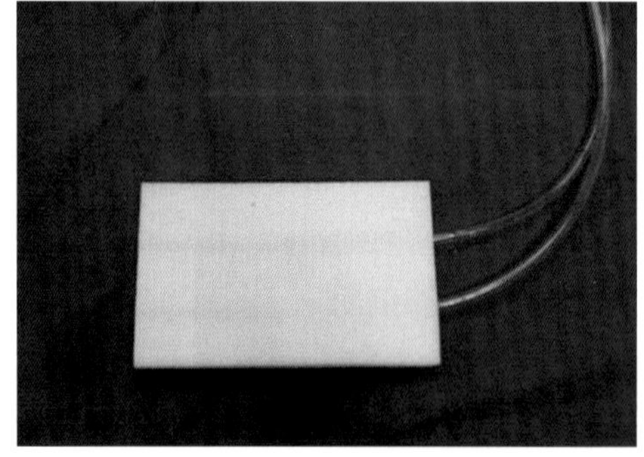
图22-16　医用负压引流材料

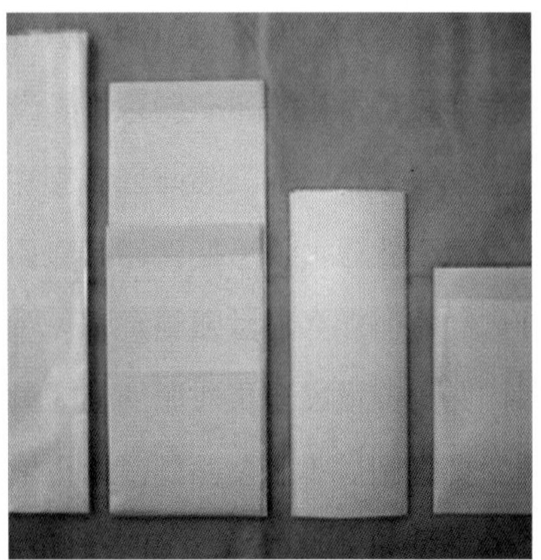
图22-17　手术薄膜

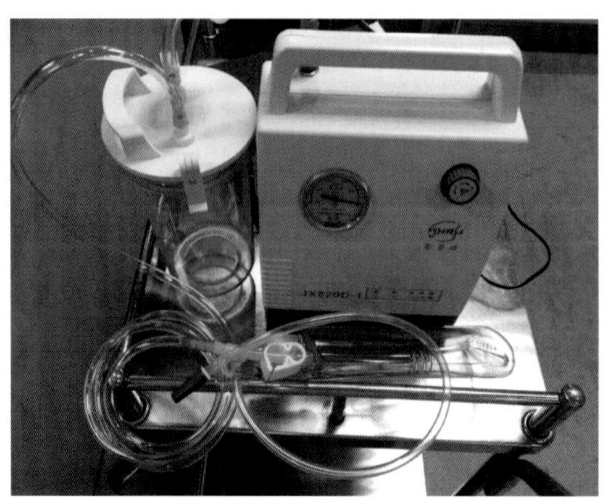

图22-18　负压设备或中心负压引流装置

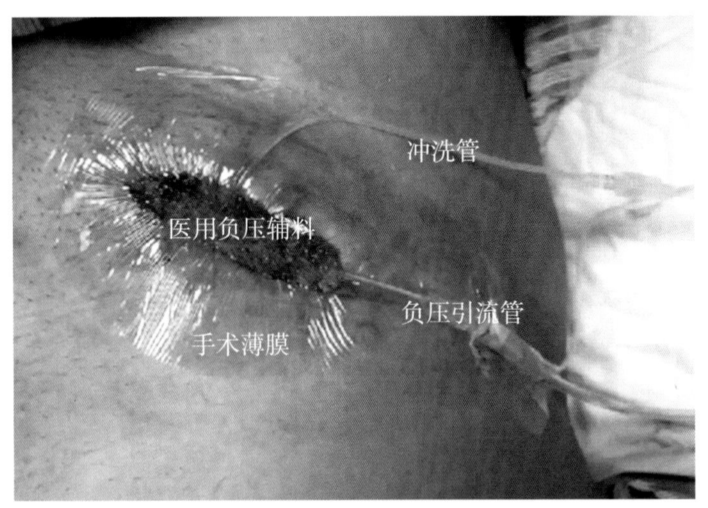

图22-19　使用VSD的感染切口

三、术后疼痛

术后慢性疼痛（chronic post-surgical pain，CPSP）是术后常见并发症之一，国际疼痛研究学会将CPSP定义为术后超出正常组织修复时间（3个月）且并没有明显生物学作用的疼痛状态[15]。Macrae[16]则进一步归纳了CPSP的特点：CPSP为术后出现的，持续至少2个月，并排除其他原因所致的疼痛（如恶性肿瘤的延续或复发，慢性感染或慢性术前疼痛状态的延续）。

腹股沟疝术后慢性疼痛（chronic postoperative inguinal pain，CPIP）是腹股沟疝术后并发症之一，约18%的患者在腹股沟开放术后发生CPIP，腹腔镜下腹股沟疝修补术后CPIP的发生率约为6%[17]。CPIP可对患者的日常生活造成严重影响，疼痛可引起生殖器官、大腿及腹部等区域的症状，甚至相关性功能障碍，如射精障碍等。CPIP因其发生率高、处理棘手、预后难测等特点引起临床医生的广泛关注，因此，探索CPIP的发生机制、制定有效的防治策略对帮助患者快速康复有着重要意义。

（一）腹股沟疝术后神经性疼痛

1. 症状

腹股沟区尖锐、针刺样疼痛或疼痛伴烧灼感，并向耻骨结节及大腿内侧放射；髂腹股沟区皮肤的痛觉减退或痛觉过敏，髂前上棘中间及下方有局限性触发点，按压该处有放射性疼痛。

2. 原因

腹股沟疝手术中最易发生的神经损伤包括髂腹股沟神经损伤、生殖股神经损伤、髂腹下神经损伤等[18]。其中，髂腹股沟神经损伤最常见，生殖股神经与髂腹下神经损伤次之。部分或全部神经切断、异物接触压迫神经、瘢痕组织压迫或结扎（缝扎）神经形成神经瘤是疝修补术后慢性疼痛的主要原因。

3. 处理

（1）神经损伤的发生主要由机械损伤、热损伤导致。因此，术者应熟练掌握腹股沟区神经解剖结构，保证操作的精确性，术中应尽量将神经留在原位，而不去除神经表面的筋膜。除此之外，术中使用高频电刀时防止热损伤效应、固定网片时避免过深缝合或缝合至骨膜上等措施也能在一定程度上减小术后慢性疼痛发生的概率。

（2）手术方式的选择也可能对神经造成不同程度的影响。目前临床应用更多的是腹股沟疝无张力修补术及腹腔镜下无张力疝修补术，前者以Lichtenstein手术方式为金标准，后者包括经腹腹膜前疝修补术（TAPP）和完全腹膜外疝修补术（TEP），这两种方法被认为是更微创、更安全、更有效治疗成人及儿童腹股沟疝的手术方式，这两种术式均以腹膜前间隙为操作空间，用补片全覆盖肌耻骨孔，不破坏腹股沟区各层结构，避免了腹股沟区的神经损伤，相比传统前入路术式可明显减少术后疼痛的发生[17, 19-20]。

（3）对于不能接受腹腔镜手术的患者，可通过以下方式预防和减少术后疼痛：①切口选择。腹外斜肌腱膜切开时要操作规范，切开勿过深。②切开腹外斜肌腱膜时按要求从外环上方先切一小口，分离后在直视下切开外环，在内环处直接切开时要避免切断髂腹股沟神经。③分离腹外斜肌腱膜内叶显露腹横肌腱膜弓时，注意辨认髂腹下神经的位置、走向。④切开提睾肌时，注意辨认髂腹股沟神经的位置、走向，并加以保护避免损伤。⑤修补加强腹股沟管前后壁时切勿缝扎到髂腹下神经，且要避免缝合幅度大造成该神经在术后瘢痕形成期受到卡压[21]。

（二）术后患侧阴囊及睾丸疼痛

1. 原因

开放腹股沟疝修补术中内环口修补过紧压迫精索、动静脉的术中损伤、结扎致静脉回流受阻或睾丸缺血，都会导致患侧阴囊及睾丸疼痛（图22-20）。图左为患者平卧时，精索松弛；图右为患者站立时，精索紧张。红色箭头为精索长轴，精索穿入内环口处时弯曲度明显变小，提示精索与重建内环口粘连。

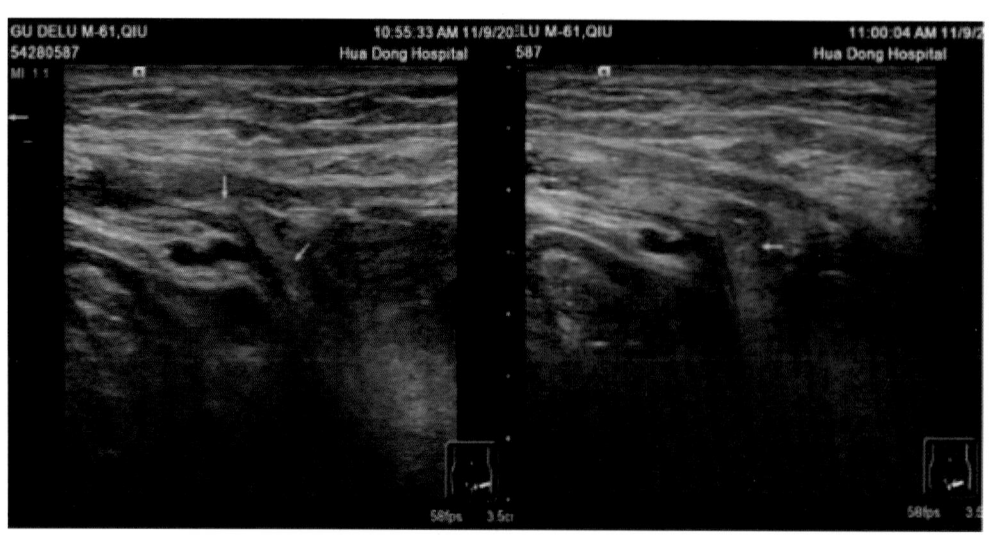

图22-20　超声检查提示精索在重建内环口处活动受限[22]

2. 处理

缝合内环口时不宜太紧或太松，以能容纳精索和一血管钳尖为度。

（三）抬腿时术区明显刺痛

1. 原因

耻骨结节骨膜富含神经纤维，敏感性极强。在固定网片时缝针扎进耻骨骨膜会产生局部疼痛，尤其当患者抬腿时，由于网片的移动牵拉刺激耻骨骨膜，局部可出现明显的刺痛感。

2. 处理

术中缝合网片时，网片远端可固定在超过耻骨结节1～2cm的腱膜组织上，以免把网片缝扎到高度敏感和神经分布丰富的耻骨结节及耻骨骨膜上引发耻骨炎。

（四）术区血肿和积液伴疼痛

1. 原因

术中是否严格无菌操作、手术时间长短、是否充分止血等是引起血肿和积液的诱因，也是引发疼痛的诱因（图22-21、图22-22）。

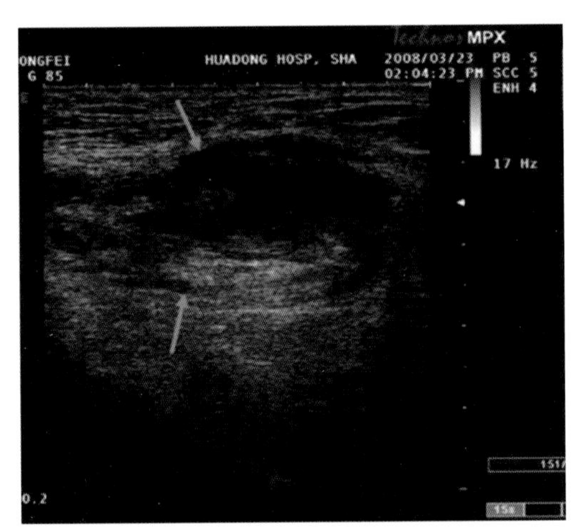

图22-21 陈旧性血清肿[22]

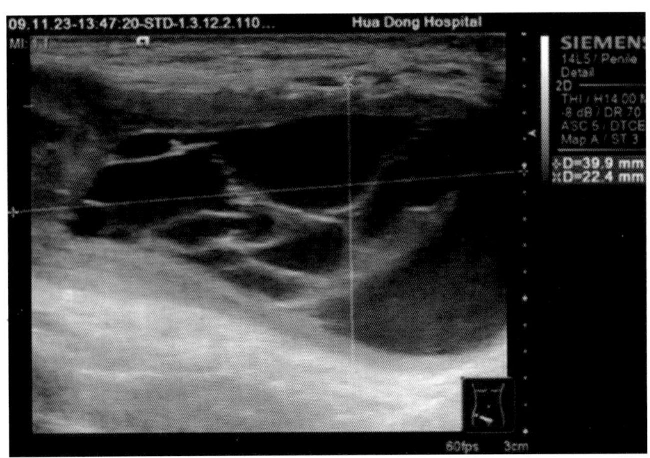

图22-22 多房性血清肿[22]

2. 处理

术中对于渗血较多、确有可能引起术后血肿和积液者，可以采取短期引流的方式进行防治。

（五）手术部位的异物感、牵扯感和疼痛感

1. 原因

（1）传统的补片材料为重型不可吸收型，主要有聚丙烯、膨体聚四氟乙烯及聚酯纤维三种材质网片，这些网片柔韧度差，术后会有明显的异物感，由此导致的慢性疼痛率可达30%[23]。

（2）补片过大，或未正确预留补片可能的挛缩面积，致使网片边缘挤压，或切割髂腹下神经，也可能是造成上述症状的原因之一（图22-23）。图中白色空心箭头示复发疝，白色实心箭头示变形皱缩的补片，直线测量的是复发疝腹膜缺损的直径。

（3）在无张力疝修补术中，因固定补片而造成的组织贯穿损伤及缝线导致的神经受压被认为是术后慢性疼痛与不适的重要原因[24]。

2. 处理

（1）轻型可吸收补片材料主要包括聚羟基乙酸和聚乳酸羟基乙酸两种材质，这种网片功能上与重型补片相同，唯一的区别是它的柔韧度更好，且有50%的可吸收性，可明显降低患者术后慢性疼痛的发生率[25-28]。因此，放置合适的补片材料对于预防术后慢性疼痛具有重要意义。

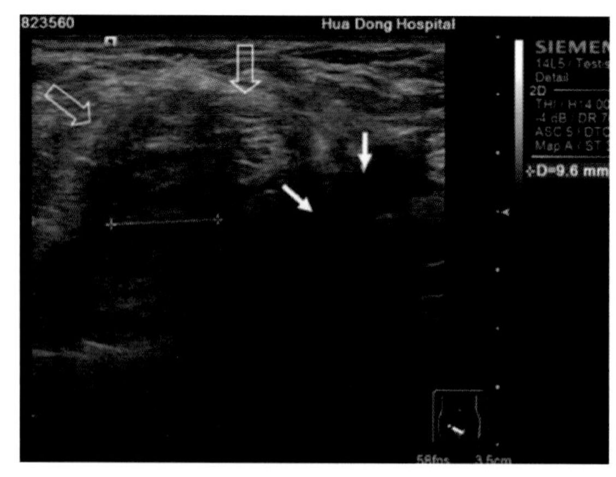

图22-23　复发疝超声图[22]

（2）选择补片时要注意大小合适，放置平整，并可使补片产生轻度皱褶以预留补片可能挛缩的面积，减轻瘢痕化皱缩引起的疼痛。放置补片时，对于体型较瘦或疝环较小的患者，可将充填物的高度剪去0.5～1.0cm，以减轻患者的异物感及疼痛感，也可减轻对精索血管的压迫。植入平片时，要合理裁剪，避免张力修补，必要时可将网片剪一小切口容神经通过，孔的大小应适宜[20]。

（3）采用医用胶固定补片可避免补片对神经的损伤、压迫，使术后疼痛的发生大大减少。无张力疝修补术中补片的免固定技术依靠腹腔内压力与组织流体静力学原理维持补片修补的恰当位置，使补片固定于腹股沟壁和骨盆，从而达到对补片的早期有效固定，而不需要钉合固定或缝合固定[22]。但这种免固定技术并非适用于每个患者。因此，如何固定补片以减少术后慢性疼痛的发生有待进一步探索。

（六）小结

CPIP主要以预防为主，对于已经发生CPIP的患者，目前主要有保守与手术两种治疗方法，前者包括药物对症治疗、物理疗法、心理疗法、神经阻滞疗法等，后者主要是神经松解，甚至补片取出等，但疗效有待进一步验证。因此早期预防、诊断与治疗CPIP对加速患者康复，改善其生活质量有着至关重要的意义。

四、术后复发

腹股沟疝术后复发是指在进行过腹股沟疝修补术后，患者再次出现同侧同类型疝的现象。根据疝外科学组的诊疗指南，尽管不断有更新的手术方式，但在全球来看，腹股沟疝修补术后的复发率仍然较高，且复发率随随访时间的延长而升高，其中最久的术后复发甚至可以发生在术后50年。国外有研究表明，腹股沟疝术后的复发率在8%左右[29]。

（一）影响腹股沟疝术后复发的主要因素

1. 患者因素

（1）性别因素：既往研究表明，女性腹股沟疝术后的复发率要低于男性。整体来看，女性腹股沟疝术后一年复发率为2.6%，而男性则为近4%[30-32]。目前来看，造成此类差异的主要原因有：①解剖原因。男性在胚胎发育末期由于睾丸下降，鞘状突闭合较晚，更易出现腹股沟管发育不良，因此增加了术后复发的风险。②工作因素。男性从事重体力劳动者较多，患者术后如继续长期进行重体力劳动，则疝复发风险明显升高。

（2）年龄因素：腹股沟疝的复发与年龄有着密切关系，60岁以上老年人发病率明显高于中青年人，这可能是由于老年人腹壁肌层薄弱松弛，腹股沟区肌肉腱膜结构组织由于退变而变得薄弱，加之老年人多伴有导致腹压增高的疾病，因此相较于年轻人具有更高的复发风险[30]。

（3）体重因素：研究表明，BMI>24的患者出现并发症的概率更大，其主要原因是此类患者皮下脂肪较多，手术难度较大，并且补片放置及固定的难度也相应增加，术后恢复慢，切口更容易出现脂肪液化、感染，而感染则是导致术后复发的重要危险因素[33-34]。预防方法：①术中切开皮肤及处理皮下出血时避免过多使用电凝止血；②术毕用盐水冲洗切口，以降低术后切口脂肪液化的发生率；③术后切口按时换药，保持切口清洁，避免切口感染。

（4）伴随疾病：术前合并有慢性阻塞性肺疾病、前列腺增生、慢性便秘等慢性疾病的患者，由于存在长期腹内压增加的因素，因此与不伴有术前上述合并症的患者比较，术后复发率明显增高[35]。指导患者术后控制与治疗伴随疾病也是预防术后复发的重要措施，具体方法：①告知吸烟患者围手术期禁烟；②鼓励患者术后尽早下床活动，以促进呼吸功能恢复，对于术后咳嗽、咳痰的患者给予止咳、雾化、拍背处理；③嘱患者保持大小便通畅，必要时给予药物治疗。

2. 疾病因素

（1）原发疝的类型：原发疝的类型及疝囊的大小与术后复发关系密切，一般腹股沟直疝比斜疝复发率高，而股疝与斜疝的复发率则无明显差异[36]。预防方法：选择腹股沟疝无张力修补术。目前腹股沟疝无张力修补术已成为疝修补的主流术式，无张力修补术手术时间短，患者术后恢复快、痛苦少、复发率低，如患者无明显手术禁忌证，建议首选无张力修补术。

（2）疝囊因素：对于多数患者来说，疝囊越大缺损越大，复发率越高[37]。并且无论是开放手术还是腹腔镜手术，在处理疝囊时，都既可以将其完整剥离，也可以横断。旷置的疝囊过多可能会增加血清肿的发生率，但强行剥离也会增加血肿的发生率，术者可根据自己的经验进行疝囊的处理。同时，分离疝囊时应当注意将生殖管道彻底去腹膜化（图22-24），去腹膜化的目的是确保补片下方不会向上卷曲[38]。预防方法：术前对患者进行充分评估，高龄、合并严重基础疾病的患者，全身麻醉风险较大，即使术后复发率较高，也应优先选择开放手术，其余患者如无明显禁忌证，对于成熟的治疗机构和经验丰富的医生来说，开放

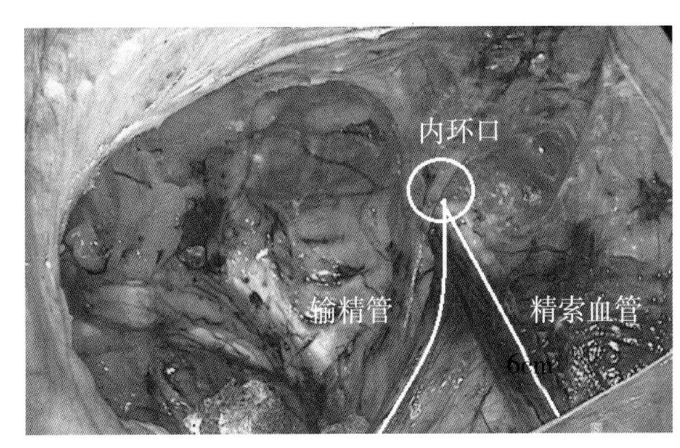

图22-24　生殖管道的去腹膜化

手术和腹腔镜手术的复发率没有明显区别。

（3）疝环因素：有统计表明，疝环粘连程度也与术后复发有关，疝环粘连较重者，手术难度增加，手术时间延长，患者术后恢复慢，可导致复发风险增加。疝环越大，复发率越高。一般认为，疝环大于4cm的患者术后复发的可能性明显升高[36]。预防方法：无论是行开放手术还是腹腔镜手术，术中都应当注意将补片放置到位且平整，固定妥当[39]。

（4）手术操作因素：手术方式及手术中的操作等因素对腹股沟疝术后的复发情况起着至关重要的作用。预防方法：腹腔镜手术中，无论是采用TAPP手术还是TEP手术，为了植入合适尺寸的补片，都必须对腹膜前间隙进行充分的分离（图22-25），具体范围大致为：内侧超过中线1～2cm（双侧疝需两侧贯通），外侧至髂前上棘，上方至联合肌腱（弓状上缘）上方2～3cm，内下方至耻骨梳韧带下方约2cm，外下方需生殖管道去腹膜化6cm左右。分离外侧间隙时应当将切开的外侧腹膜瓣向下方游离至髂腰肌中部水平，并显露斜疝的外侧缘。而内侧间隙则应将切开的内侧腹膜瓣向下、向内侧分离，进入耻骨膀胱间隙，显露耻骨疏韧带和耻骨联合并超过中线[38-41]。

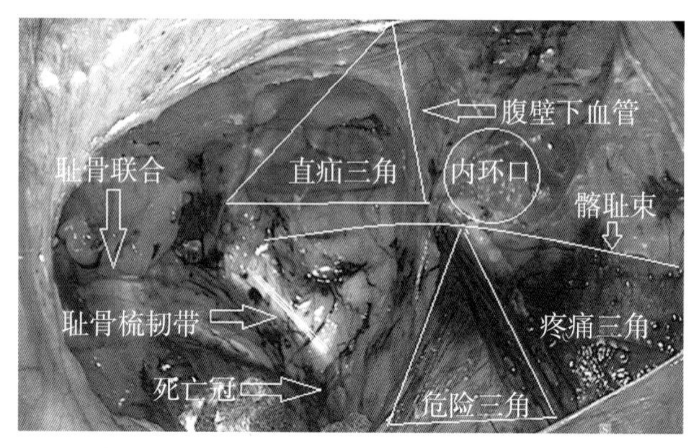

图22-25　腹膜前间隙的解剖结构

（5）手术方式的选择：①传统术式，包括Bassini、Shouldice、McWay等术式。传统术式的操作要点为游离精索、回纳疝内容物、高位结扎疝囊及缝合加强腹股沟后壁等。传统术式无须放置补片，但由于手术为有张力的疝修补术，因此患者术后恢复较慢，且常会出现术后慢性疼痛等症状，也存在较高的复发率。②开放式无张力修补术，即术中需要放置补片的无张力修补术，以经典的Lichtenstein术式为例，其手术过程可简单归纳为：游离精索，回纳疝内容物，处理疝囊，置入、固定补片。开放式无张力修补术使用补片对腹壁原本薄弱的缺损部位进行加强，与传统术式相比，患者无论是术后疼痛还是复发率都明显降低。③腹腔镜疝修补术，主要包括TEP和TAPP。TAPP需进入腹腔，修补材料放置于腹膜前间隙，然后缝合关闭腹膜[42-43]。由于腹腔镜疝修补术术中使用补片全覆盖肌耻骨孔，而不破坏腹股沟区各层结构，且补片覆盖范围较大，因此与开放式无张力修补术相比，术后复发率更低。据统计，腹腔镜疝修补术术后患者的复发率在0.29%～5%，且多发生在术后1年内[44]。

（6）补片因素。

补片材质因素：目前常用的补片材质有传统聚丙烯补片、聚酯补片、生物补片等，其中以聚丙烯补片应用最为广泛，但其也存在一定的问题，比如补片和内脏组织易粘连、补片会收缩变形等，上述问题均可导致疝术后复发，其复发率在6%左右。但是聚丙烯补片目前仍然是临床上使用范围最广、修补最可靠的补片之一。生物补片的复发率数据还有待于进一步的大样本前瞻对照研究来证实。预防方法：①术前仔细评估患者情况，综合判断、合理选择补片；②术者选择本人最擅长的修补方式；③手术操作规范。

补片大小及放置位置因素：补片大小及放置位置对于疝的术后复发有直接影响，若补片过小，则术后复发风险明显增加。预防方法：在疝修补术中，补片放置应以疝缺损为中心，补片大小至少应超过疝环四周3cm以上（图22-26），此外在腹腔镜疝修补术中，补片的内侧应至少超过耻骨联合，如行腹腔镜下双侧疝修补术，则双侧的疝修补片应当有2cm左右的重叠[38, 45]。如果补片过大，则需要更多的分离面积，造成更大的创伤，或者补片无法铺平整，这些因素都会导致更明显的疼痛，因此应当根据患者病情选择合适大小的补片。

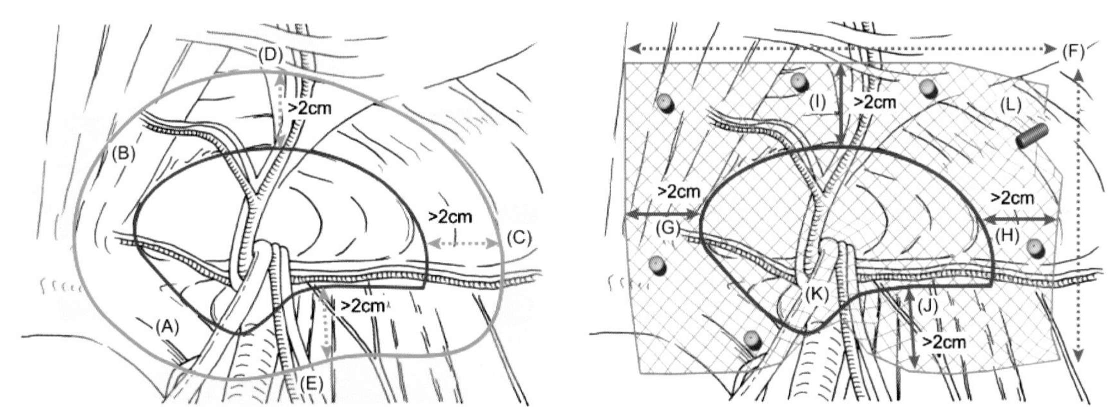

图22-26 TAPP术中补片的放置位置

固定方式因素：补片的固定方式不仅与术后疼痛关系密切，还与术后复发有着极大的相关性。目前补片的固定方式主要有缝合固定、钉合固定及医用胶固定等。研究表明，与钉合固定相比，缝合法固定补片的患者术后复发率明显升高。此外，目前还有新型的自粘连补片，用于缺损较小的疝，手术中放置补片后无须固定，其术后的复发率也低于缝合固定，固定方法见图22-27至图22-30。预防方法：①根据患者情况选择合适的补片。如选择固定补片，无论采取何种固定方法，都应确保补片固定确实、牢靠，目前达成共识的观点是：≤3cm的缺损可以不固定或采用

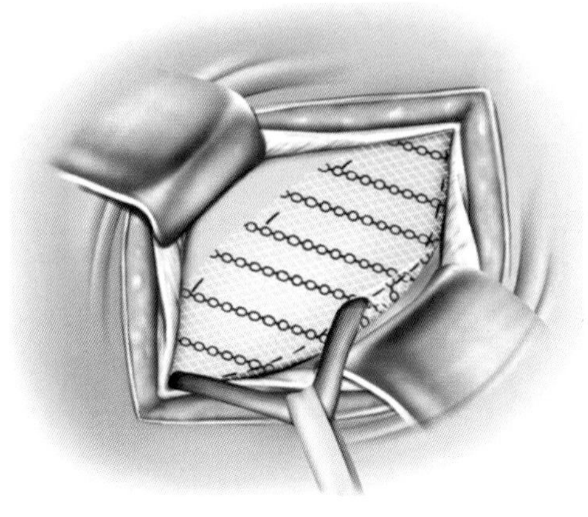
图22-27 Lichtenstein术中补片的缝合固定

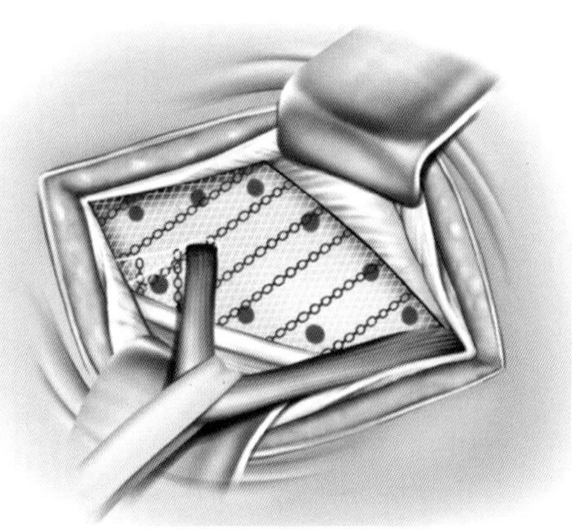
图22-28 医用胶多点固定

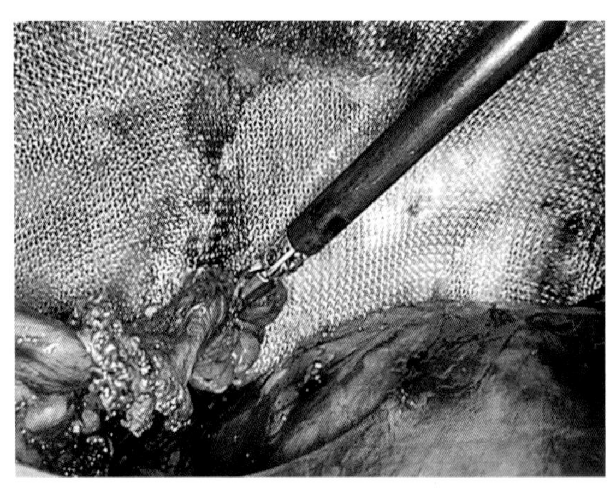

图22-29　TAPP手术中补片的缝合固定

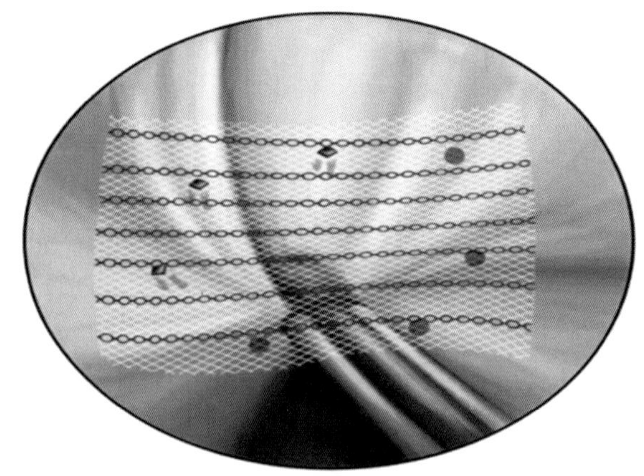

图22-30　TEP手术中补片的缝合固定

医用胶固定，>3cm的缺损可采用钉合、缝合等机械性固定。②在TAPP手术中，只有4个结构可以用来缝合或钉合固定：联合肌腱、腹直肌、腔隙韧带、耻骨梳韧带。固定补片时要特别注意避开危险三角和疼痛三角，以免患者出现难以控制的出血及术后疼痛。③在TEP手术中，除直径>3cm的直疝以外，其他类型的疝都应避免机械性固定[38, 41, 46-47]。

（7）术后并发症因素。

术后血肿：腹股沟疝手术剥离创面广泛，易渗血，软组织又缺乏支持结构，因此术后可发生血肿、继发感染而使手术失败造成复发。预防方法：①术中仔细操作，小心分离粘连，避免损伤重要血管及危险三角（图22-31、图22-32），如疝环较大或粘连较重，可考虑行疝囊离断处理；②手术应止血彻底，避免创面渗血或出现术后活动性出血；③必要时可留置术区引流管，避免术区积血。

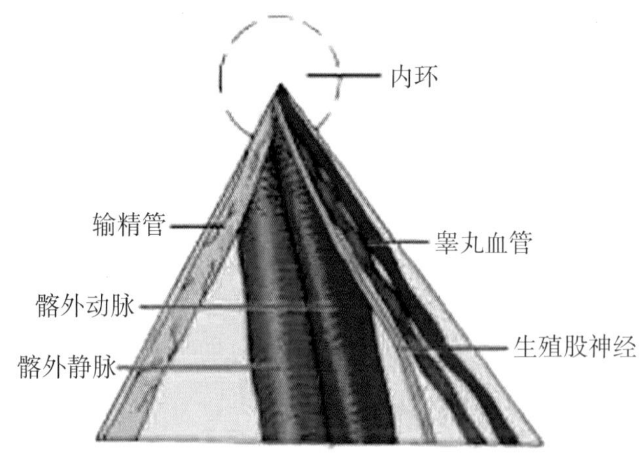

图22-31　危险三角图示

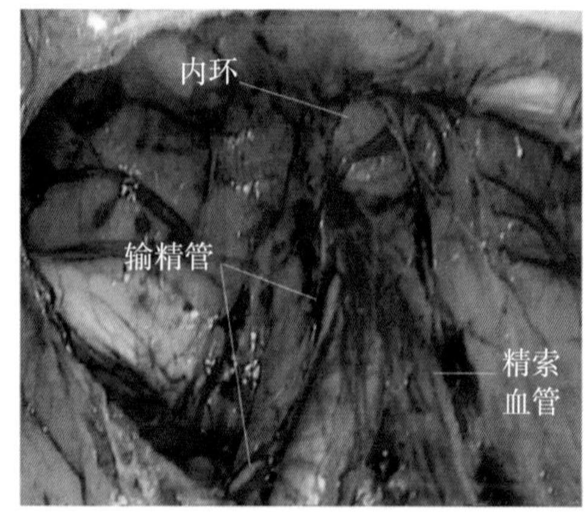

图22-32　危险三角实物图

神经损伤：由于神经对肌肉具有营养支持作用，因此在腹股沟疝手术时注意保护神经显得非常重要。一旦神经损伤，除了可引起相应皮肤区域的感觉丧失或疼痛外，还可导致相应区域肌肉萎缩软弱，使企图加强腹股沟管壁强度的修补术失败而导致疝复发[47]。预防方法：术中应当明确患者术区的解剖结构，仔细操作，术中避免损伤重要的神经（如髂腹股沟神经）及神经走行密集的区域，如疼痛三角（图22–33、图22–34）。疼痛三角位于危险三角外侧，内侧边为精索血管，外侧边为腹膜的反折，此三角内有3～4条神经穿行。

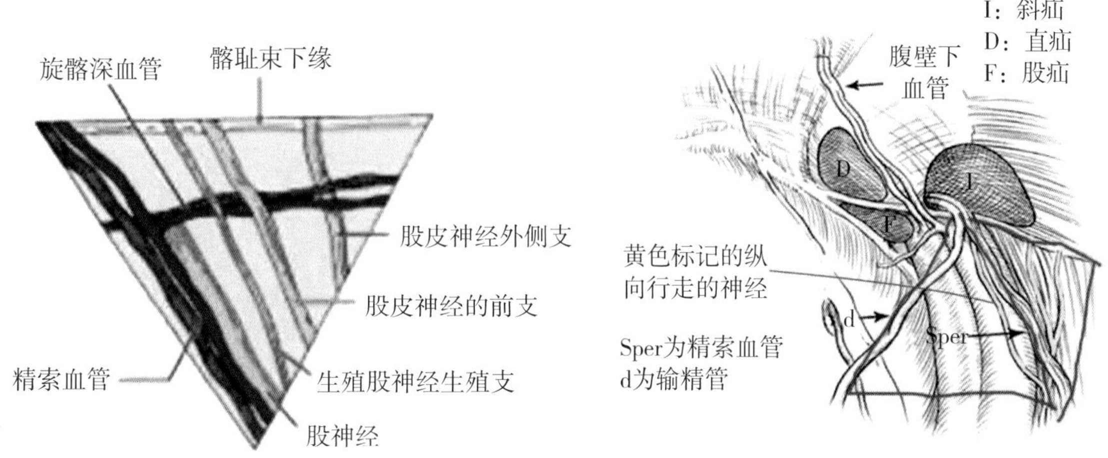

图22–33　疼痛三角图示　　　图22–34　危险三角与疼痛三角的关系

术后感染：感染导致的炎症反应可使病灶周围组织出现水肿、渗出，严重者出现组织坏死，严重影响补片固定牢固程度，即使感染能够得到及时控制，术后复发率也会出现明显增加[48–49]。严重的补片感染可以直接导致手术失败，大部分需要再次手术取出补片。预防方法：①术前、术中严格遵守无菌观念，从术前消毒的步骤开始即应贯彻绝对无菌观念，在手术前期操作完成后，准备放置补片前应重新更换手套，避免补片污染，以最大限度避免感染的发生。②通常疝修补术后无须常规使用抗生素，但倘若发现患者有术后感染的症状，应立即使用抗生素控制感染，以免感染进一步加重。

（李茂林　邰沁文）

参考文献

[1] 任俊，闵凯. 腹腔镜腹股沟疝术中意外出血分析及处理措施[J]. 腹腔镜外科杂志，2019，24（10）：731–734.

[2] 孟云潇，李绍杰，唐健雄. 腹股沟疝手术常见并发症的预防及处理[J]. 中华普通外科学文献，2017，11（2）：73–75.

[3] 杨硕，王明刚，曹金鑫，等. 腹腔镜经腹膜前修补术治疗嵌顿性腹股沟疝的手术要点及并发症的处理（附73例报告）[J]. 腹腔镜外科杂志，2016，21（2）：95–98.

[4] 朱芮，徐雯，徐新建，等. 球囊辅助弹簧圈栓塞术治疗死亡冠动脉出血1例[J]. 中国乡村医药，2019，26（5）：46–47.

[5] 董宝利. 腹腔镜下腹股沟疝修补并发症的诊断与治疗现状[J]. 医学理论与实践，2017，30（7）：973–974，972.

[6] 中华医学会外科学分会疝和腹壁外科学组. 成人腹股沟疝、股疝和腹部手术切口疝手术治疗方案（2003年修订稿）[J]. 中华外科杂志，2004，42（14）：834–835.

[7] FILIPPOU D. Late ps. aeruginosa inguinal mesh infection 12 years after the initial operation：report of the case and short review of the literature[J]. Case Rep Surg，2017，2017：1–4.

[8] 常英. 切口部位脓性分泌物培养联合药敏试验对腹股沟疝术后院内感染患者抗菌药物合理使用的影响[J]. 医学理论与实践，2019，32（22）：3706–3707.

[9] 陈富强，申英末. 生物补片在疝和腹壁外科的应用和研究进展[J]. 中华疝和腹壁外科杂志，2016，10（5）：364–368.

[10] 陈双，江志鹏. 腹股沟疝术后补片感染的处理[J]. 中华普通外科杂志，2016，31（9）：713–714.

[11] 陈越火，顾翔宇，于志臻. 腹股沟疝无张力修补术手术部位感染危险因素[J]. 中国感染控制杂志，2020，19（2）：173–176.

[12] 郎中亮，王明刚，钟晓红. 慢性创面感染的病原学特点及持续灌洗负压封闭引流的治疗效果[J]. 安徽医学，2018，39（4）：364–368.

[13] MONTGOMERY A，KALLINOWSKI F，KÖCKERLING F. Evidence for replacement of an infected synthetic by a biological mesh in abdominal wall hernia repair[J]. Front Surg，2015，2：67.

[14] 王文礼，黄永红. 负压封闭引流治疗腹壁感染创面的临床效果分析[J]. 中华疝和腹壁外科杂志，2019，13（6）：529–532.

[15] 杨娟，冯智英. 术后慢性疼痛流行病学及风险因素的研究进展[J]. 国际麻醉学与复苏杂志，2017，38（2）：179–184.

[16] MACRAE A W. Chronic pain after surgery[J]. Brit J Anaesth，2001，87（1）：88–98.

[17] REINPOLD W. Risk factors of chronic pain after inguinal hernia repair：a systematic review[J]. Innovative Surgical Sciences，2017，2（2）：61–68.

[18] 蒋亚男，陈健民，王殿琛，等. 腹股沟疝无张力修补术后慢性疼痛与周围神经的关系[J]. 中华疝和腹壁外科杂志（电子版），2015，9（3）：234–236.

[19] 高峰，李健，竺豪毅，等. 腹腔镜经腹腹膜前与李金斯坦修补对腹股沟疝患者术后疼痛、瘢痕及生活质量的影响[J]. 海南医学，2019，30（19）：2486–2489.

[20] 邱欣国. 无张力疝修补术后疼痛的临床分析[J]. 中国现代医生，2014，52（4）：4–6，10.

[21] 曾祥福，盛瑶环，范琳峰，等. 腹股沟疝无张力修补术中预防术后疼痛的临床体会[J]. 赣南医学院学报，2012，32（3）：372–373.

[22] GARG P，RAJAGOPAL M，VARGHESE V，et al. Laparoscopic total extraperitoneal inguinal hernia

repair with nonfixation of the mesh for 1692 hernias[J]. Surgical Endoscopy，2009，23：1241–1245.

[23] BAY-NIELSEN M，PERKINS F M，KEHLET A H. Pain and functional impairment 1 year after inguinal herniorrhaphy：a nationwide questionnaire study[J]. Ann Surg，2001，233（1）：1–7.

[24] NGUYEN S Q，DIVINO C M，BUCH K E，et al. Postoperative pain after laparoscopic ventral hernia repair：a prospective comparison of sutures versus tacks[J]. Jsls Journal of the Society of Laparoendoscopic Surgeons，2009，13（1）：120–121.

[25] 黄世华，杜明，牟云川，等. 部分可吸收补片与普通聚丙烯补片在腹腔镜腹股沟疝修补术中的应用对比[J]. 中华疝和腹壁外科杂志（电子版），2015（1）：43–45.

[26] OZMEN J，CHOI V，HEPBURN K，et al. Laparoscopic totally extraperitoneal groin hernia repair using a self-gripping mesh：clinical results of 235 primary and recurrent groin hernias[J]. Journal of Laparoendoscopic & Advanced Surgical Techniques Part A，2015，25：915–919.

[27] CHEN D，MARTIN B，PARVIZ A，et al. Pain control following inguinal herniorrhaphy：current perspectives[J]. J Pain Res，2014，7：277.

[28] MIETAŃSKI M，BURY K，MIETAŃSKA I A，et al. Five-year results of a randomised controlled multi-centre study comparing heavy-weight knitted versus low-weight，non-woven polypropylene implants in Lichtenstein hernioplasty[J]. Hernia，2011，15：495–501.

[29] 裘之瑛，陈悦，唐健雄，等. 开放式前入路腹股沟疝修补术后慢性疼痛的超声诊断[J]. 中华疝和腹壁外科杂志（电子版），2018，12（2）：108–112.

[30] KÖCKERLING F，KRÜGER C，GAGARKIN I，et al. What is the outcome of re-recurrent vs recurrent inguinal hernia repairs? An analysis of 16,206 patients from the herniamed registry[J]. Hernia，2020，24（4）：811–819.

[31] SCHMIDT L，ÖBERG S，ANDRESEN K，et al. Recurrence rates after repair of inguinal hernia in women. A systematic review[J]. JAMA Surgery Published online October，2018，153（12）：1135–1142.

[32] 吴创衔. 腹股沟疝无张力疝修补术术后复发影响因素分析[J]. 白求恩医学杂志，2015，13（6）：651–652.

[33] JOLISSAINT J S，DIEFFENBACH B V，TSAI T C，et al. Surgical site occurrences，not body mass index，increase the long-term risk of ventral hernia recurrence[J]. Surgery，2020，167（4）：765–771.

[34] 莫奇霏，郭永学，吴凯琪. 腹股沟疝患者术后复发情况及影响因素的多因素Logistic回归分析[J]. 中国医学创新，2019，16（15）：146–149.

[35] OLMI S，UCCELLI M，CESANA G C，et al. Laparoscopic abdominal wall hernia repair[J]. JSLS，2020，24（1）：e2020.00007 .

[36] 王开振，任为，时德. 腹股沟疝复发相关性分析[J]. 中华疝和腹壁外科杂志（电子版），2013，7（1）：28-31.

[37] 王英琦. 腹股沟疝术后复发25例临床分析[J]. 吉林医学，2015，36（18）：4133-4134.

[38] 中华医学会外科学分会疝和腹壁外科学组，中华医学会外科学分会腹腔镜与内镜外科学组，大中华腔镜疝外科学院. 腹腔镜腹股沟疝手术操作指南（2017版）[J]. 中国实用外科杂志，2017，37（11）：1238-1242.

[39] BITTNER R，MONTGOMERY M A，ARREGUI E，et al. Update of guidelines on laparoscopic（TAPP）and endoscopic（TEP）treatment of inguinal hernia （International Endohernia Society）[J]. Surg Endosc，2015，29（2）：289-321.

[40] TAKAYAMA Y，KANEOKA Y，MAEDA A，et al. Laparoscopic transabdominal preperitoneal repair versus open mesh plug repair for bilateral primary inguinal hernia[J]. Ann Gastroenterol Surg，2020，4（2）：156-162.

[41] LYDEKING L，JOHANSEN N，OEHLENSCHLÄGER J，et al. Re recurrence and pain 12 years after laparoscopic transabdominal preperitoneal（TAPP）or Lichtenstein's repair for a recurrent inguinal hernia：a multi centre single blinded randomised clinical trial[J/OL]. Hernia，2020 Feb 25. DOI：10.1007/s10029-020-02139-0. [Epub ahead of print]

[42] 中华医学会外科学分会疝和腹壁外科学组，中国医师协会外科医师分会疝和腹壁外科专业委员会. 成人腹股沟疝诊断和治疗指南（2018年版）[J]. 中国普通外科杂志，2018，27（7）：807-811.

[43] MISEREZ M，PEETERS E，AUFENACKER T，et al. Update with level 1 studies of the European Hernia Society guidelines on the treatment of inguinal hernia in adult patients[J]. Hernia，2014，18（2）：151-163.

[44] LYU Y X，CHENG Y X，WANG B. Comparison of endoscopic surgery and Lichtenstein repair for treatment of inguinal hernias[J]. Medicine，2020，99（6）：1-11.

[45] SATO M，NOZAWA M，WATANABE T，et al. Insufficiency of prosthetic posterolateral overlap related to recurrence after laparoscopic transabdominal preperitoneal inguinal hernioplasty，as assessed by video review[J]. BMC Surgery，2020，20：1-8，27.

[46] 中华医学会外科学分会. 疝外科缝合技术与缝合材料选择中国专家共识（2018版）[J]. 中国实用外科杂志，2019，39（1）：39-45.

[47] FORTELNY R H，BAUMANN P，THASLER W E，et al. Effect of suture technique on the occurrence of incisional hernia after elective midline abdominal wall closure：study protocol for a randomized controlled trial[J]. Trials，2015，15（16）：52.

[48] CHAVARRIAGA L F，LIN E，LOSKEN A，et al. Management of complex abdominal wall defects

using acellular porcine dermal collagen[J]. Am Surg，2010，76（1）：96–100.

[49] JOHANET H，CONTIVAL N. Mesh infection after inguinal hernia mesh repair[J]. J Visc Surg，2011，148（5）：392–394.

专家述评

在腹股沟疝手术四大并发症中，出血是手术中的并发症，常给手术带来麻烦；感染是手术后比较重要的并发症，常常需要长期的治疗，也是棘手的并发症之一；术后慢性疼痛常给患者的生活和工作带来不便，严重者甚至导致患者失能；在当今的无张力疝修补时代，复发虽然不是主要的问题，但仍然不能完全避免。因此可以说这四大并发症的预防和处理，在一定程度上是腹股沟疝外科的核心问题。本章重点对腹股沟疝手术的主要并发症，即出血、感染、术后慢性疼痛和复发进行深入的分析，并分享作者的临床实践经验，论述非常详细，可以使读者充分理解其中的细节问题，值得广大同道参考。

（何葵）

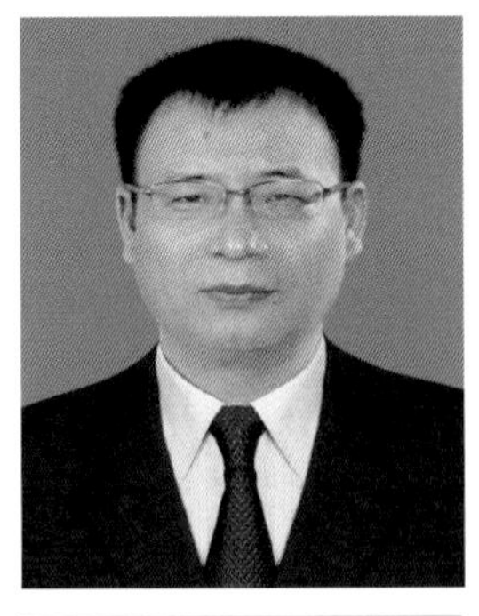

何　葵

医学博士，主任医师，硕士研究生导师。深圳市福田区第二人民医院院长。

学术任职：广东省医师协会胃肠外科医师工作委员会委员，中国微循环学会转化医学专业委员会循环肿瘤细胞学工作委员会副组长，广东省医师协会微创外科医师分会委员，广东省基层卫生协会常务理事，深圳市健康管理协会压疮慢性伤口康复专业委员会主任委员，深圳市医师协会胃肠外科分会副会长，深圳市医师协会疝与腹壁外科分会副会长，深圳市医师协会胃肠肿瘤专业委员会常委，深圳市医师协会肿瘤医师分会常务理事，深圳市医师协会理事，深圳市医学会理事，深圳市医学会胃肠外科分会副主任委员，深圳市医学会肝胆外科分会委员，深圳市医学会甲状腺与乳腺外科分会委员，《广东医科大学学报》特约编委，《结直肠肛门杂志》编委。

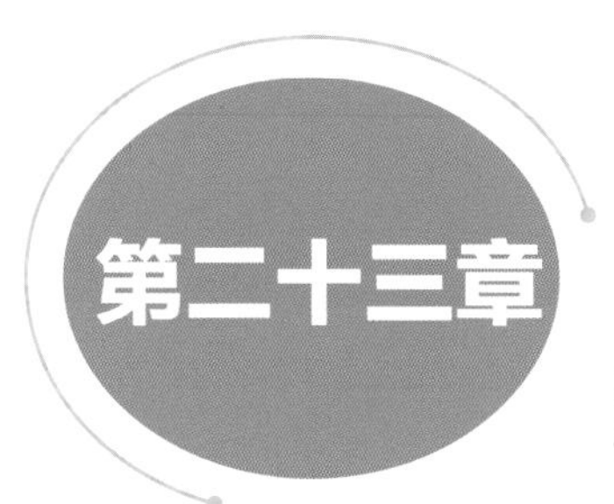

腹股沟疝术后疼痛的防治

腹股沟疝术后疼痛包括术后的创伤性疼痛和术后的慢性疼痛。术后的创伤性疼痛是由于手术创伤等因素引起的，是术后早期的疼痛。术后慢性疼痛病因复杂，在目前主要使用补片进行腹股沟疝修补、复发率低的背景下，术后慢性疼痛成为困扰患者的主要因素之一。

一、腹股沟疝术后早期疼痛的预防和治疗

预防措施包括术前和术中局部浸润麻醉、椎旁神经节阻滞、术前或术中区域阻滞等，治疗常用非甾体抗炎药或选择性环氧化酶–2（COX–2）抑制剂。

（1）术前或术中区域阻滞（绝大部分行髂腹股沟神经和髂腹下神经），加或不加局部切口浸润麻醉可减轻术后早期疼痛及对止痛药的需求。超声引导下神经阻滞（包括髂腹股沟神经和髂腹下神经）的止痛效果优于依靠解剖标志引导的神经阻滞。

（2）椎旁神经节阻滞为胸部及腹部手术患者（包括腹股沟疝修补术的患者）提供了一种有效的止痛方法，镇痛效果持久，副反应小。与全身麻醉和脊椎麻醉相比，椎旁神经节阻滞能提供更好的镇痛效果。

（3）腹横筋膜阻滞是一种相对较新的区域阻滞技术，现已由依靠解剖标志定位阻滞发展为超声引导下阻滞，可以减少阿片用量或减轻腹部手术后的疼痛。

（4）非阿片类和非甾体抗炎药（对乙酰氨基酚、非类固醇性抗炎药和选择性的COX–2抑制剂）可用于术后疼痛的治疗。扑热息痛（对乙酰氨基酚）单独用于治疗中重度疼痛的镇痛效果有限，如果患者没有用药禁忌证，那么扑热息痛与非类固醇性抗炎药联合使用，按时给药，可以在术后早期达到最佳的、足够的镇痛效果。阿片可能会导致恶心、呕吐、便秘等副反应，延迟患者术后的恢复。因此，如有可能，尽量选用非阿片类镇痛药。然而，当患者中度或重度疼痛时，增加非阿片类镇痛药或联合应用非甾体抗炎药和扑热息痛止痛效果不佳，或患者有用药禁忌证，此时可予阿片类药镇痛。

（5）通过切口内导管重复推注或持续注入局部麻醉药，在减轻术后疼痛方面比安慰剂组更有效，但这项技术的效果和风险需要随机对照试验或其他方法进一步研究。

注意：术后即刻发生的严重疼痛可能是内脏或神经损伤，推荐同日早期再手术，排除或者治疗相关损伤。

二、腹股沟疝术后慢性疼痛的预防和治疗

腹股沟疝术后慢性疼痛一般是指手术后持续3个月以上、令人烦恼、影响日常活动的中度疼痛[1]。目前没有关于腹股沟疝术后慢性疼痛的统一定义，绝大多数文献用3个月的时间段来定义慢性疼痛，但对以使用补片为基础的腹股沟疝修补术，6个月的时间可能更合适。临床上有10%～12%的患者经历了腹股沟疝修补术后的慢性疼痛，并随时间的延长而减轻。影响日常生活或工作的慢性疼痛发生率为0.5%～6%。

1. 慢性疼痛的危险因素

腹股沟疝术后慢性疼痛的危险因素包括：年轻、女性、术前明显疼痛、术后早期明显疼痛、复发疝和开放腹股沟疝修补术。

2. 慢性疼痛的预防

（1）腹股沟区神经的辨别及保护。一般认为腹股沟疝术后慢性疼痛主要为神经源性。因此，腹股沟区的神经分布及变异在慢性疼痛的预防和治疗中至关重要。在开放腹股沟疝修补术中，医生可能辨别或忽略腹股沟区的神经。手术中具有神经解剖意识并辨别神经可降低腹股沟疝修补术后慢性疼痛的发生率。

一项前瞻性、多中心的队列研究比较了开放腹股沟疝无张力修补术中辨别及保护髂腹股沟神经、髂腹下神经及生殖股神经生殖支对术后疼痛的影响。结果显示，在术后6个月的随访中，189例未行神经辨别及保护的患者中重度慢性疼痛的发生率为4.7%，而310例行神经辨别及保护的患者中重度慢性疼痛的发生率为0（P=0.02）[2]。

另一项研究比较了McVay法腹股沟疝修补术中保护和不保护神经后慢性疼痛发生率的差异。该研究采用4点数值评分法描述疼痛情况（1=不痛，2=轻微疼痛，3=明显疼痛，4=持续性或严重疼痛），随访5年后发现297例未行神经保护的患者3～4级慢性疼痛的发生率为3.7%，而614例行神经保护的患者慢性疼痛的发生率为1.6%（$P<0.001$）[3]。

以上两项研究表明，腹股沟疝修补术中辨别、保护神经能够显著降低慢性疼痛的发生率。神经辨别与保护可能是通过避免医源性神经损伤、避免缝扎神经和避免补片刺激形成瘢痕损伤神经而改善手术效果的。慢性疼痛可导致患者能力障碍、反复就医，需要咨询麻醉医生及其他专家，产生额外的影像学检查费用及大量各种途径的医疗花费。虽然只有低级别的医学证据支持，但推荐神经保护仍然是合理的，因为其能减少慢性疼痛。显然，这里的神经辨别与保护并非正式的外科切除和确认，而是在遇见神经时识别它们的走行，避免损伤它们。

（2）预防性的神经切除。预防性的腹股沟神经切除对慢性疼痛影响的研究表明：在开放腹股沟疝修补术中，预防性的髂腹股沟神经切除不能降低慢性疼痛的发生率，且增加了术后的感觉缺失。预防性分离或切除髂腹下神经也未见明显获益，而且，目前的资料可能忽略了切除神经导致可引起疼痛的神经瘤的不良后果。目前没有文献研究预防性切除生殖股神经生殖支对疼痛的影响。

（3）实用神经切除术。实用神经切除术是指切除或部分切除“处于危险中”的神经。“处于危险中”的神经是指在手术中已损伤的神经，或因干扰补片的放置而面临损伤风险的神经，或可能受补片周围组织纤维化影响的神经。如果术中发生了医源性神经损伤，或者神经干扰了补片的放置，推荐切除髂腹股沟神经和/或髂腹下神经。在Lichtenstein手术中，实用神经切除术减少了术后慢性疼痛[4]。队列研究也间接支持当发生医源性神经损伤或神经干扰了补片放置时，采取实用神经切除术[2]。当考虑获益/风险比时，髂腹股沟神经或髂腹下神经的分离并不影响慢性疼痛的发生率。文献报道，髂腹股沟神经的切除可增加感觉缺失的风险。对“处于危险中”的神经行实用神经切除术看起来是合适的，为医源性神经损伤或者神经干扰补片放置提供了一种更好的处理方法。

（4）斜疝中的疝囊切除术。在行腹股沟疝修补术时，斜疝疝囊的切除和结扎是标准的治疗方式。疝囊是腹膜的一部分，富含神经，疝囊结扎后腹膜缺血可能会导致疼痛。在腹股沟斜疝手术中，疝囊折叠而非结扎可降低术后急性疼痛的发生率，但增加了术后复发率。因此在考虑行疝囊结扎时，应权衡疼痛发生率和复发率的收益风险比。在前腹壁，腹膜、肌肉和皮肤受低位胸神经和第一对腰神经支配，而内脏和后腹膜受来自脊柱旁神经节和迷走神经的内脏神经支配。

2014年，在一项随机对照试验中，167例腹股沟斜疝患者行Lichtenstein修补术，分别用三种方法处理疝囊：剥离疝囊，但不切开，然后回纳入腹腔；横断疝囊但不结扎；横断疝囊，并在疝囊颈部贯穿结扎。三种方法的术后疼痛评分分别为3.04、3.98和4.06，疝囊结扎组疼痛评分明显升高，在80个月的随访中三组间的慢性疼痛发生率和复发率没有显著差异[5]。瑞典疝登记中心研究了48 433例开放前入路腹股沟斜疝修补术，49.5%的患者行疝囊切除和结扎术，37.6%的患者疝囊折叠塞入腹膜前间隙，12.9%的患者疝囊剥离后留置于原位。由于复发而再次手术的比率分别为1.7%、2.7%和1.7%。然而，在6 217例疝修补术的缝合修补亚组分析中发现，疝囊折叠塞入腹膜前间隙并未增加复发率[6]。斜疝疝囊折叠塞入腹膜前间隙或切除后不结扎的患者术后早期疼痛更少，且不增加远期复发率。

（5）耻骨疼痛和睾丸痛的预防。耻骨骨膜富含神经纤维，如果被缝线和头钉固定损伤，可能会发生明显且持久的疼痛。这种疼痛在性质上属于躯体痛，疼痛明显，可能会被误以为是神经性疼痛。因此不推荐将补片固定于耻骨上。开放前入路修补术中，补片重叠至内侧的耻骨结节实际上是一种覆盖（onlay）补片，意味着为放置补片而进行局部准备很重要，需要使补片在耻骨结节上有一定的覆盖范围，以防止补片重叠时导致补片皱缩。在固定补片内侧时应避免缝合过深，以免缝合到骨膜上。腹腔镜手术时，耻骨上支的耻骨梳韧带通常被用来缝合固定补片，韧带的内侧较薄，缝合或钉合时可能到达骨膜，对骨膜产生慢性刺激。然而，目前没有专门的文献研究这些问题。

在开放手术和腹腔镜手术后，睾丸疼痛约占腹股沟区慢性疼痛的1%～6%。睾丸疼痛可导致患者身体虚弱，影响性功能和生活质量。其病因包括：精索损伤，补片刺激导致的炎症和纤维化，穿过补片切口处的精索缺血绞窄。手术操作精细，将对精索的外科损伤降至最低可以减少睾丸疼痛。

（6）慢性疼痛预防新进展。有明确的证据显示术后急性疼痛是慢性疼痛的危险因素，早期及时的疼痛治疗对减少慢性疼痛的发生至关重要。术前药物预防慢性疼痛主要集中在阻断中枢致敏作用和神经性疼痛的发展上，其中对加巴喷丁研究得最多，并已证明有短期效果。普瑞巴林也有类似的效果。辣椒碱和依那西普对慢性疼痛无长期疗效。总的来说，药物疗效在术后1～6个月会逐渐消退。所谓的多模式预防性镇痛是基于假定阻断中枢致敏作用的唯一方法是彻底地阻断手术伤口任何疼痛刺激的传入，直到伤口愈合。术前针对慢性疼痛的心理学干预在多个手术学科开展了研究，但总体看研究得很少，现有的少量数据表明心理干预对术后疼痛只有较小的短期疗效，对慢性疼痛的预防并无效果。

3. 慢性疼痛的治疗

慢性疼痛是腹股沟疝修补术后的主要并发症，可导致残疾、生活满意度下降，降低患者的生产能力和生活质量。尽管有一系列的综合治疗疼痛的方法，但疼痛的管理依然面临挑战。

（1）多学科合作。腹股沟疝修补术后的慢性疼痛推荐多学科团队治疗。从损伤最小的治疗方法开始，如使用镇痛药、神经阻滞，分阶段、多学科镇痛。其他方法治疗6个月后仍效果不佳的，可考虑神经切除术。利多卡因和辣椒碱贴剂未显示出对慢性疼痛的治疗效果。没有足够的证据显示神经阻滞对腹股沟疝修补术后的慢性疼痛具有诊断和治疗价值，但在临床实践中发现，神经阻滞能有效地应用于腹股沟疝术后慢性疼痛的诊断和治疗。脉冲射频消融可能是治疗腹股沟疝修补术后慢性疼痛的有效方法。所有现有文献研究都显示神经调节能够减轻持续性的疼痛，提高患者的生活质量，可减少或停止镇痛药的应用。但这些研究都有明显的局限性，比如回顾性的设计、病例报道或队列设计，缺少对照组，随访时间短，没有报道并发症或副作用。目前，只有较弱的证据初步支持神经调节治疗慢性疼痛。早期研究结果显示，背根神经节的神经调理可能是治疗腹股沟疝修补术后慢性疼痛的有效方法。

（2）手术取出补片。如果疼痛是补片导致的，可以考虑取出补片。诸如补片对精索等邻近结构的挤压及补片周围的炎症反应可能是这类疼痛的机制。通常补片皱缩和纤维变性可导致特定姿势的疼痛，如坐位时痛。然而有些患者的疼痛既有感觉性疼痛，也有神经性疼痛。因此，单纯取出补片而不切除神经所取得的效果很难解释。

（3）神经切除术。对于开放疝修补术后的慢性神经疼痛，开放神经切除术和内镜下腹膜后神经切除术均可提供可靠的效果。选择性的神经切除术是否需要同时行补片取出术，取决于第一次修补的方法和临床表现。

（张建军）

参考文献

[1] The Hernia Surge Group. International guidelines for groin hernia management[J]. Hernia，2018，22：71–85.

[2] ALFIERI S, ROTONDI F, DI GIORGIO A, et al. Influence of preservation versus division of ilioinguinal, iliohypogastric, and genital nerves during open mesh herniorrhaphy: prospective multicentric study of chronic pain[J]. Ann Surg, 2006, 43(4): 553–558.
[3] IZARD G. Traitement des hernies de l'aine par la technique de McVay[J]. Ann Chir, 1996, 50(9): 755–766.
[4] SMEDS S, LÖFSTRÖM L, ERIKSSON O. Influence of nerve identification and the resection of nerves "at risk" on postoperative pain in open inguinal hernia repair[J]. Hernia, 2010, 14(3): 265–270.
[5] OTHMAN I, HADY H A. Hernia sac of indirect inguinal hernia: invagination, excision, or ligation?[J]. Hernia, 2014, 18(2): 199–204.
[6] STYLIANIDIS G, HAAPAMÄKI M M, SUND M, et al. Management of the hernial sac in inguinal hernia repair[J]. Br J Surg, 2010, 97(3): 415–419.

专家述评

前一章中对术后的慢性疼痛有深入的讨论，本章作者对腹股沟手术后疼痛的病因、预防及治疗措施做了较为全面的总结，并从另外一个角度进行讨论，包括围手术期的疼痛管理与术后慢性疼痛的预防及治疗两个方面。本章将重点放在术后慢性疼痛的预防和处理上，对预防的具体方法做了详细的论述，对于治疗问题提倡多学科合作。本章的论点符合疼痛学及疝和腹壁外科的现代理念，与前面章节结合，可以从多个角度理解腹股沟疝术后的慢性疼痛问题。

（隋梁）

第二十四章 TAPP术后射精痛1例

慢性疼痛可能是腹股沟疝TAPP术后并不常见的并发症之一，是指超过正常组织愈合时间（一般为3个月）的疼痛[1]。其病因可能是：①术中神经创伤，如神经被部分或完全切断、牵拉、挫伤、压榨、电损伤或缝合压迫；②感觉神经的继发性损伤，如瘢痕压迫或附近炎性突起物（如缝线肉芽肿）压迫所致的损伤。

射精痛是内脏痛的表现形式之一，可能是由于躯体骶神经或交感神经受损，输精管平滑肌功能紊乱所致[2]。组织瘢痕化，输精管狭窄或精索扭转可能是导致射精痛的另一原因[3]。无论是术后慢性疼痛还是射精痛，都是疝外科医生面临的难题。笔者以1例TAPP术后慢性疼痛伴射精痛的治疗为例，对这个问题做初步的探讨。

一、病例介绍

患者，男，30岁，已婚。因“左侧腹股沟疝术后2年，腹股沟区疼痛及射精痛1年余”入院。患者2年前于外院行腹腔镜下左侧腹股沟疝补片修补术（TAPP），术后顺利恢复出院。出院2个月后，患者开始反复出现左侧腹股沟区疼痛，伴有性生活时射精痛。曾多次于多家三甲医院诊治，多次行B超、MRI、肌电图、神经诱发电位等检查均未能明确病因。予西乐葆等非甾体抗炎药（NSAID）治疗1年半，弥可葆等营养神经药物治疗超过1年，局部封闭治疗3次，均未能明显缓解。患者曾被认为有抑郁症，予黛力新、百忧解等药物治疗亦未奏效。为求进一步诊治，前来就诊，拟“TAPP术后慢性疼痛伴射精痛”收入院。

查体：体温36.5℃，脉搏82次/分，血压126/76mmHg，呼吸20次/分，心肺查体无异常。腹部可见手术瘢痕，愈合可，周围皮肤无红肿等感染迹象，未见疝复发。左侧腹股沟区轻压痛（图24-1）。

入院诊断：TAPP术后慢性疼痛伴射精痛。

图24-1虚线圈内为腹股沟区疼痛范围，三角标记位置为射精痛部位。

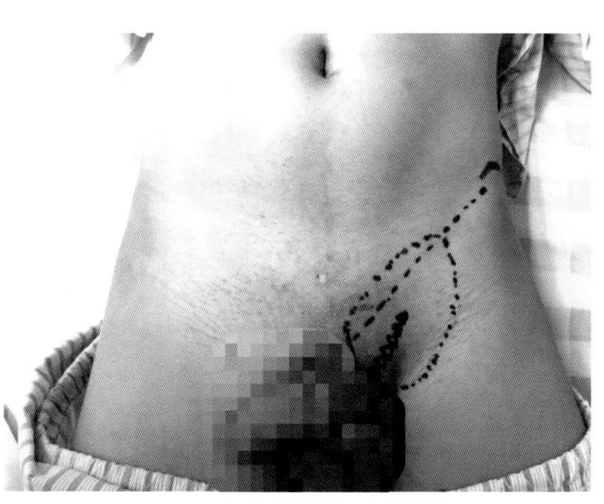

图24-1　腹股沟区术后疼痛范围

二、治疗经过

1. 术前检查

完善血常规、血生化、心肺功能等检查，未见明显异常，行盆腔MRI、浅表软组织彩超均未见明显病灶及疝复发。

2. 手术方法及手术情况

（1）腹腔镜探查，左侧腹股沟区未见疝复发，原补片总体在位，稍有皱缩，未见感染迹象（图24-2）。

（2）从外侧沿着补片周围切开腹膜，向内分离，至疼痛三角区域，见补片疑似与神经粘连（图24-3），切断神经后继续向内向上分离，在内环口处见致密粘连，疑似“胶水”形成的异物团块（图24-4）。输精管近内环位置受粘连卡压（图24-5），用超声刀将粘连松解，小心分离、暴露输精管（图24-6）。将补片完全游离后取出送检（图24-7），病理示：补片皱缩折叠，纤丝周围广泛空泡样改变，符合化学胶溶解后改变。

（3）检查创面无明显出血后，不关闭腹膜，结束手术。

3. 术后治疗及随访

术后予对症支持处理，术后第一天下床活动，第五天疼痛症状明显缓解，出院。随访至今已近1年，无慢性疼痛。已有夫妻生活，射精痛未再发作。

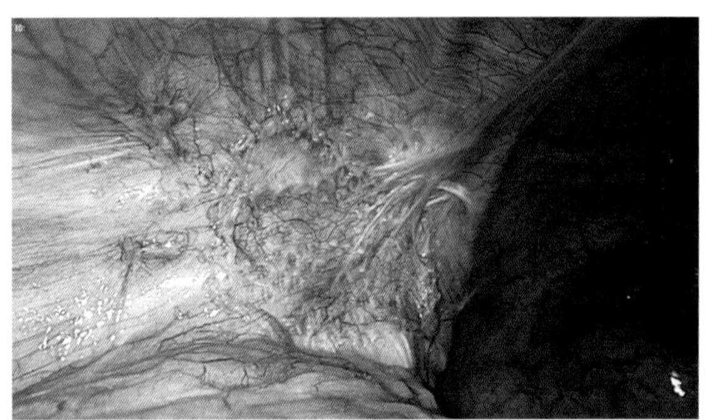

图24-2 腹腔镜探查示补片总体在位，稍有皱缩，未见疝复发

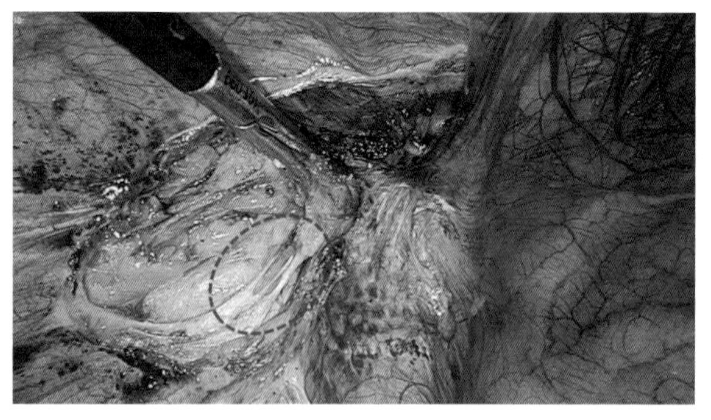

图24-3 疼痛三角区域，补片疑似与神经有粘连

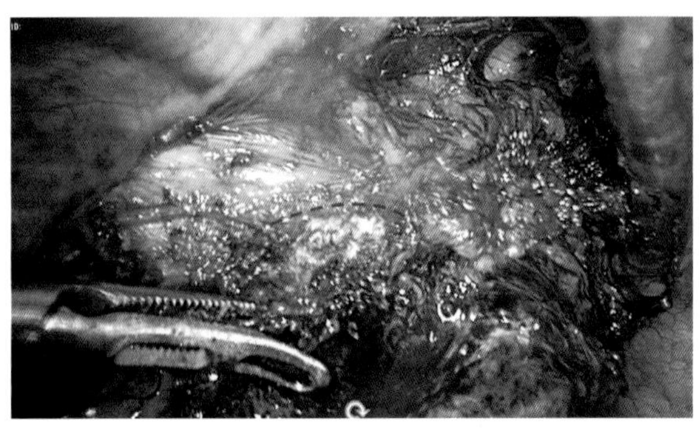

图24-4 补片在内环口处致密粘连，疑似“胶水”形成的异物团块

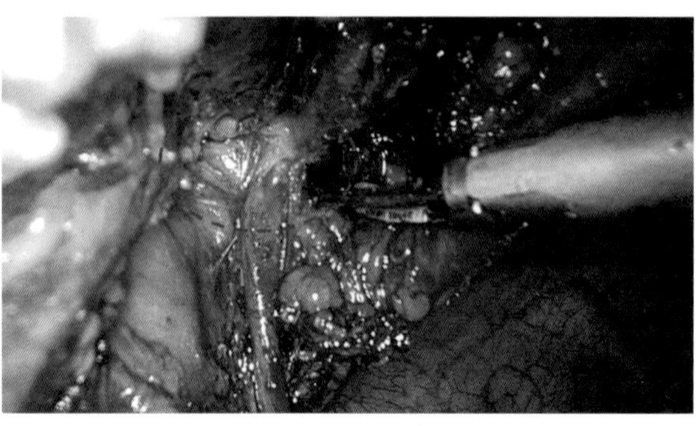

图24-5 输精管近内环位置受粘连卡压

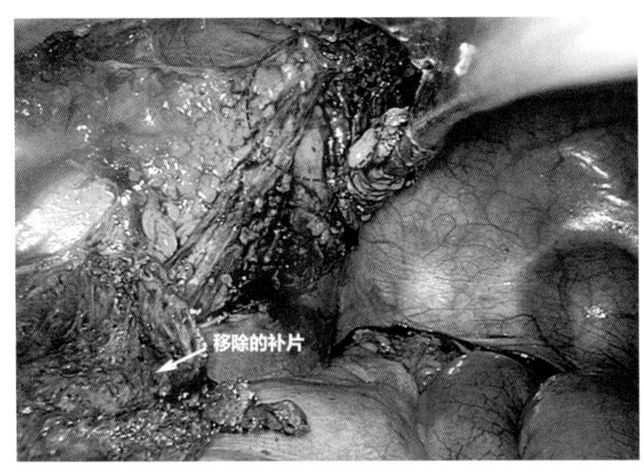

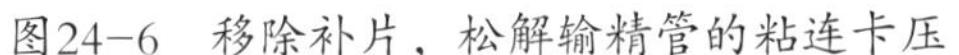
图24-6　移除补片，松解输精管的粘连卡压

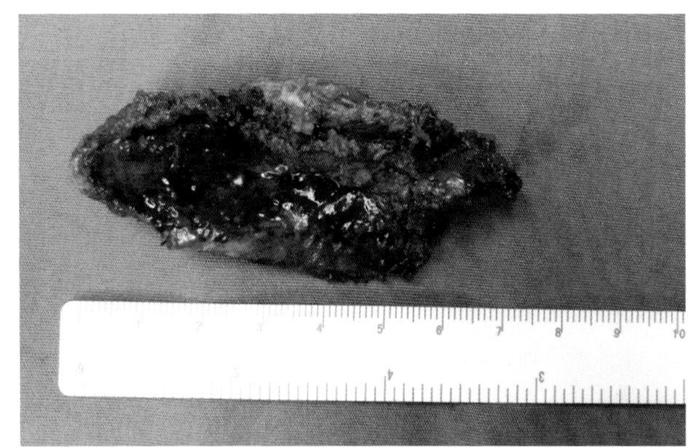
图24-7　取出的补片标本

三、讨论

（1）腹股沟疝术后射精痛常见吗？开放手术多见还是腹腔镜手术多见？

腹股沟疝术后射精痛在国内文献中鲜有报道，而据国外文献，腹股沟疝术后疼痛相关性功能障碍的发生率为10%左右[4]，其中射精痛的发生率为0.5%～4%。在开放手术中射精痛的发生率约为4%，在腹腔镜手术中为0.5%～3.1%。射精痛与使用补片的类型（如轻量型还是重量型）、单侧使用还是双侧使用、术后血清肿的发生等无明显关系。大部分射精痛与性心理障碍无关，主要与输精管及相关神经受损有关。长期的随访发现，随着时间的延长，射精痛的发生率或严重程度有所下降[4]。

（2）引起射精痛的原因是什么？为什么节育手术射精痛少见，而本例患者有射精痛？

引起射精痛的原因比较复杂。如前所述，可能是由于躯体骶神经或交感神经受损、输精管平滑肌功能紊乱所致。另外，组织瘢痕化，输精管狭窄或精索扭转也可能是导致射精痛的原因。本病例中，术中可见补片在内环口处粘连紧密，考虑前次手术使用了"胶水"，术后病理亦进一步证实。内环口处输精管明显被粘连卡压，这可能是导致患者术后射精痛的主要原因。众所周知，输精管是肌性结构，具有收缩功能，在男性节育手术中输精管的结扎位置位于起始部（近附睾），对输精管收缩影响小，而腹股沟疝术后输精管受损或梗阻部位多位于中、远部，对输精管收缩蠕动影响大。这就是为什么节育手术射精痛少见，而本例患者却出现射精痛的原因。

（3）"胶水"固定有必要吗？固定方法和固定部位是怎样的？

对于腹腔镜下腹股沟疝修补术中补片是否需要固定这一问题，仍然存在着争论[5]。理论上讲，补片不固定可能会发生补片移位并且引起术后疝复发，但也有大量的文献显示，腹腔镜疝修补术中不固定补片是安全、有效的，并且术后疼痛少，与传统开放疝修补术相比也并不增加复发率[6]。然而不固定补片并非适用于所有患者。Koch等[5]认为，缺损<3cm的腹股沟疝不固定补片并不增加疝的复发率。Lau和Patil[7]建议疝缺损较大的患者仍应该固定补片。Schwab等[8]更是强调当疝环直径>4cm时，补片置入后需要固定。

目前在临床上常用的固定补片的方法，医用化学胶是其中之一。医用化学胶的主要成分是

α-氰基丙烯酸正丁酯。Kukleta[9]的研究显示：在接受TAPP手术的腹股沟疝患者中使用化学胶固定补片，具有复发率低、术后疼痛发生率低、感染率为零、住院时间短等优势。但也有实验研究指出，氰基丙烯酸酯类化学合成胶具有一定的细胞毒性和致癌性[10-11]，并可引发严重的炎症反应。所以，临床上在使用化学胶固定时应该慎重，如果使用化学胶，宜少量均匀喷洒，尽量避开疼痛三角和危险三角部位，以减少化学胶接触神经和血管的机会。使用化学胶固定时不宜过多喷洒，否则胶水“顺流而下”或积聚会导致意想不到的副损伤、粘连或梗阻。

（4）取补片应该怎么操作?

非感染并发症导致的补片取出术，会比感染导致的补片取出术难度大得多。这是由于感染时有脓液的存在，补片与腹壁之间的间隙是较疏松的，因此补片一般可以顺利地完整取出。而在本病例中，补片与腹壁已完全融合，间隙粘连致密，难以分离，同时由于正常解剖结构已经被破坏，手术难度大大增加。因此对于此类患者，需在大的疝治疗机构，由经验丰富的疝专家诊治。相对于前入路手术，在腹腔镜下，腹股沟区骨性标志、血管解剖清楚，并可查看补片与腹腔脏器尤其是膀胱、肠管的关系，避免副损伤。取补片的原则是“从简单的地方入手，从安全的地方入手”，一般从补片的边缘开始，仔细分离，不必追求从一个方向走到底，从容易进入的层面开始，如果遇到致密的难以分离的地方，则换个方向，最终各个方向汇合，即“农村包围城市”战略。

四、总结

TAPP术后慢性疼痛及射精痛在临床上并不常见，它的发生与手术的细节是密切相关的。为防止这种严重的并发症，应该做好手术中的各个细节。规范且精细化的手术操作是预防术后并发症的关键，要熟悉解剖成分，了解腹股沟区神经的走行，术中避免损伤神经，避免补片对神经的卡压，严格掌握补片固定的指征，减少固定并避开固定的“禁区”。

（侯泽辉　江志鹏）

参考文献

[1] ANDRESEN K，ROSENBERG J. Management of chronic pain after hernia repair[J]. J Pain Res，2018，11：675-681.

[2] BUTLER J D，HERSHMAN M J，LEACH A. Painful ejaculation after inguinal hernia repair[J]. J R Soc Med，1998，91（8）：432-433.

[3] AASVANG E K，MφHL B，BAY-NIELSEN M，et al. Pain related sexual dysfunction after inguinal herniorrhaphy[J]. Pain，2006，122（3）：258-263.

[4] SHRESTHA B M. Consent including sexual dysfunction and pain with sexual activity after inguinal hernia repair[J]? J Am Coll Surg，2020，230（6）：1123-1124.

[5] KOCH C A，GREENLEE S M，LARSON D R，et al. Randomized prospective study of totally

extraperitoneal inguinal hernia repair: fixation versus no fixation of mesh[J]. JSLS, 2006, 10(4): 457-460.

[6] MORENO-EGEA A, TORRALBA-MARTINEZ J A, MORALES-CUENCA G, et al. Randomized clinical trial of fixation vs nonfixation of mesh in total extraperitoneal inguinal hernioplasty[J]. Arch Surg, 2004, 139(12): 1376-1379.

[7] LAU H, PATIL N G. Selective non-stapling of mesh during unilateral endoscopic total extraperitoneal inguinal hernioplasty: a case-control study[J]. Arch Surg, 2003, 138(12): 1352-1355.

[8] SCHWAB R, SCHUMACHER O, JUNGE K, et al. Biomechanical analyses of mesh fixation in TAPP and TEP hernia repair[J]. Surg Endosc, 2008, 22(3): 731-738.

[9] KUKLETA J F, FREYTAG C, WEBER M. Efficiency and safety of mesh fixation in laparoscopic inguinal hernia repair using n-butyl cyanoacrylate: long-term biocompatibility in over 1,300 mesh fixations[J]. Hernia, 2012, 16(2): 153-162.

[10] LEGGAT P A, KEDJARUNE U, SMITH D R. Toxicity of cyanoacrylate adhesives and their occupational impacts for dental staff[J]. Ind Health, 2004, 42(2): 207-211.

[11] SAMSON D, MARSHALL D. Carcinogenic potential of isobutyl-2-cyanoacrylate[J]. J Neurosurg, 1986, 65(4): 571-572.

专家述评

补片需不需要固定的问题一直是疝外科热议的话题，应遵循循证医学的证据。一般认为：对于缺损<3cm的疝，无论是斜疝还是直疝，补片都不需要固定；对于缺损在3~5cm的斜疝，不建议使用轻量型补片，若使用重量型补片可不固定；对于缺损在3~5cm的直疝，必须处理“假”疝囊，并使用重量型补片，可不固定；对于缺损>5cm的疝，无论是斜疝还是直疝，建议使用重量型补片，并做补片固定；双侧疝建议做补片固定，尤其是双侧直疝。

补片固定的方法包括螺旋钉固定、医用胶固定、缝合固定等。螺旋钉固定的成本较高；医用胶固定最好选用医用生物蛋白胶，但目前使用较多的是医用化学合成胶，医用胶固定应遵循点状、少量、均匀的原则；缝合固定则较耗费时间，缝合过深容易造成慢性疼痛。但无论选择哪种固定方式，疼痛三角和危险三角包括内环口的位置都应该视为禁区。

对于射精痛的治疗，如果保守治疗无效，应考虑手术探查，很多时候射精痛与输精管及相关神经受损有关。同意本例患者的处理。

（陈双）

第二十五章 双侧巨大难复性腹股沟疝1例

高龄是腹股沟疝的病因之一，并且高龄患者往往是疝囊体积大的腹股沟疝，手术困难。这类患者由于身体机能老化的原因，也特别容易合并心肺的疾病或并发症，患者手术耐受性差，这是临床处理上的难题之一。笔者以1例高龄巨大腹股沟疝的治疗为例，对这个问题进行初步的探讨。

一、病例介绍

患者，男，80岁，因“双侧腹股沟区可复性包块20年余”入院。患者于20年前发现双侧腹股沟椭圆形包块突出，约核桃大小，站立时突出，不进入阴囊，无明显坠胀感、胀痛感，平卧后可回纳，当时未就医治疗。后包块逐渐增大，现有约排球大小，进入阴囊，站立位疝囊下垂至大腿的中部，平卧后不能消失，遂来就诊，门诊拟“双侧腹股沟难复性巨大疝”收入院。患者起病以来精神、睡眠、食欲可，自觉小便时费力，但尿流通畅，疝囊皮肤常被尿液污染，便秘，近期体重无明显变化。既往体健，无高血压、糖尿病、冠心病等病史，无烟酒等不良嗜好。查体：体温36.4℃，脉搏95次/分，血压147/92mmHg，呼吸20次/分，心、肺、腹未见异常，站立位见双侧腹股沟疝，阴茎被疝囊掩盖，只见阴茎的包皮，右侧腹股沟疝约为18cm × 12cm的椭圆形包块，质软，压痛，坠入阴囊，平卧后包块不能手法回纳，左侧腹股沟疝约为12cm × 7cm的椭圆形包块，质软，压痛，坠入阴囊，平卧后包块不能手法回纳，阴囊内双侧睾丸可触及。腹股沟疝外观见图25-1。术前诊断：双侧巨大难复性腹股沟疝。

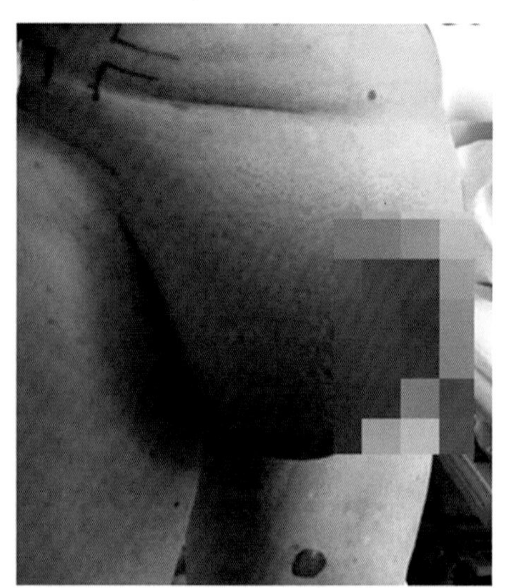

图25-1　双侧巨大难复性腹股沟疝外观

二、治疗经过

1. 术前检查及准备

术前检查心肺肝肾功能无异常，由于患者阴茎为疝囊掩盖，因此小便时尿液会污染阴囊皮肤，人工气腹将加重此状况，并且疝囊无法完全回纳，也无法使用疝气带。术前评估：患者心肺功能正常，长期的巨大疝囊对腹腔容积产生影响，内容物回纳后有腹腔间室综合征或腹腔高压的风险，但手术位于下腹部，风险相对偏低，此外患者高龄，需要权衡风险问题。经过与患者及家属充分沟通，决定手术，并嘱患者进行呼吸锻炼。

2. 手术方法及手术情况

患者于2017年4月24日在静脉-吸入复合全身麻醉下行腹腔镜下双侧巨大难复性腹股沟斜疝（TAPP）成形术。患者取头低脚高平卧位，常规消毒铺巾，取脐上1.5cm弧形切口，插入10mm套管穿刺并建立气腹，腹腔镜指示下分别于双侧平脐腹直肌外缘放置0.5cm套管。手术过程顺利，术中出血20mL，术后患者顺利复苏并安返病房。具体手术过程如下。

（1）探查。盆腔内可见少量血性液体，约20mL，右侧腹股沟斜疝区见腹壁缺损，内环扩大，直径约7cm，腹壁下血管明显受压，偏向内侧，小肠嵌入其中。左侧腹股沟斜疝区见腹壁缺损，内环扩大，直径约7cm，腹壁下血管明显受压，偏向内侧，疝囊周围组织增厚粘连，乙状结肠经内环口嵌入疝囊，并与疝囊壁粘连。诊断为双侧巨大难复性腹股沟斜疝，决定行TAPE术。图25-2所示为内环口。

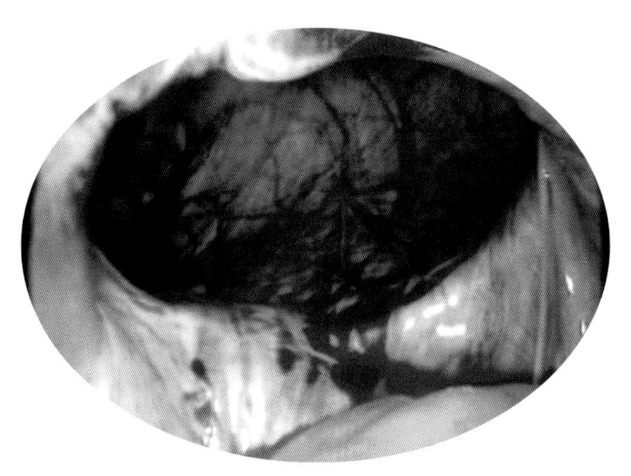

图25-2　腹腔镜下疝内环口

（2）内环口的处理。回纳疝内容物后，于右侧疝内环口体表投影处插入疝针，在腔镜钳的辅助下环内环口半周，腹腔内置入10号丝线，一端拉出体表，经同一个针孔再次插入疝针，同法贯穿疝环口另外半周，将腹腔内10号丝线另一端拉出体表，体外收紧丝线打结，腹腔镜下可见内环口缩小闭合，形成疝囊高位结扎。

（3）间隙游离与网片放置。于内环口内侧剪开腹膜，注意保护腹壁下动脉，游离右侧Bogros间隙及Retzius间隙，经检查术野无活动性出血，置入腹腔用15cm×15cm疝修补网片，铺平、覆盖整个肌耻骨孔及其外2cm，注意避开血管及神经区域，腹腔镜下用钉枪固定网片于耻骨结节及耻骨梳韧带上，然后用康派特医用胶将游离的膀胱边缘与补片黏合。超声刀游离乙状结肠，将乙状结肠游离至内环口外。同法完成左侧难复性腹股沟斜疝成形术。

3. 术后治疗

术后处理措施及注意事项：术后注意观察腹部及切口情况，观察阴囊有无水肿、血肿，术后戴疝气带预防复发，适当补液。患者高龄，手术创面大，故予预防性使用抗生素。术后第三天患者出现以下问题：腹胀气明显，大便量少、排出困难，无腹痛，胸闷，憋喘，血氧饱和度下降，呼吸急促，不发热，双肺听诊无异常；腹股沟区无红肿及压痛。血气分析示：pH 7.35，PCO_2

44.6mmHg，PO_2 67.9mmHg，SaO_2 91.6%。请呼吸内科、心内科急会诊，更换抗生素，予抗感染、解痉、化痰、维持电解质平衡、心电监测、监测出入量，必要时无创通气治疗。具体治疗措施为：美洛培南1g，静脉滴注，每8小时1次；氨溴索30mg，静脉滴注；泼尼松10mg，静脉注射；氨茶碱250mg，静脉滴注；胺碘酮150mg，静脉滴注；胺碘酮300mg，微量泵入，10mL/h，6小时后改为5mL/h。术后患者血常规示白细胞升高，在术后治疗过程中，患者白细胞逐渐升高，最高达80×10^9/L，白蛋白偏低，一般在29.8g/L。术后患者的突出问题是：呼吸急促，白细胞持续明显升高，无发热，畏寒，胸片检查无明显肺炎症状。继续使用抗生素，营养支持，输注人血白蛋白纠正低蛋白血症，补充电解质。术后患者每天尿量正常。术后11天复查血常规基本正常，呼吸恢复正常并顺利出院。术后定期随访，无异常表现，无复发。

二、问题与讨论

患者站立位时疝囊下端到达大腿内侧中部的疝为巨大腹股沟疝[1]。高龄患者巨大腹股沟疝的治疗是外科治疗的疑难问题，涉及老年人特殊的生理改变、巨大腹股沟疝手术的技术困难，以及手术后疝内容物回纳腹腔后造成腹腔高压带来的呼吸、循环问题，参考切口疝的围手术期治疗策略，有时并不完全可行。总体上本案例是一个成功的临床案例，但是并不完美，相关的问题和经验值得总结。

1. 人工气腹技术及疝气带在巨大难复性腹股沟疝治疗中的矛盾问题及风险评估

在腹外疝的治疗中，对于大型或巨大的腹外疝需要针对手术后腹腔容积减少而导致腹腔高压或腹腔间室综合征的问题进行充分的准备，主要的措施是人工气腹技术和回纳疝内容物后予疝气带压迫，使腹腔的容积扩大，同时使腹腔适应手术后压力适度升高的结果，对于老年患者来说人工气腹技术也是安全的[2]。也有个案报道采用腹壁注射肉毒菌素松弛腹壁肌肉的方法来预防腹腔高压[3]，如果病例适合人工气腹技术，也可以采用人工气腹技术与肉毒菌素联合使用的办法[4]。CT检查是理想的评估工具，疝囊的容积与腹腔容积之比大于25%是预测腹壁功能不全的标准[5]，此时需要使用人工气腹等技术。

本病例的不足之处是只根据体格检查对腹壁功能进行大体的评估，没有采用影像学技术进行评估。巨大的腹股沟疝疝囊巨大，阴茎根部的皮肤与疝囊的皮肤一起扩张，已经成为疝囊的一部分，导致阴茎被包裹、掩盖，患者小便困难或小便时尿液会污染周围皮肤。人工气腹后，疝囊更加鼓起，上述情况更加严重，因此使用人工气腹技术存在现实的困难。此外，由于患者是难复性腹股沟疝，疝内容物回纳困难，采用疝气带压迫的方法，也可能导致内脏被压迫带来并发症。在这种情况下，手术前制订的针对术后腹内高压的各种措施并不可行，如估计术后腹内高压不严重，可以采取术前呼吸锻炼的方式增强呼吸系统的功能。2014年世界腹腔间隙学会（WSACS）公布的诊疗指南将腹内高压的危险因素分为以下四类：腹壁顺应性下降，胃肠腔内容物增加，腹腔内容物增加，毛细血管渗漏综合征或大量液体复苏。出现以上因素中的两个将可能发展为腹内高压[6]。本病例患者只具有腹腔内容物增加这一个危险因素，并且手术位于下腹部，因此术前估计腹内高压风险不是很高。

2. 老年或高龄患者的心肺代偿能力问题

衰老对肺功能的影响包括[7]：最大呼气流速下降，呼吸肌强度和耐力降低，胸部顺应性减小，呼吸动力减少，等等。腹内高压对呼吸功能障碍的影响主要是腹腔压力对胸腔的机械性压迫，表现在高通气阻力、低氧血症和高碳酸血症[8]。老年人的循环系统也存在不同程度的退化，或者处于病理状态下，与呼吸系统有时互为因果，并相互加重病情。通常而言，上腹部手术对呼吸的影响较下腹部大，腹壁切口疝对呼吸的影响还表现在术后植入的疝修补网片对腹壁的顺应性影响大，限制了腹腔的舒张和收缩，从而对呼吸产生影响。腹股沟疝属于下腹部手术，网片的植入部位为髂腹股沟区，对腹壁的顺应性影响小，疝内容物的回纳影响比腹壁的切口疝相对较小，在考虑引起腹内高压并发症的影响时可以适当宽松，但无可参考的量化关系。本病例中，老年因素和腹内高压因素相互促进，虽然患者无心肺的基础疾病，但仍需要高度注意术后腹腔间室综合征的问题。由于无法做术前的人工气腹等准备，所以手术前需要与患者及家属进行充分的交流。

3. 麻醉问题：全身麻醉还是椎管内麻醉

普通的腹股沟疝手术病例，如果是开放性手术，可以采用全身麻醉，也可以采用椎管内麻醉和局部麻醉；如果是腹腔镜下的手术，一般采用全身麻醉。本病例双侧腹股沟疝体积大，不适合局部麻醉，并且手术后疝内容物回纳可能导致腹腔压力升高，甚至出现腹腔间室综合征，对呼吸有一定的影响，因此无论采用何种手术方式，均以全身麻醉为首选，以利于呼吸的监护和干预。

4. 针对腹腔间室综合征的双侧腹股沟疝：分期手术还是一期手术，开放性手术还是腹腔镜手术

对于本病例这种双侧巨大腹股沟疝的情况，通常的做法是双侧分期手术，即先进行一侧的手术，2周或更长的时间后再进行另外一侧的手术，这是最符合一般原则的手术方式[9]。分期手术通常是针对开放性手术而言的，对于TAPP手术，如果分期，需要短期内再次进入腹腔，这将会增加出现腹腔脏器副损伤的风险。因此一般在TAPP手术中，要一期完成双侧腹股沟疝的修补，但术后腹内高压或腹腔间室综合征的风险更高。腹腔镜手术治疗巨大腹股沟疝在临床实践中也是可行的术式，但风险更高。手术方式的选择还需要与患者进行充分的沟通，切实履行知情同意制度，由患者在知情的前提下做出选择。

5. 内环口缝合及固定补片的意义

本例的双侧腹股沟疝疝囊大，内环口直径达7cm，临床实践表明此种疝如不缝合内环口，复发率较高。这种情况下首选对内环口进行缝合，缝合材料采用不吸收缝线，以降低复发风险。腹股沟直疝与内环口大的腹股沟斜疝一样，在术后的复苏过程中或术后短期内补片容易整体疝出，导致术后局部的隆起或疝复发，虽然在是否固定补片上不同的学者有不同的观点，但笔者认为以固定为首选，以减少术后的复发。

6. 手术后的观察重点

手术后的观察重点包括手术相关的并发症及手术带来的病理生理改变，手术后观察有利于早期发现危险信号，早期处理。本病例疝囊大，采用腹腔镜手术，难以剥离疝囊，因此术后疝囊积液是常见的问题，可引起阴囊肿胀，此外术后渗血也可能发生。对于本病例最重要的观察问题是疝内容物回纳后引起的腹内高压对呼吸的影响，以及是否会导致腹腔间室综合征。发生腹腔间室综合征时患者首先表现为胸闷、呼吸急促、心率增快，严重者肾血流量减少甚至中断，导致尿量减少甚至无尿。

根据腹腔压力的大小，腹内高压可分为四级，分别为：Ⅰ级，腹腔压力在12～15mmHg；Ⅱ级，腹腔压力在16～20mmHg[10]；Ⅲ级，腹腔压力在21～25mmHg；Ⅳ级，腹腔压力大于25mmHg。一般将腹腔压力稳定升高大于20mmHg，并伴有心、肺、肝、肾、胃肠或颅脑等多器官功能障碍的情况定义为腹腔间室综合征。当腹腔内压力在Ⅱ级时即可出现少尿，本例患者手术后无少尿的情况，只出现呼吸急促和心率增快，但是没有进行腹腔压力的测定，这是处理上的不足之处。从临床表现看，患者术后的情况符合Ⅰ级腹内高压，没有出现腹腔间室综合征的情况，这时一般可以代偿，这也印证了术前经验评估的准确性。

腹内高压的治疗主要是呼吸支持和监测、纠正低蛋白血症，必要时进行机械通气。本病例难以解释的问题是白细胞的升高，胸片检查无肺部感染的表现，也无手术局部感染和泌尿系统感染的表现，遗憾的是没有进行深入的病因检查，例如痰培养、血培养、胸部CT等。从术后临床资料（包括气管插管全身麻醉，术后腹内高压对肺部的影响，抗生素、化痰等治疗有效等因素）来看，肺部感染的可能性最大，其原因可能是腹内高压。

三、经验总结

（1）本病例的术前评估采用的是经验性评估，虽然大体准确，但是缺乏精确性，表现在：①患者为巨大难复性腹股沟疝，术前未行CT检查以确定疝囊及疝内容物大小，不能术前精确确定疝环的直径及解剖关系。②术后没有对腹腔压力进行动态监测，也没有对尿量进行精确的检测，这样不利于早期发现腹腔间室综合征。③对发热的具体病因没有进行深入的检查。对于特殊的病例，完善检查将更有利于治疗方案的制订，也有利于术后的监护和治疗。

（2）人工气腹等手段是巨大腹外疝的围手术期治疗措施，但是双侧巨大难复性腹股沟疝由于其特殊的病理解剖原因，难以行人工气腹，替代的措施可以是肺功能准确的检测和呼吸锻炼，以增强肺的代偿能力，腹壁注射肉毒菌素松弛腹壁肌肉等新的手段也可以尝试。

（3）对于老年患者的双侧巨大腹股沟疝，传统的治疗措施是分期手术，即先完成一侧的手术，2周以后再进行另外一侧的手术，一般采用开放性手术。如果采用腹腔镜手术，多数是在一期手术下完成，且需要手术者具有深厚的手术技巧功底，并对手术风险有充分的评估和预案。但无论采用哪种手术方式，都需要与患者进行充分的沟通，落实知情同意制度。

（4）巨大腹股沟疝的内环口直径较大，单纯的腹膜前置入疝修补片不能抵抗腹腔内的压力，补片容易失去支撑作用而导致疝复发，先用不吸收缝线缩小内环口，然后再置入补片可有效地避免上述不足。

（赵永灵　李亮）

参考文献

[1] SAYAD P，TAN D Z. A case report of a gastric perforation in a giant inguinoscrotal hernia：A two-step approach[J]. Int J Surg Case Rep，2019，55：174-178.

[2] 汤福鑫，李英儒，杨伟胜，等. 术前渐进性气腹在老年腹壁巨大切口疝修补术中的应用价值[J]. 中华疝和腹壁外科杂志（电子版），2019，13（2）：105-110.

[3] MENENAKOS C，ALBRECHT H C，GRETSCHEL S. Bilateral giant inguinoscrotal hernia：presentation of a novel combined two-stage repair approach[J]. J Surg Case Rep，2020，2020（3）：12.

[4] TANG F X，ZONG Z，XU J B，et al. Combination of preoperative progressive pneumoperitoneum and botulinum toxin A enables the laparoscopic transabdominal preperitoneal approach for repairing giant inguinoscrotal hernias[J]. J Laparoendosc Adv Surg Tech A，2020，30（3）：260-266.

[5] 唐健雄，黄磊. 疝外科学[M]. 上海：上海科学技术出版社，2020：288-293.

[6] 乐健伟，朱建华. 重症患者腹内高压的危险因素及预后分析[J]. 中国急救医学，2016，36（12）：1099-1102.

[7] 李小鹰，王建业，王林，等. 哈兹德老年医学[M]. 北京：人民军医出版社，2015：1091-1095.

[8] 刘大为，邱海波，徐媛，等. 实用重症医学[M]. 2版. 北京：人民卫生出版社，2017：701-702.

[9] FUJINAKA R，URADE T，FUKUOKA E，et al. Laparoscopic transabdominal preperitoneal approach for giant inguinal hernias[J]. Asian J Surg，2019，42（1）：414-419.

[10] MAFFONGELLI A，FAZZOTTA S，PALUMBO V D，et al. Abdominal compartment syndrome：diagnostic evaluation and possible treatment[J]. Clini Ter，2020，171（2）：e156-e160.

专家述评

本病例是疝和腹壁外科的一个疑难病例，存在不少特殊的病情评估和治疗问题，采用腹腔镜下手术，过程很顺利，但手术后出现腹内高压的并发症，也可能存在肺部感染，总体上治疗是成功的。在实际的临床实践中，疾病的治疗涉及很多因素，包括医疗技术和设备的情况、医保的支付限制、患者的选择等多维度的因素。医疗并非单纯的技术问题，也存在医疗伦理的问题，医疗伦理最重要的原则是知情同意原则，本病例属于特殊病例，在治疗过程中也很好地体现了这些原则。在医学发展上，疝和腹壁外科已经成为独立的亚专科，因此也需要更专业的诊疗技术的精准评估，本病例的诊疗过程也体现了这个学科发展的趋势和需求。

（隋梁）

第二十六章 双镜联合治疗腹股沟疝术后补片侵蚀膀胱1例

随着合成补片在无张力疝修补术中的使用，腹股沟疝的复发率明显降低了。但随之而来的是与补片相关的长期并发症，如补片感染、补片侵蚀周围器官等。其中补片侵蚀周围器官是较为严重的并发症。虽然有零星的补片侵蚀结肠或小肠的报道，但更多的是补片侵蚀膀胱的报道。查阅近30年的文献，共有22篇报道了补片侵蚀膀胱，但都是个案报道，总共有23例个案。因此，对于补片侵蚀膀胱，需要探讨的东西还很多。

一、病例介绍

患者，男，因“右侧腹股沟疝术后8个月，反复血尿、尿路感染半年”入院。患者8个月前于外院行右侧腹股沟疝无张力修补术（开放网塞技术）。出院后的第二个月，患者出现反复的肉眼血尿及尿频、尿急、尿痛。1个月前于外院就诊，考虑尿路结石的可能，行膀胱镜下取石术，术中见异物附着、固定于膀胱壁，无法直接取出。

查体：体温36.7℃，脉搏72次/分，血压127/93mmHg，呼吸20次/分，心肺功能无异常。右下腹可见手术瘢痕，愈合可，无窦道口，周围皮肤无红肿等感染迹象，内侧近膀胱处轻微压痛。未见明显的疝复发（图26-1）。

入院诊断：右侧腹股沟疝术后，补片侵犯膀胱？补片感染？

图26-1　术前照片

二、治疗经过

1. 术前检查

完善血常规、血生化、心肺功能等检查，未见明显异常，行盆腔MRI发现膀胱右上角有充盈缺损。行膀胱造影未见明显占位。

2. 手术方法及手术情况

（1）膀胱镜探查。在开始腹部手术之前，先用膀胱镜探查，发现膀胱右上角有异物侵入，膀胱镜下可见网状编织丝，未累及双侧输尿管口。异物相对固定，膀胱镜下难以去除（图26–2）。

（2）腹腔镜探查。双侧腹股沟区肌耻骨孔未见明显缺损，内环口闭合完整。打开右侧脐旁正中皱襞，探查右侧Retzius间隙，发现网塞已经完全没入膀胱右上角，直疝三角区和股环未见明显缺损（图26–3）。

（3）取出网塞。提起网塞一角，切开膀胱，将网塞完整取出后，缝合膀胱。检查创面无明显出血后，关闭腹膜（图26–4）。

3. 术后治疗

术后常规给予抗感染治疗，术后第五天出院。

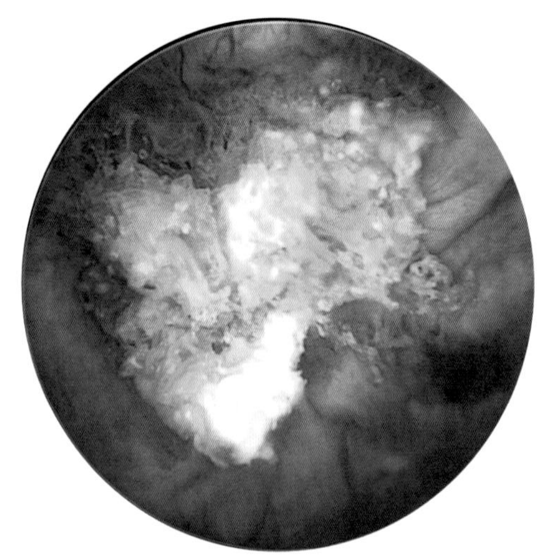

图26–2　膀胱镜下可见网状编织丝

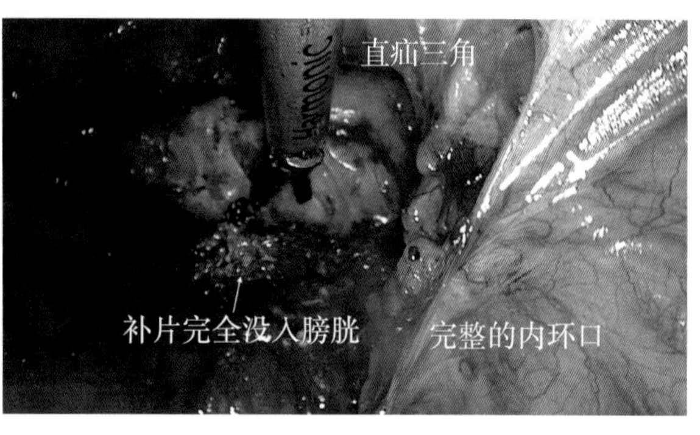

图26–3　腹腔镜探查发现网塞已经完全没入膀胱

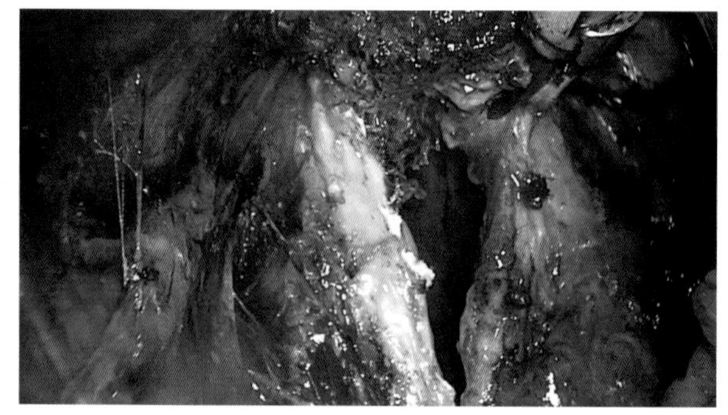

图26–4　切开膀胱，完整取出网塞

三、讨论

（1）为什么短时间内会出现网塞侵蚀膀胱，而且是完全没入膀胱？

尽管动物实验证明补片14天可以进入膀胱，但是在人体身上补片移位与侵蚀是一个慢性渐进性的过程。回顾文献[1-2]，补片侵蚀膀胱最短时间的报道是3个月，最长的是20年，大部分文献报道的都超过5年。本病例在术后第二个月就开始出现反复的肉眼血尿，说明此时已经存在补片侵蚀膀胱了。腹腔镜手术探查示内环口完整，直疝三角区未见明显缺损，网塞完全没入膀胱中。这不禁引发笔者的思考：第一次术前诊断是什么？手术具体过程是怎样的？

从这次探查的情况来看，患者应该是腹股沟直疝，而第一次手术采用的是开放腹股沟直疝网塞充填技术。膀胱可能是疝囊的一部分，游离直疝疝囊的时候，可能已经把膀胱前脂肪打开，网塞连同膀胱一起回纳，再把腹横筋膜关闭。膀胱属于泌尿系统，由完整的泌尿生殖筋膜包绕，在不损伤泌尿生殖筋膜的情况下，网塞要侵蚀膀胱必须突破较为坚韧的泌尿生殖筋膜，需要的时间比较长。但是，如泌尿生殖筋膜、膀胱前脂肪被破坏，加上网塞的尖端作用，在网塞固定不动而膀胱每天胀缩的情况下，网塞会较快地侵入膀胱。

（2）补片侵蚀膀胱的机制是什么？

补片侵蚀膀胱的原因比较复杂[3]。第一，补片侵蚀膀胱可能是继发于补片感染的一个慢性过程。补片感染可以让周围器官组织水肿而变得更加脆弱，在膀胱不断充盈的状态下，补片逐渐侵入膀胱。第二，技术问题。补片侵蚀膀胱应该是一个慢性的过程，但本病例短时间内就发生了网塞侵蚀膀胱的问题，这可能要更多地考虑技术因素。比如误把膀胱滑疝当直疝疝囊切开，或者在网塞并没有充分展开的情况下就粗暴地填塞等。对于腹腔镜疝手术，可能存在腹膜前空间游离不够、补片皱褶，或补片边缘裁剪得过于锋利等问题。第三，补片材质的问题。聚丙烯补片一般不能与腹腔器官直接接触。早年对补片认识不足，有直接将补片放置入腹腔内导致肠瘘的例子。随着对补片的深入了解，几乎不会再有人将聚丙烯补片直接放置于腹腔内了。但是，当由于技术操作或者粘连的原因，膀胱周围脂肪被剥离干净、失去保护时，再放置聚丙烯补片，就容易导致补片侵蚀膀胱。

（3）如何处理补片侵蚀膀胱？

外科手术是处理补片侵蚀膀胱的有效方式，包括膀胱部分切除、补片部分切除、补片完整切除等[4]。也有文献报道经尿道膀胱镜下部分切除和取出补片[5]。但由于补片质地较硬，尺寸较大，不是所有病例都能经尿道取出补片，因此主要还是靠开放手术或腹腔镜下手术去除侵犯膀胱的补片，然后对膀胱进行修复。对于补片是部分切除还是完整切除，关键要看补片的材料。如果是多股编织的材料，应尽可能完全去除补片；如果是单股编织的材料，可以把感染部分的补片去除，无感染且远离感染区域的补片可保留。

四、总结

补片侵蚀膀胱或周围器官由于过程较为漫长，大部分是迟发性的，因此在刚开展无张力疝修补术的阶段是觉察不到这种潜在风险的。为避免这种严重事件的发生，应该做好各个细节。首先是技术方面。规范化的手术是预防补片侵蚀周围器官的关键，熟悉局部解剖结构又是规范化手术的前提。其次是了解每一种补片的材质与特性，为患者选择最合适的补片。最后是良好的沟通。对于补片的利弊，应在术前跟患者充分沟通，而且在以后较长的日子里保持足够的随访，以便及时发现问题。

（李英儒）

参考文献

[1] SAMLI M M，DEMIRBAS M，GULER C，et al. Early tissue reactions in the rat bladder wall after contact with three different synthetic mesh materials[J]. BJU Int，2004，93：617–621.

[2] LI J. Total extraperitoneal（TEP）management of mesh ero–sion into bladder following transabdominal

preperitoneal inguinal hernia repair（TAPP）[J]. Hernia，2018，24（1）：205-208.

[3] NOVARETTI J P，SILVA R D，COTRIM C A，et al. Migration mesh mimicking bladder malignancy after open inguinal hernia repair[J]. Hernia，2012，16（4）：467-470.

[4] LI J，CHENG T. Mesh erosion into urinary bladder，rare condition but important to know[J]. Hernia，2019，23（4）：709-716.

[5] AGRAWAL A，AVILL R. Mesh migration following repair of inguinal hernia：a case report and review of literature[J]. Hernia，2006，10（1）：79-82 .

专家述评

本章作者查阅了近30年的共22篇补片侵蚀膀胱的文献报道，总共23例个案，并结合自己的病例，为读者呈现了这种罕见并发症的诊治过程，对其中的重点问题进行了深入讨论，是一次难得的经验分享。腹股沟疝网塞修补术的发明是腹股沟疝各种术式中的重要里程碑之一，在腹股沟疝外科医学史上有重要的地位，但是随着本术式的发展及例数的增多，其弊端也逐渐暴露出来，主要的问题是对脏器的侵蚀，虽然这不是发生率最高的并发症，但也是其独特的并发症之一，在当今学科发展阶段，既要肯定网塞的作用，也要对其有更全面的评价。

（陈双）

第二十七章 疝修补网塞侵蚀乙状结肠误诊为肿瘤性病变1例

腹股沟疝网塞+平片的无张力修补术是常见的术式之一。在此之前，还曾出现过单纯使用网塞进行腹股沟疝修补的术式。由于网塞特殊的锥形结构，导致其容易侵蚀盆腔或腹腔的器官，其中以侵蚀膀胱最常见，也可见侵蚀结肠的。笔者在临床上遇到过1例网塞侵蚀乙状结肠的病例，病情如下。

一、病例介绍

患者，男，74岁，因“体检发现便潜血2年余，便血2天”入院。患者2年前体检即发现大便潜血阳性，2天前无明显诱因出现便血，呈鲜红色黏液脓血便，量不多（具体量不详），伴肛周瘙痒，偶有肛门坠胀感，无便后滴血，无柏油样便，无腹胀腹痛等不适，门诊以“便血查因”收住院。

既往史：患者6年前接受使用网塞的左侧腹股沟疝无张力修补术，术中诊断为左侧腹股沟滑动性直疝；3年前也接受了使用网塞的右侧腹股沟疝无张力修补术，术中诊断为右侧腹股沟斜疝。

增强CT示（图27-1、图27-2）：乙状结肠近端占位，考虑肿瘤性病变，请结合临床；肝内多发囊肿；前列腺增生肥大并钙化；双肺少许纤维增殖灶。

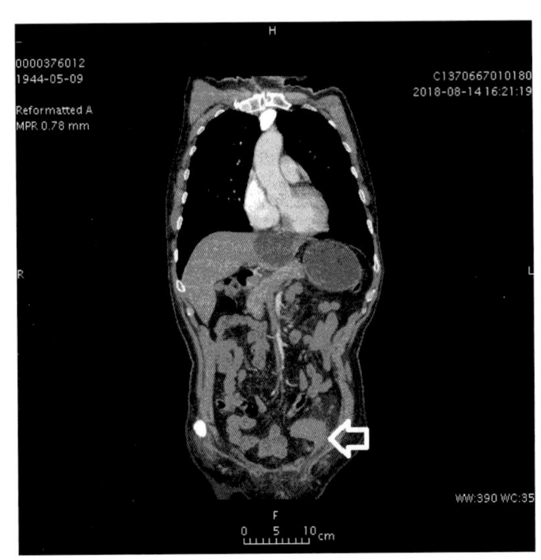

图27-1 冠状面增强CT，箭头所指为乙状结肠肿物

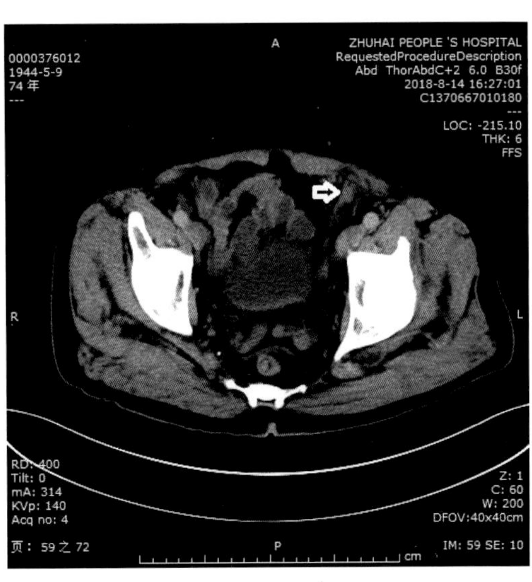

图27-2 增强CT，箭头所指为乙状结肠肿物

电子肠镜示（图27-3）：结肠镜插入至约降乙交界处，见不规则黏膜隆起，狭窄，质地僵硬，易出血，考虑降乙交界处肿瘤。

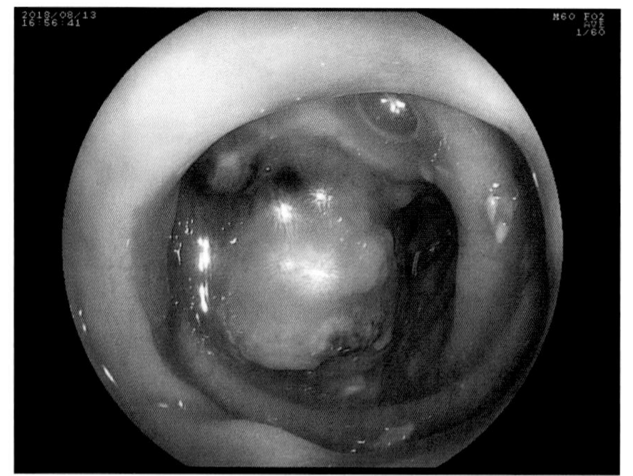

图27-3　肠镜检查所见肿物的形态

肠镜活检病理回报：降乙交界炎性肉芽组织及坏死组织，符合慢性溃疡的病理改变。癌胚抗原（CEA）和糖类抗原199（CA199）正常。

术前检查及评估后，在气管内插管全身麻醉腹腔镜下行乙状结肠部分切除术，切除乙状结肠并清扫相应的淋巴结。切除标本病理检查回报：结肠慢性溃疡，全肠壁见异物肉芽肿形成，局部有陈旧性出血，考虑补片进入乙状结肠；两侧切缘、肠系膜结扎处均未见肿瘤；自检肠周脂肪组织中淋巴结22枚，均未见肿瘤，为反应性增生。

二、问题及讨论

网塞+平片修补术包括Rutkow手术和Millikan手术两种术式[1]。Rutkow手术是将网塞堵塞在疝环处，并在其上覆盖平片。2001年，Millikan医生将此术式改良，游离疝囊颈至腹膜前间隙，将网塞放入疝环并在腹膜前间隙展平，将网塞的内瓣与内环口处的腹内斜肌或腹横筋膜固定。1997年，我国引进Rutkow手术，这是国内最早的腹股沟疝无张力修补术之一，手术名称翻译为“疝环充填式无张力修补术”，成为国内流行的术式之一，得到广泛开展。这两种术式都用到网塞，在该类术式的发展过程中曾经出现过各种不同形态的网塞，但是以锥形的网塞使用最普遍[2]。锥形的网塞更容易侵蚀进入邻近的脏器，比较常见的是侵蚀膀胱，表现为血尿、脓尿，网塞侵蚀进入肠管较为少见，往往容易误诊。

1. 网塞手术的特殊风险

本病例左侧腹股沟疝离乙状结肠近，乙状结肠甚至成为疝囊的一部分，形成滑疝，这更增加了网塞与乙状结肠接触的概率。如网塞处腹膜破损，则网塞可直接与腹腔内容物接触，产生粘连，经长时间的病理生理过程而逐渐侵蚀肠管，形成黏膜下的肿物，甚至侵蚀黏膜，进入肠腔内。与腹股沟疝的平片修补术相比，使用网塞的手术具有较高的侵蚀脏器的概率[3]，国内储诚兵等[4]研究指出腹股沟疝网塞修补术或网塞+平片手术是肠外瘘的独立危险因素。异物对空腔脏器的侵蚀是常见的医学现象，但其具体病理生理原理在医学研究上仍然缺乏清晰的描述，网塞侵蚀脏器的具体病理生理过程也存在很多未知的因素。虽然文献报道了不少避免网塞侵蚀乙状结肠的建议，但是最有效的办法还是使用Lichtenstein手术代替网塞手术[5]。

2. 本病例是否可以在手术前避免误诊

本病例由于是老年人出现类似结肠肿瘤的临床表现，因此容易误诊，但是仔细分析患者的临床表现和相关检查可以梳理出网塞侵蚀结肠的连续病理过程。患者6年前和3年前分别行腹股沟疝的网塞修补术，并且在左侧腹股沟疝修补术中发现滑动性疝，但不清楚是什么脏器成为疝囊的一部分，按照常见的情况，乙状结肠成为疝囊的一部分的可能性最大。2年前患者出现大便隐血阳性，本次因便血入院，CT及肠镜检查见乙状结肠占位性病变，但活检提示为炎性肉芽肿。炎性肉芽肿是典型的体内异物反应产物，其他异物，如鱼骨[6]和吻合口的金属钉[7]在消化道黏膜下也可以形成炎性肉芽肿。对于胃肠道而言，炎症性肠病也存在肉芽肿的病理改变。从排除诊断的角度看：肿瘤性病变罕见出现肉芽肿的病理改变；虽然有肉芽肿的病理改变，但其他临床资料也不符合炎症性肠病的特点；在本病例中，网塞侵蚀并进入乙状结肠存在解剖上的可能性；从肠镜看，肿物表面相对光滑，与腺瘤和结肠癌的大体外观有较明显的差异。因此，如果全面分析临床资料，仔细分析临床资料的矛盾之处，并保持诊断的警惕性，就可以想到误诊的问题。可以说，本病例的误诊是定向思维所致。

三、经验总结

由于腹股沟疝网塞修补术或网塞+平片手术存在特殊的并发症，因此有上述手术病史的患者出现结肠、膀胱病变的临床表现时，应该警惕网塞侵蚀脏器的可能性。虽然本病例的最后治疗结果并没有对患者造成不良的影响，但是术前的诊断缺乏对临床资料之间矛盾问题的敏感性，在定向思维的误导下，导致误诊。因此，重视临床资料或临床表现间的细微差异，保持全面看问题的角度，可以最大限度地避免误诊。

（何焯成　李亮）

参考文献

[1] 李亮，孙卫江，隋梁，等. 实用腹股沟疝外科学[M]. 西安：世界图书出版西安有限公司，2014：104-108.

[2] GOSSETTI F，MASSA S，ABBONANTE F，et al. New "all-in-one" device for mesh plug hernioplasty：the Trabucco repair[J]. Ann Ital Chir，2015，86：570-540.

[3] Hernia Surge Group. International guidelines for groin hernia management[J]. Hernia，2018，22（1）：1-165.

[4] 储诚兵，陈杰，申英末，等. 腹股沟疝无张力修补术后肠外瘘发生的危险因素分析[J]. 中华消化外科杂志，2019，18（11）：1054-1059.

[5] D'AMORE L，GOSSETTI F，MANTO O，et al. Mesh plug repair：can we reduce the risk of plug erosion into the sigmoid colon? [J]. Hernia，2012，16（4）：495-496.

[6] AOMATSU N，UCHIMA Y，NOBORI C，et al. A Case of Early Colon Cancer Discovered by

Granulomatous Inflammation of the Ileum Caused by Fish Bone [J]. Gan To Kagaku Ryoho，2017，44（12）：1802-1804.

[7] 程芮，王青钉，俞力，等. 吻合钉致直肠异物性肉芽肿误诊一例[J]. 中华消化内镜杂志，2012，29（9）：531-532.

专家述评

腹股沟疝网塞+平片的修补术式是国内最早引进的腹股沟疝无张力修补术之一，包括Rutkow手术和Millikan手术两种术式，国内开展得最多的是Rutkow手术，又称疝环充填式无张力修补术，由于其是最早引进的术式之一，因此在国内开展广泛。从复发率的角度看，这种手术与其他方式的腹股沟疝无张力修补术无本质的差异，但由于其锥形网塞的特殊结构，导致其具有特殊的并发症。其一是锥形的结构更容易对周围的脏器形成侵蚀作用，从发表的报道看，以侵蚀膀胱最为常见，也可以侵蚀肠管等其他脏器；其二是锥形的结构形成一个立体的空隙，在这个空隙容易积液，形成细菌容易生长的环境，因此网塞相关手术后的感染发生概率较高。在当今的医疗条件下，腹股沟疝选择网塞+平片手术的适应证应该更加严格，以尽量减少有关并发症。本病例经最后的病理检查才确诊是网塞侵蚀结肠，虽然没有造成不良的临床后果，但是也属于误诊。误诊的原因是网塞侵蚀肠管相对少见，而且老年人是结肠肿瘤的高发人群。但是仔细分析CT及病理检查仍然可以发现典型的网塞侵蚀结肠的特点，结合既往史，得出网塞侵蚀结肠的一元论诊断具有充分的依据，因此全面分析病情是正确诊断的重要基础。

（夏利刚）

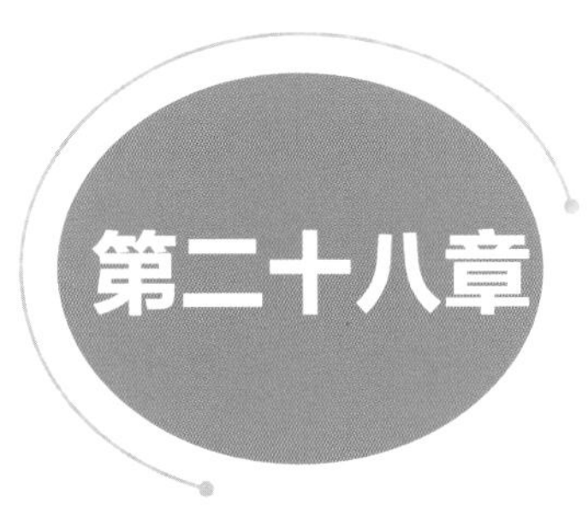

第二十八章 罕见的MRKH综合征合并腹股沟斜疝1例

由于小儿疝手术是常见的外科手术之一，特别是在国内巨大的人口基数背景下，小儿疝手术例数多，医生操作非常流畅，成熟的医生8～10分钟即可完成1例小儿疝的腹腔镜下内环缝合术。但是，由于太熟悉和太流畅，也可能忽略一些少见的问题，导致治疗欠缺全面考虑。

一、病例介绍

患儿，女，10岁。因“左侧腹股沟可复性包块2个月”就诊。

查体：左腹股沟区立位可见一个大小约为2cm×1cm×1cm的梨形包块，质软，可变形，无压痛，平卧位包块可回纳腹腔。

彩超报告：左侧腹股沟区探及低回声混合性团块，大小约为19mm×6mm×30mm，站立及深吸气时增大，深部沿腹股沟延伸，彩超见点状血流信号。

处理：腹腔镜探查见疝内容物已回纳，左侧内环口血管较粗大（图28-1），行腹腔镜疝囊高位结扎术（图28-2）。患者术后恢复顺利。

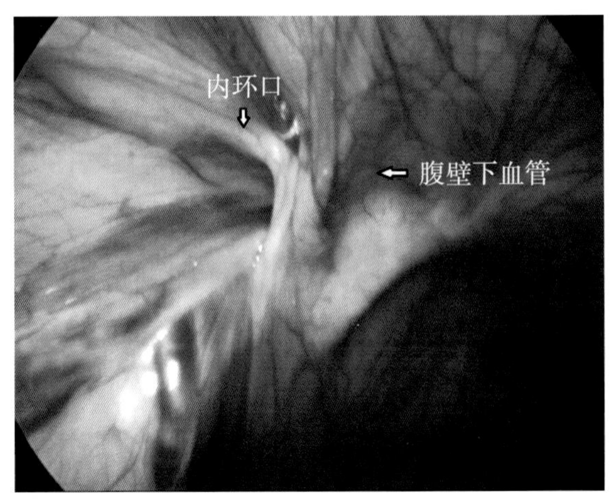

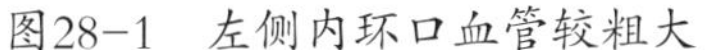
图28-1　左侧内环口血管较粗大

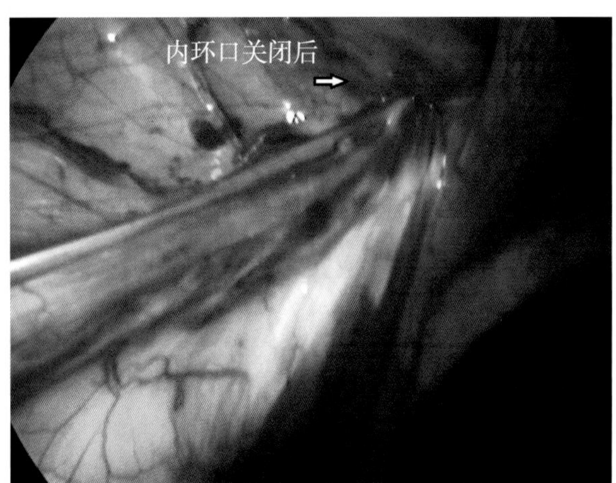

图28-2　内环口关闭后情况

3年后，患者13岁，无月经初潮，因“左腹股沟包块2个月”就诊。

查体：左腹股沟区可触及一个大小约为3cm×2cm肿块，质韧，边界欠清楚，按压不能回纳，轻压痛。

彩超报告：左下腹腹股沟区探及一不规则状结构混合性包块，大小约62mm×18mm×25mm，边界尚清，与腹腔相通，包块上方可见深约13mm液性暗区声像，包块内部回声低、不均匀，内可见少量液性暗区，腹压增高时可见包块蠕动。彩超检查，包块内见较丰富的血流信号。

处理：行腹腔镜探查+左侧腹股沟疝修补术。腹腔镜下观察，左侧内环口处未见明显缺损，无肠管突入腹股沟（图28-3）。于左腹股沟做一4cm切口，见外环口处突出一肿物，大小约4cm×2.5cm×2.5cm，超声刀切开腹外斜肌腱膜，见肿物从腹壁下动脉外侧突出，切开疝囊，疝内容物为左侧卵巢、输卵管及发育不良子宫。卵巢大小正常，输卵管见输卵管伞等结构（图28-4），另见发育不良子宫，呈条索样（图28-5）。手指通过内环口向腹腔探查，腹腔镜下观察，见手指经内环口进入腹腔，疝囊与腹腔相通（图28-6），盆腔内部分的子宫体呈条索状（图28-

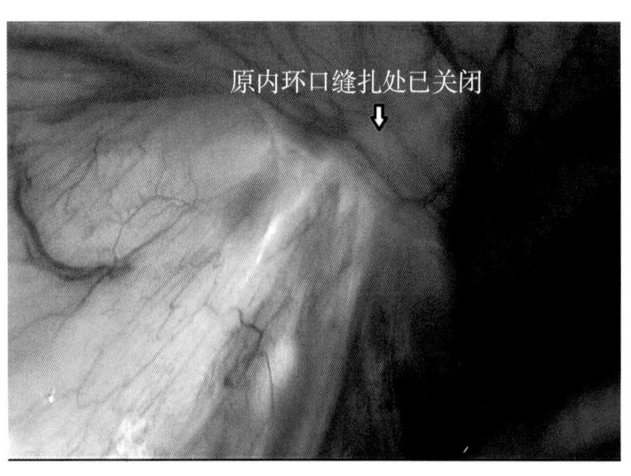

图28-3 腹腔镜检查原内环口缝扎处已关闭

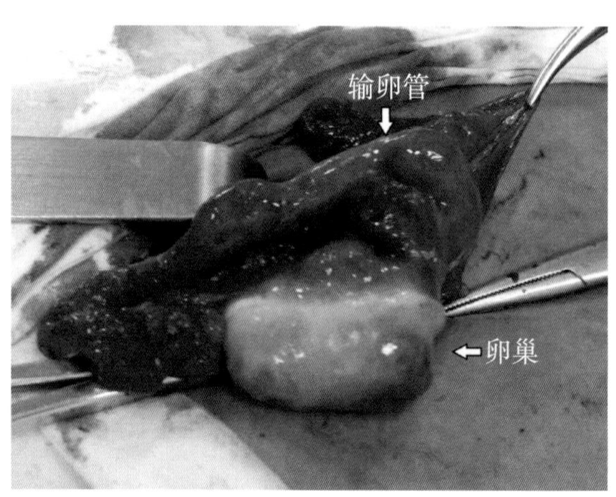

图28-4 疝内容物（左侧卵巢、输卵管）

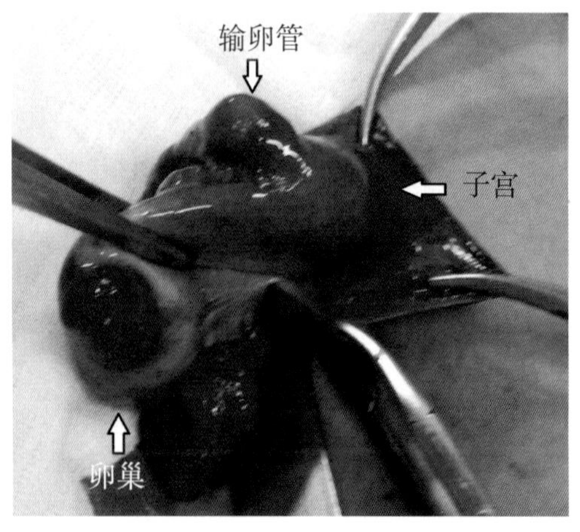

图28-5 疝内容物（左侧卵巢、输卵管及发育不良子宫）

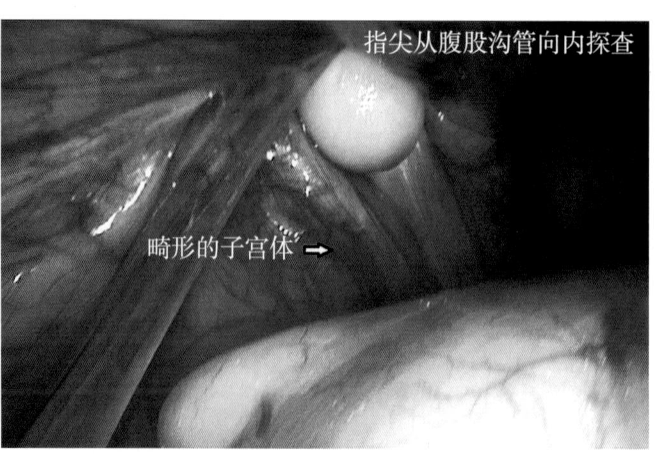

图28-6 手指探查见疝囊与腹腔相通

7），右侧卵巢位于右侧盆腔（图28-8）。检查外阴正常，无阴道。

术中将畸形的子宫、卵巢及输卵管回纳入腹腔，行Bassini疝修补术。术后进一步查患者染色体核型为：46, XX。第二次术后3年，患者16岁，无再发腹股沟包块突出，无腹痛，除无月经来潮外，身体发育符合正常女性第二性征。

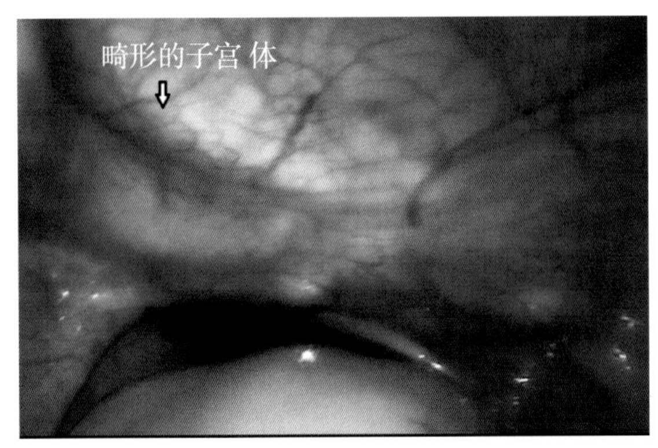

图28-7　盆腔见畸形的子宫体

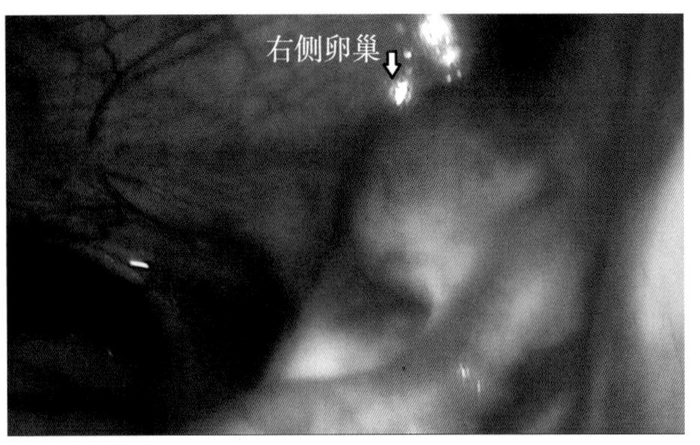

图28-8　右侧卵巢位于右侧盆壁

二、问题及讨论

腹股沟斜疝是外科的常见病，男性和女性腹股沟疝从出生到15岁的累积发生率分别为6.62%和0.74%[1]，在儿童腹股沟疝中，嵌顿性疝的发生率为1.6%，常见的疝内容物是小肠、大网膜，而女性可能还有卵巢、输卵管。在女性腹股沟疝中约12.8%的疝囊中含有卵巢，然而这种情况的发病率随着年龄的增长而降低，因此在成年女性中很少见[2]。

（1）本例腹股沟疝复发的原因是什么？应如何避免？

正常男性由于有精索通过，因此在内环口可以见到索状的血管，女性无类似的结构，因此在女性不可能见到类似精索血管的结构，本病例第一次手术时可见到类似的血管结构，这属于不正常的现象。当时所见的疝内容物回纳是忽略这一现象的结果，是未全面探查的假象。出现这一不正常现象可能的原因是：当时畸形的子宫已经回纳腹腔，但是卵巢并没有回纳，卵巢的生殖血管大部分位于腹膜下，特别是卵巢发育异常的情况下更是如此，手术中见到的内环口的血管，可能是卵巢的生殖血管。

畸形子宫及阴道缺如常见于Mayer-Rokitansky-Küster-Hauser综合征（MRKH综合征），发病率约为1/5000，非常罕见，其特征是女性表型正常，阴道发育不全，子宫发育不全或缺失，卵巢正常。一项对125名MRKH综合征患者的研究表明，54.4%的患者有一个或多个共存的先天畸形，最常见的共存畸形是肌肉骨骼异常（32%）和肾脏异常（28.8%）[3]，偶有报道含有卵巢腹股沟疝的MRKH综合征病例。这个患者的临床表现符合MRKH综合征[4]，第一次手术时行腹腔镜下疝囊高位结扎，但术后复发。综合整个治疗过程，复发的原因是卵巢尚位于疝囊中，内环口在第一次手术时未完全缝合关闭。如果第一次手术中注意到内环口的不正常解剖现象，即索状的血管，并进一步探查，就可能避免复发。

（2）卵巢、子宫进入腹股沟管的原因是什么？发生率如何？

对于女性胎儿来说，在妊娠第五周，原始胚芽细胞从卵黄囊迁移到生殖嵴，此时生殖腺开始发育成中胚肾中部一层薄薄的组织，当中胚肾退化时，形成韧带性的索带，其从生殖腺的下极降到腹部的两侧并贴附于阴唇突的内表面，后面这一结构最后将分化成阴唇。卵巢下降到盆腔但通常不会移出腹腔，卵巢系带的头侧分化成卵巢韧带，尾侧形成子宫圆韧带。子宫圆韧带通过腹股沟管内环进入大阴唇，鞘状突如果仍未闭，也延伸到大阴唇，这就是所谓的Nuck管。Nuck管允许盆腔内容物通过腹股沟管进入大阴唇，这样就形成了腹股沟疝，常见的疝内容物是肠道、大网膜脂肪、液体、卵巢、输卵管，子宫和膀胱少见。

儿童腹股沟疝通常发生在婴儿期和幼儿期，男孩的发病率是女孩的2.8～6.2倍。男孩的疝内容物多为小肠、大网膜，而女孩的疝内容物可能含有卵巢，具体原因不明确。有分析认为是由于子宫圆韧带过短，导致卵巢和输卵管靠近骨盆边缘的内环口，在腹压增加的情况下卵巢和输卵管就进入了腹股沟管[5]。也有报道认为卵巢并不会像睾丸下降那样进入腹股沟管[6]。含有卵巢的腹股沟疝在女性患儿中并不少见，特别是在难复性疝中有15%～31%的疝内容物中含有卵巢，其发生率与年龄有关，约70%的病例是5岁以下的患儿。包含整个子宫、附件（输卵管和卵巢）的腹股沟疝非常罕见，偶见个案报道[7]。子宫及附件疝入腹股沟管的主要临床表现为腹股沟区包块，特别是难复性包块。同时要注意是否合并阴道发育不全、肾发育不全。女性生殖系统畸形病例中，约0.4%的患者会合并腹股沟疝[8]。

（3）第二次手术应该注意什么？

女性的腹股沟管结构与男性存在很大差异，由于没有精索通过腹股沟管，因此女性的腹股沟管关闭机制远较男性完美，内环结扎术后，复发率不高。本病例第二次手术后随访，未见再复发的情况，也说明这个理论是正确的，所以女性腹股沟斜疝术后复发，需要高度注意合并其他问题的可能性。最好手术前做好全面检查，注意合并发育异常带来的问题，术前全面的影像学检查非常重要，其可以发现一些发育异常的存在。部分患者为难复性腹股沟疝，手术时存在不能回纳的畸形子宫、卵巢、输卵管，大部分文献报道如子宫、卵巢没有发生绞窄坏死，则首选是分离粘连，回纳子宫、附件入腹膜前间隙，高位结扎疝囊，行加强腹股沟管后壁的修补[9]。

三、总结

对于少见类型的腹股沟疝，例如女性的腹股沟疝，注意合并发育异常的问题；对于术中的异常解剖现象，尤其一些不起眼的异常更需注意，特别是这种情况发生在少见类型的腹股沟疝中时，需要分析其合理性。此外，也需要告知患者及其家属，进一步进行生长发育方面的检查。

（梁伟潮　谢肖俊）

参考文献

[1] CHANG S J, CHEN J Y, HSU C K, et al. The incidence of inguinal hernia and associated risk factors of incarceration in pediatric inguinal hernia: a nation-wide longitudinal population-based study[J]. Hernia, 2016, 20(4): 559-563.

[2] ESPOSITO C, GARGIULO F, FARINA A, et al. Laparoscopic treatment of inguinal ovarian hernia in female infants and children: standardizing the technique[J]. J Laparoendosc Adv Surg Tech A, 2019, 29(4): 568-572.

[3] KAPCZUK K, IWANIEC K, FRIEBE Z, et al. Congenital malformations and other comorbidities in 125 women with Mayer-Rokitansky-Küster-Hauser syndrome[J]. Eur J Obstet Gynecol Reprod Biol, 2016, 207: 45-49.

[4] MOHANTY H S, SHIRODKAR K, PATIL A R, et al. A rare case of adult ovarian hernia in MRKH syndrome[J]. BJR Case Rep, 2017, 3(3): 1-4.

[5] KUYAMA H, UEMURA S, YOSHIDA A, et al. Close relationship between the short round ligament and the ovarian prolapsed inguinal hernia in female infants[J]. Pediatr Surg Int, 2019, 35(5): 625-629.

[6] HUTSON J M, KEARSEY I. Is the ovary in an inguinal hernia 'descended' like a testis or not?[J]. J Pediatr Surg, 2016, 51: 1197-1200.

[7] CASCINI V, LISI G, DIRENZO D, et al. Irreducible indirect inguinal hernia containing uterus and bilateral adnexa in a premature female infant: report of an exceptional case and review of the literature[J]. J Pediatr Surg, 2013, 48(1): e17-e19.

[8] LIU Y B, YAN L, ZHOU Y, et al. Female reproductive system dysplasia: a clinical study of 924 cases[J]. Zhonghua Fu Chan Ke Za Zhi, 2019, 54(3): 166-172.

[9] UEDA J, YOSHIDA H, MAKINO H, et al. Right inguinal hernia encompassing the uterus, right ovary and fallopian tube in an elderly female: case report[J]. J Nippon Med Sch, 2016, 83(2): 93-96.

专家述评

对于女性腹股沟疝，有以下得到普遍认可的观点：①女性的腹股沟管后壁被完美地保护起来；②成年女性的新发（广义）腹股沟疝基本是股疝；③女性罕见腹股沟直疝，腹股沟斜疝几乎全部与发育异常有关。因此对于女性腹股沟斜疝和腹股沟直疝的出现，应该注意有无合并其他问题，特别是术后又复发的病例。本病例很好地体现了这个观点，还发现了非常罕见的Mayer-Rokitansky-Küster-Hauser综合征，最后的处理方法也是正确的，是一个非常有参考意义的罕见病例。对罕见病例的治疗存在不全面的情况时有发生，也是可以理解的，这种处理上不足的报道很难在医学期刊上见到，作者将疝外科的一些值得学习的经验展示出来，体现了作者的精神境界，也是难得的交流机会。

（隋梁）

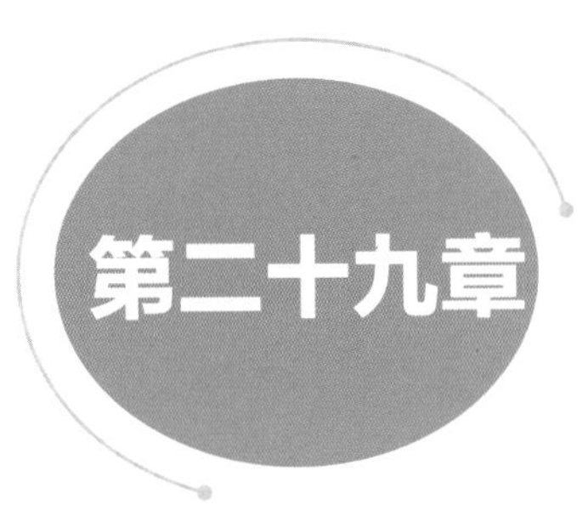

第二十九章

腹股沟疝并膀胱嵌顿1例：膀胱活力的评估和处理

腹股沟区及其相邻区域的解剖涉及腹壁和泌尿生殖系统，膀胱和卵巢经常成为疝的内容物，有时也可以发生嵌顿和坏死。目前肠管的嵌顿和坏死较为常见，有成熟的评估经验，但对于血供丰富的膀胱，如何判断其嵌顿解除后的活力仍然没有成熟的经验可参考。笔者在临床实践中遇到1例，总体而言治疗是成功的，但相关问题值得思考和探讨。

一、病例资料

患者，男性，89岁。因“腹胀腹痛伴肛门停止排气排便3天余”急诊入院。

查体：神志清，自主体位，尿呈浓茶色，全腹膨隆，腹软，无明显压痛、反跳痛，右下腹至阴囊皮肤局部可见黑色瘀斑，可疑压痛，无反跳痛，右侧腹股沟区可见一大小约15cm×8cm×8cm的包块，质软，梨状，进入阴囊，压痛，平卧位包块无法回纳（图29-1）。

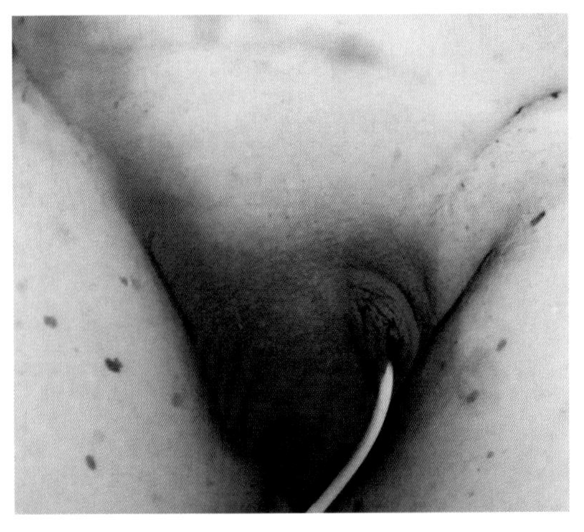

图29-1　术前查体病变局部情况

全腹CT：部分回肠及相应肠系膜组织、膀胱部分右前下壁疝入右侧阴囊内，疝囊大小约73mm×70mm×137mm，疝囊内结构紊乱、脂肪间隙模糊，其内肠管稍扩张、积气伴较大气液平，肠壁菲薄并见气体影相贴，疝囊内（下方为主）另见游离气体及混杂稍高密度影，远端回肠萎陷，疝囊以上水平腹腔内小肠及胃腔明显扩张、积液伴较多大小不等气液平，部分肠壁旁/内见气体影；膀胱右前下壁不均匀增厚、模糊，相应腔内外可见气体影，周围脂肪间隙稍模糊并多发条絮状渗出影。上述所见，考虑右侧腹股沟疝并不完全性肠梗阻、疝囊内肠管穿孔，需警惕合并肠缺血坏死、膀胱瘘的可能。见图29-2、图29-3。

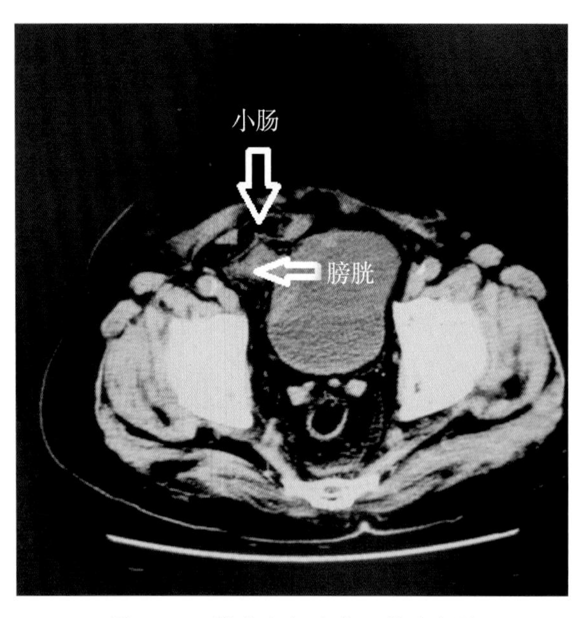

图29-2　膀胱及小肠嵌入腹股沟区

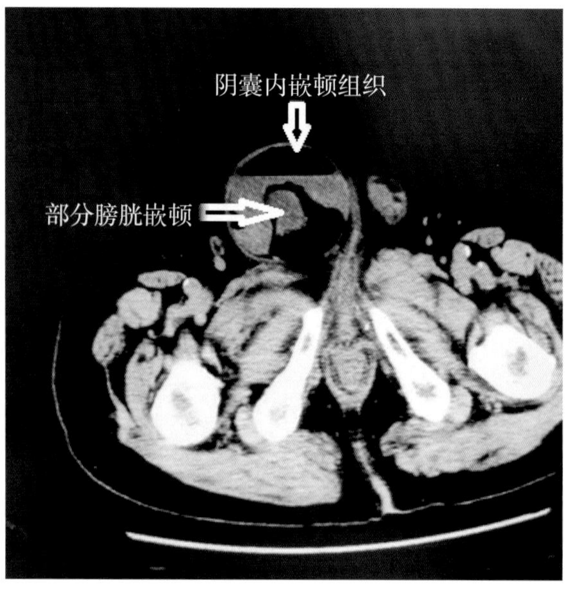

图29-3　膀胱及小肠嵌入阴囊内

处理：留置胃管、尿管后送急诊手术，行剖腹探查+右侧腹股沟嵌顿性斜疝松解回纳+坏死回肠切除吻合术。术中见疝内容物为右侧膀胱壁及部分回肠，膀胱壁及回肠发黑（图29-4）。嵌顿膀胱约占全部膀胱的1/2，嵌顿回肠部分肠管破裂穿孔，坏死肠管长度约20cm。此时，患者血压、血氧进行性下降，存在感染性休克，患者术中状态危重。术中请泌尿外科会诊，予湿温纱布热敷嵌顿膀胱壁约30分钟（图29-5），膀胱的血供恢复，但从外观看与正常灌注的膀胱颜色上仍然有差异，不能确切肯定膀胱的血供已经完全恢复，不排除膀胱部分坏死。因目前病情危重，需要尽快结束手术，否则患者的病情可能继续加重，与家属积极沟通病情后决定不切除活力尚可的膀胱，放置腹膜前及盆腔引流管后结束手术。术后转重症监护室（ICU）进一步监护治疗。

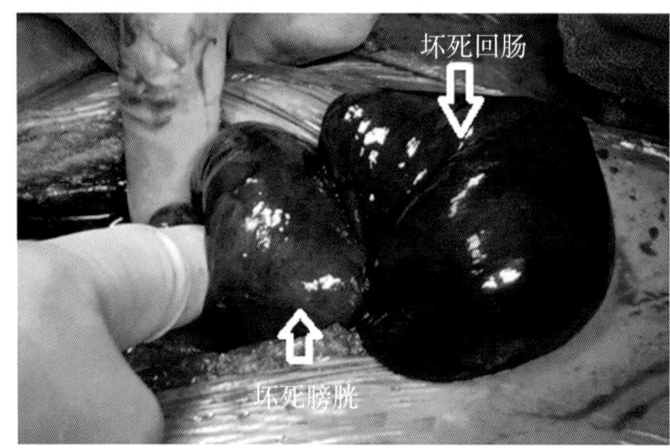

图29-4　嵌顿的膀胱及部分回肠

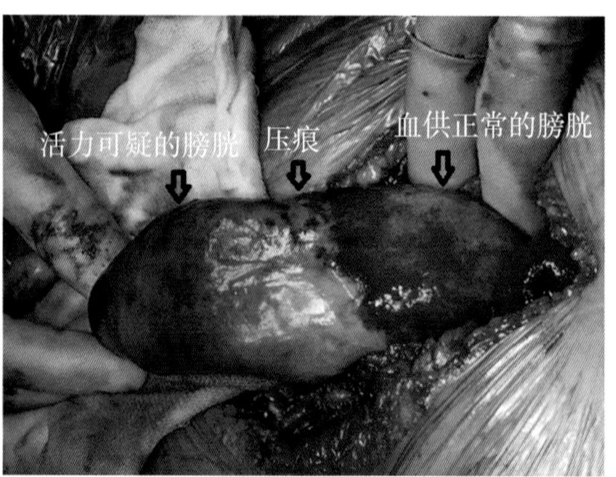

图29-5　术中热敷30分钟后的膀胱

患者术后前三天尿色深黄（图29-6、图29-7、图29-8），尿量可，于ICU监护治疗3天后转回普通病房，尿色逐步转为淡黄（图29-7）至正常（图29-8）。

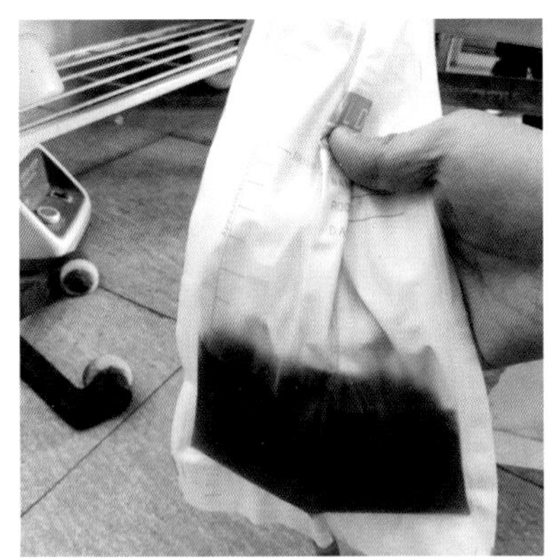

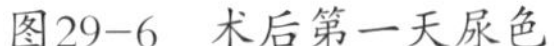
图29-6　术后第一天尿色

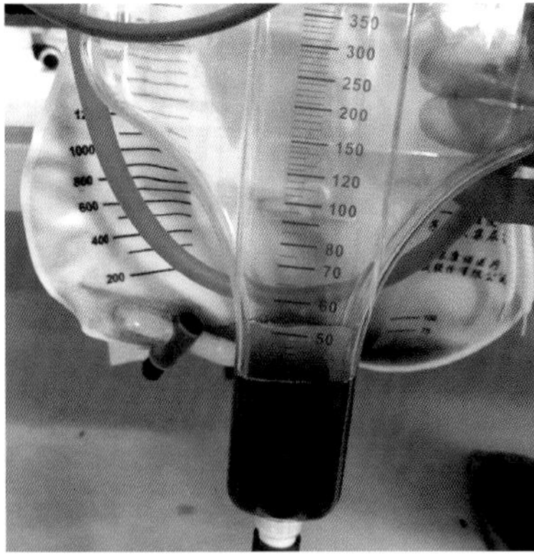

图29-7　术后第二天尿色

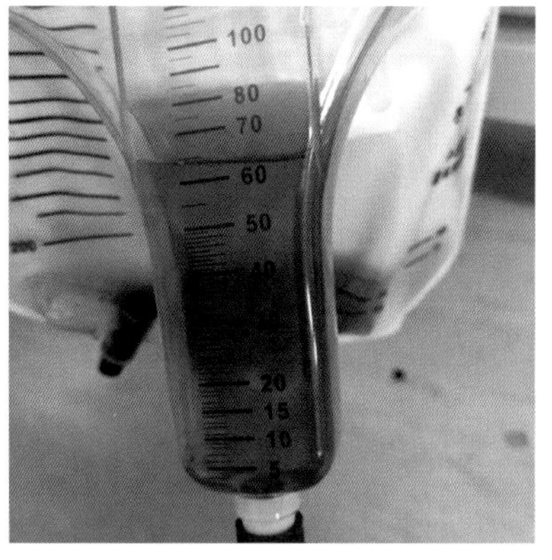

图29-8　术后第三天转普通病房后尿色逐步转为淡黄色

术后6周复查下腹部CT：原右侧腹股沟疝囊内肠管现未见；膀胱右侧壁欠连续，壁增厚模糊，腔内可见脂肪密度影，部分似仍疝入右侧腹股沟；右侧腹股沟见引流管，膀胱内见尿囊影；下腹部腹膜模糊，较前减轻。上述所见，考虑术后改变，膀胱瘘并腹膜炎，部分膀胱组织疝入右侧腹股沟可能（图29-9）。

术后6周彩超下行膀胱注水试验：膀胱右侧后壁模糊、欠连续，经尿管注射生理盐水100mL后，膀胱充盈可，观察腹腔未见明显液性暗区（图29-10），2分钟后抽出超过100mL液体。

由于患者年老，同时伴有心衰、胸腔积液，故未行膀胱镜检查和手术治疗。

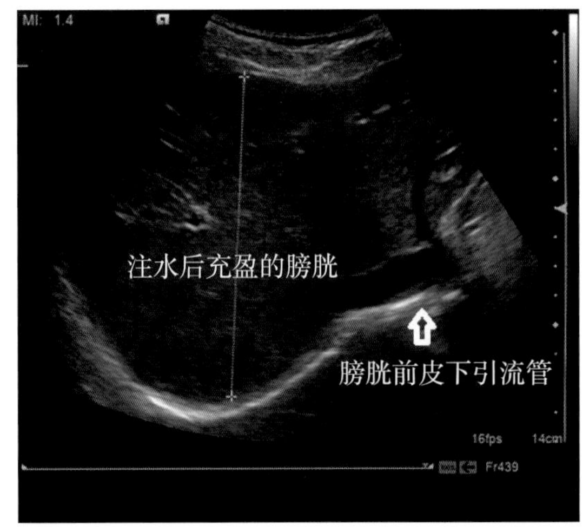

图29-9　术后6周复查下腹部CT

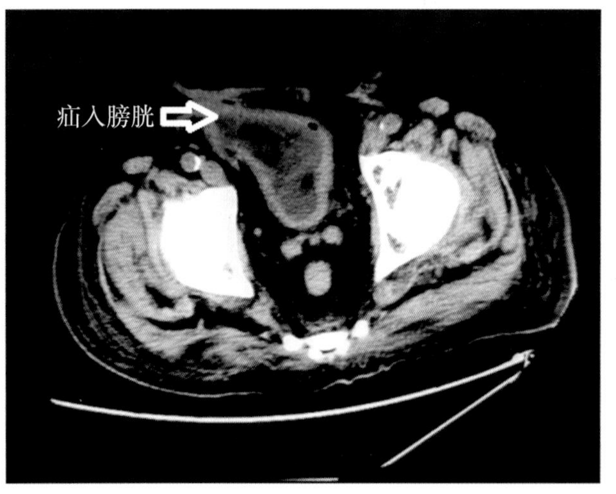

图29-10　术后6周彩超下行膀胱注水试验

二、问题及讨论

腹股沟斜疝发生嵌顿时，常见的嵌顿脏器是小肠、大肠和大网膜，对于肠管活力的判断已经有成熟的经验和评估程序，其处理也有成熟的经验。当怀疑肠管的活力时，不能将可能坏死的肠管留在腹腔，以免术后肠管坏死造成严重后果，而当膀胱的活力不确定时，目前没有成熟的处理经验和程序[1]。

1. 对于膀胱活力与肠管活力的判断，考虑的因素有何不同

膀胱属于泌尿系统的脏器，肠管属于消化系统的脏器，两者在解剖和功能上存在很大差异，因此在腹股沟疝合并两者嵌顿时考虑问题的角度不同。

（1）发生术后坏死的后果不同。小肠肠管的内容物为消化的食物，结肠内含有大量的细菌，当坏死穿孔时，肠内容物会污染腹腔，产生严重的腹膜炎症状，细菌也会导致严重的感染，后果可能是致死性的。膀胱是腹膜外器官，有腹膜覆盖，并且膀胱内为无菌的尿液，当膀胱发生坏死时，外渗的尿液是无菌的，后果相对轻，并且膀胱的坏死物质可以随尿液及放置的引流管引出[2]，不容易造成严重后果。此外，如膀胱壁部分坏死，由于膀胱的移行上皮细胞修复能力强，因此以后可以爬行过来，覆盖坏死的区域；膀胱肌层坏死，可形成瘢痕化膀胱或者膀胱憩室。

（2）膀胱具有十分丰富的血供。膀胱有多重血供[3]：①膀胱上动脉，约在耻骨上缘平面，发自脐动脉，向内行进，分布于膀胱上部，在大多数情况下每侧有2～3支，可供应膀胱的大部分。两侧的膀胱上动脉之间、膀胱上动脉与下方的膀胱输精管动脉和膀胱下动脉之间皆有吻合，膀胱上动脉可有分支与腹壁下动脉的分支吻合。②膀胱输精管动脉，起自脐动脉的近端，分支供应膀胱后面的1/3～1/2。③膀胱下动脉，在男性常仅为1支，可以起自阴部内动脉或臀下动脉，也可以起自髂内动脉或者其分支，膀胱下动脉供应膀胱前面的下外侧份。④直肠下动脉的膀胱支供应膀胱后面和部分精囊腺；闭孔动脉的膀胱支，也供应膀胱底。因此，当膀胱未发生完全坏死时，只要嵌顿解除，理论上膀胱的血供恢复能力很强。

（3）本例患者膀胱术后坏死原因的推测。患者术后6周复查CT及膀胱彩超提示右侧膀胱后壁欠连续，余膀胱壁完整性良好，注水后膀胱充盈好，说明膀胱壁仍有部分发生坏死，但是术中见嵌顿膀胱占全部膀胱的1/2，主要以膀胱尖和膀胱体为主，因此坏死范围与嵌顿的范围相比，面积小，这说明大部分的嵌顿膀胱血运恢复。本例患者属于高龄，必然存在微血管功能的障碍，微循环恢复能力必然较差，因此部分膀胱壁的血供代偿机制不能有效发挥。

（4）膀胱坏死的结局。膀胱坏死后，由于膀胱肌层的再生能力差，因此面积很小的坏死可能被瘢痕组织所取代，面积稍大的肌层坏死可出现坏死液化，使膀胱出现肌层缺损，但是膀胱的黏膜面可以被移行上皮细胞修复，因此坏死的地方在尿液充盈时可形成憩室状的突出。这个憩室状的突出也可能疝入疝囊，本病例术后的超声及CT检查也证实了这个结果。患者术后由于身体原因，无法进行膀胱镜检查，因此无法直接观察移行细胞修复的情况。

2. 膀胱可疑坏死时，切除还是不切除

绝大多数情况下，疝入疝囊并嵌顿的部位是膀胱尖和膀胱体，对输尿管开口无影响。当患者病情平稳时，可以同步行膀胱部分切除术及疝修补术[4]，以确保手术效果；当出现较大面积的膀胱活力可疑时，大面积的膀胱切除可能引起膀胱容积过小，影响膀胱储存尿液的量。考虑到膀胱的强大血供代偿能力，可参考本病例的处理方式，待术后膀胱坏死面积确定再做确定性的膀胱

部分切除术和疝修补术。此类患者多数属于高龄，急诊情况下病情危重，当出现生命体征不平稳等危险因素时，应以抢救生命为第一考虑因素。如果患者年纪大，基础疾病多，无法再次承受膀胱镜检查和手术治疗，则需长期留置导尿管[2]。本例患者由于年龄太大，身体状态不能耐受二次手术，因此无法进行二期的确定性手术，需要长期留置导尿管。

三、小结

对于膀胱嵌顿时血供恢复的判断目前仍缺乏足够的经验，也没有标准的程序，手术中需要与泌尿外科医生共同讨论，并根据具体的病情决定处理方案。

（陈树标　谢肖俊　李亮）

参考文献

[1] BRANCHU B，RENARD Y，LARRE S，et al. Diagnosis and treatment of inguinal hernia of the bladder：a systematic review of the past 10 years[J]. Turk J Urol，2018，44（5）：384-388.

[2] TASKOVSKA M，JANEZ J. Inguinal hernia containing urinary bladder：a case report[J]. Int J Surg Case Rep，2017，40：36-38.

[3] 金绍岐. 实用外科解剖学 [M]. 2版. 西安：世界图书出版西安有限公司，2007：439-440.

[4] PAPATHEOFANI V，BEAUMONT K，NUESSLER N C. Inguinal hernia with complete urinary bladder[J]. Journal of Surgical Case Reports，2020，1：1-2.

专家述评

腹股沟膀胱滑疝属于少见疝，占腹股沟疝的4%左右。多数腹股沟膀胱滑疝患者没有明显症状，目前所见文献多为个例报道。而嵌顿性腹股沟膀胱疝导致膀胱部分坏死的报道更是未见，因此没有现成的经验可以参考。本例腹股沟疝急诊出现小肠和膀胱坏死。对于普外科医生而言，小肠坏死的评估具有成熟的医疗程序可以指导手术，但膀胱坏死的评估仍然是普外科医生和泌尿外科医生甚少遇到的问题，没有成熟的经验可以借鉴，尤其是在膀胱没有出现完全坏死的征象时，对其活力进行完全准确的判断更是医学上的难题。本病例的处理是一次成功的实践，符合医疗优先抢救生命的伦理原则，也是学科间合作的成功案例，其判断膀胱血供和活力、手术中的决策及手术后的结果为以后的类似问题提供了宝贵的参考经验。

（何葵）